U0138291

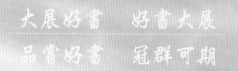

大展好書　好書大展
品嘗好書　冠群可期

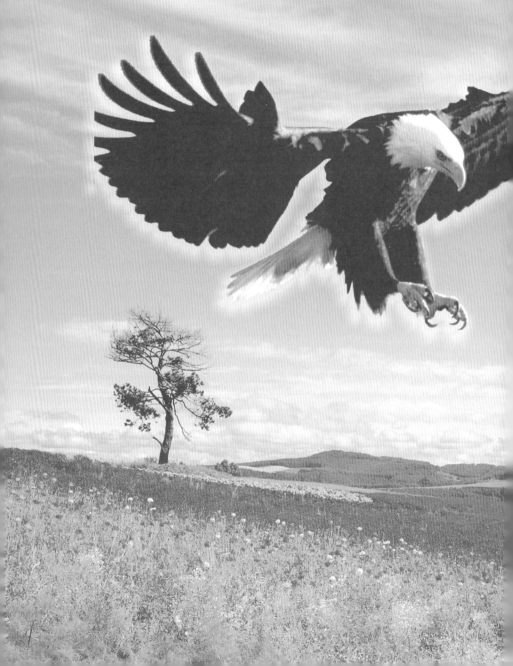

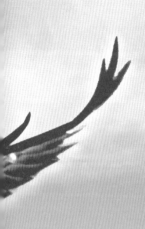

大展好書　好書大展
品嘗好書　冠群可期

中醫保健站：96

李可 古中醫學堂

附：金匱醫案

雜病治療大法

左季雲 著

大展出版社有限公司

肖　序

　　中醫病理，詳載於《內經》，闡發《內經》之病理者，則有《難經》、《傷寒》、《金匱》、《巢氏病源》、《千金》、《外台》，但其書皆精深博大，驟難卒業，不宜初學，而初學之相宜者，僅有陳修園之《醫學實在易》。此書由淺入深，雖易實難，以博反約，不難記誦，美則美矣，而又不合教科書文式。

　　同人在北平創辦國醫學院，招生授課，首以無教科讀本為慮，欲就前人已成之書，為授課日程。而一家之言，不免偏執，乃議由院自編，逐日授教。

　　左君季雲，醫學湛深，熟悉科學程式，特請其專授病理學，左君受聘以來，兢兢業業，盡心竭力，凡論一病理，皆以《內經》為宗，旁引各家之說，並附以經驗所及，積日累月，哀然成帙。諸生之領受者，獲益匪淺，久恐其散失也，因令排印成書，以廣流傳。

　　書既成，屬序於余，余惟醫者，生人之學也。無中西新舊之別，但求其是而已。方今中西競爭，出奴入主之輩，信口雌黃，幾使中醫無立足之地。不知自然之科學，出之於天；造作之科學，出之於人。人定固能勝天，要不：如天定之勝入也。

　　西醫純用機械、物質之文明，誠有令人可驚者，但形下之器有窮，比之形上之道，萬變無窮者，不可以道里計之，蓋課之於實，自易見長，課之於虛，究難微信，夫人

而知之矣，究之五方之風不同，土地之厚薄有異，則人生稟賦之強弱，亦因之懸殊，稟賦既殊，則所發之病，自有有形、無形之別，有形者固可以病灶病菌為察考之主因。而無形者，灶與菌俱無，致械器無用武之地。又何從而察病乎？勢非從道理上著想，而病因無由而得，此即所謂形下之器有窮，如課之於虛，仍當求合於形上之道，方為有濟也。然則中醫之病理學，豈非為生人之要訣乎。

左君之作，未必盡善，以理而論，此書一出，吾知必有為《內經》昌明，中西貫通之一日。但不能以時以地限之，要之不能出三十年之後也。謂余不信，請拭目以候之。

肖龍友書於北平國醫學院

孔 序

　　易曰天下一致而百慮，同歸而殊途。醫之道亦猶是也。夫醫無中西之別，學本是非之理，第其趨響不同，造詣遂各異耳。

　　德醫首知採用中藥，然氣質不別，專務實質，有時而窮於用，不知中醫虛實兼顧，究氣化，參陰陽，中醫之學，反蹀躞以不振，此無他，良由習之者不醇，倍其本而失其源。理有所不明，法有所未當，非固有之學或劣也。同人等有惑有斯，所以開院授生，實欲得明理達用之才，非有競長爭衡之意於其間也。院中課目繁多，而病理一門，尤為切要。

　　左君季雲，學識淵深，盡心編授，其書專述《金匱》，宗主《內經》、《玉函》一書，為言雜病之祖。左君復為旁通博引，區別辨證便於學者，良非淺顯。至其章標症狀脈象，次及主治藥解，要使學者，知所取法，務於審證確而用藥當也。書既成，復屬序於予，予惟困於奔走，又不獲辭，聊綴數語以歸之。

　　　　　　　　　　　　　　　孔伯華識於不罷手廬

楊 序

　　軒岐之學，貴審形氣之有無，若夫大千世界，物質繁興，乃有形而得見者。其不得見，而未曾知者，不知凡幾也。人身組織，纖微畢具，舉凡五勝六腑，亦乃有形而得見者。其無形不得見而無從悉者，則又不知凡幾也。吾入生存於宇宙之間，氣交之內，既感內因外因之侵凌，又遭六鬱七情之蘊結，養生得法，則體健而清靈，調攝失宜，則身弱而致病，於是上古聖人，關懷民命，始創醫藥，自神農親嚐百草，《內》、《難》、《傷寒》、《金匱》等書，相繼出世。精研病理，辨形氣，論陰陽，審虛實，明證治，浩瀚深淵，由是以還。代有發明，汗牛充棟，但皆陳理至深，苟不加以詳釋，則於初學，恐難明其旨趣。

　　方今世紀，科學日精，凡百學術，皆須趨於此途，邇者吾輩國醫，倘能以科學方法，條治先哲著述，俾讀者瞭如指掌，其理闡明，自易領悟。如斯提攜後進，使有遵循，則國醫前途，必能發揚光大，不佞從事醫學，垂四十年，久蓄斯志，撕無暇以償，不無遺憾。

　　適同道左君季雲近著病理學一書，其內容包羅百病，而方法有條不紊，循環拜誦，實獲我心。所謂我心，所謂以科學程序，整理國醫之學者，斯其端歟。左君屬序於余，爰述鄙見如是，世有知音，當不河漢斯言也。

1934 年 10 月 10 日楊浩如序於養浩廬中醫院

自 序

辛未自杭歸，釐清舊著仲景《金匱要略》，適北平醫藥學校，肖龍友、施今墨、孔伯華三校長，聘授病理學，因以是為課本。未久，改校為院，肖、孔二君長其事。癸酉夏，教授畢，公私蝟集，弗克兼顧，乃辭教席，兩院長殷殷慰留，暨同仁諸生堅挽為請，公義私情，兩難固卻，遂勉從之。復增刪前稿，故較油印本，不無少異。

今院長謬採拙編，出資付印，俾相長之益，冀廣流傳，而不囿於少數學子，意至善也。夏間，儲內子莫蘭亭揮汗仇校，幾十旬，始蕆事。然漏誤仍多，校核之難，於此可見。至全編大意，見諸凡例諸言，茲不復贅。

甲戌仲夏

四川江北左季雲序於北平至景醫館

凡 序

　　本書專述張仲景《金匱要略》，依據鄧雲航、唐容川二氏論辯，改為雜病治療大法。國醫學院採為病理教本，故又名病理學。

　　中醫書籍，類多眉目不清，披覽維艱。本書就仲聖原文，分章標節，提要鉤元，加列題名，用符科學編制。

　　本書各章，皆標症狀、脈象、主治，或脈證合參等字，以便覽閱。

　　本書共分二十二章，其秩序仍依原文，並不增減一字。

　　本書採選各家註釋，間有未經註明何家者，因或錄數句，或錄而未全故也。

　　原文多前後參差，如第七章肺痿肺癰，第十四章水氣篇，尤為特甚，編者依類歸納，複雜悉免。

　　每方加藥解一項，既省翻閱本草之煩，且易識仲聖用藥之妙。本書後附特效醫案，猶之法院判決例，為法家斷訟之準繩。

　　本書遇有緊張及隱諱疑似之點，悉為區別辨正，或附以按語，總期閱者易於解悟。

　　原書所載煎煮到杵丸散，及頓服，溫服，小冷服，日三服，日三、夜一服，日再服，暨食糜歠粥，飲暖水，以及取汗下利等法，讀者每多忽視。本書皆特載一欄，以期注意。

　　後世發明醫理，足補原文所未及者，間採一二，以資研究，如便血、痢疾、陰吹之類是，然如此者甚多。第以學院需課恐急，匆匆付印，遂未多加，姑俟，再版續補之。

　　古今用量，輕重不同，本書藥味用量，悉遵原文，學者當酌用之。

　　原文自雜療以下三章，多疑後世續入，編者乃照前人刪去之。編者學識淺陋，漏謬自知不免，尚望大雅指正，尤為幸甚。

　　　　　　　　　　　　　　　　左季雲識

緒 言

　　中醫書籍，自長沙蘭台，以迄於今，汗牛充棟，不知凡幾。求其有一劃一統系者，百無一二焉。然此不足為中醫咎。當科學未發達以前，國家乏提倡之人。一肘習醫者，類皆私淑時賢，各本心傳所得。以公諸世，能否為世推重，是否適合病機，夫固不得而知也。以故醫籍彌多，統系彌亂，雖欲研究醫理原則，與夫實際需要，顧安得乎。本年中央國醫館成立，志在整理醫書，發揚國粹，此誠空前盛舉也。

　　雲竊以為整理範圍，既廣且大，選擇載籍。在精與詳。如《內經》、《難經》、《傷寒論》、《金匱要略》及後世四大家。以及前清葉、徐、薛、尤諸書，皆在必各之列。然靈素兩書或有疑為後人偽造者，各家注述，不免偏於所見，而非大中平正者，姑弗具論，以待後之學者。茲所論者，仲景書耳。仲聖一生著作，唯《傷寒論》、《金匱要略》十六卷。《金匱》當是雜病論。不識何人將雜病論題為《金匱要略》。觀鄭雲航之論說，唐容川之辨正，足徵《要略》一書，為仲景治雜病之方書，亦仲景立法以治萬病之通例也。

　　此書包括診斷、病理，內科病變諸大法，實醫家之金科玉律。足以濟度生民，起死回生也。其方不盡

出仲景，乃歷聖相傳之經云。文義古奧，變化無窮，見微啟悟，特效昭然。前此如趙良、徐彬、《醫宗金鑑》，皆各有闡發，後此如尤在涇、陳修園、唐容川，亦復博採眾方，髮指盡致。惜體裁仍多沿舊，章節每若龐雜。研究是書者，輒多望洋興嗟，中道而廢。

今者本宣聖述而不作之意，並遵國醫館用科學方法，整理舊書之宣言。對於《金匱要略》一書，每卷分章標節，提要鉤元，一滌舊書蒙頭蓋面之積弊，而成為一有系統之嶄新科學。且將《金匱要略》四字，改為《雜病治療大法》，以期適合於仲景自序十六卷之數云爾。至各家註釋，善者從之，不善者去之。不涉攻擊，不作迂論，不以文勝，總期直截簡切，義理詳明。若網在綱，有條不紊，俾學者一目了然，領悟較易，不致難讀費解，如入五里霧中，而莫之所之。此編者之苦心，抑述者之要旨所在。

左季雲　1932 年 10 月上澣序於北平東四牌樓十一條七十八號至景醫館

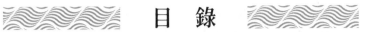

目　錄

第一章——臟腑經絡先後病脈證　039

第一節・風氣生害之病由 …………………………………… 039

第二節・風邪生害之調治及養慎 ………………………… 040

第三節・上工治未病之問答及治法 ……………………… 041

第四節・望聞切之問答 …………………………………… 042

第五節・時與氣遞遷之問答 ……………………………… 046

第六節・舉浮定太陽診例 ………………………………… 048

第七節・厥陽獨行之問答 ………………………………… 049

第八節・陰厥生死之問答 ………………………………… 049

第九節・入臟入腑，死癒之問答 ………………………… 050

第十節・陽病陰病之問答 ………………………………… 051

第十一節・救裡救表之回答 ……………………………… 054

第十二節・病以臟氣為本之概要 ………………………… 055

第十三節・臟病隨其所得之證治 ………………………… 056

第二章——痙濕暍病脈證治　057

第一節・痙病 ……………………………………………… 057

第一項・剛痙 ……………………………………………… 057

第二項・柔痙 ……………………………………………… 057

第三項・難治之痙 ………………………………………… 058

第四項・汗下瘡致痙之由 ………………………………… 058

第五項・痙證之形狀及變證變脈 ………………………… 059

第六項・變而又變之痙證 ………………………………… 060

第七項‧痙證本脈辨 ⋯⋯⋯⋯⋯⋯⋯⋯⋯⋯⋯⋯⋯⋯ 060

第八項‧痙病誤灸之難治 ⋯⋯⋯⋯⋯⋯⋯⋯⋯⋯⋯ 061

第九項‧痙病將成未成之證治 ⋯⋯⋯⋯⋯⋯⋯ 061

第十項‧剛痙補治法 ⋯⋯⋯⋯⋯⋯⋯⋯⋯⋯⋯⋯⋯ 062

第十一項‧痙病入裡治法 ⋯⋯⋯⋯⋯⋯⋯⋯⋯⋯ 063

第二節‧濕病 ⋯⋯⋯⋯⋯⋯⋯⋯⋯⋯⋯⋯⋯⋯⋯⋯⋯⋯ 064

第一項‧濕痺 ⋯⋯⋯⋯⋯⋯⋯⋯⋯⋯⋯⋯⋯⋯⋯⋯⋯ 064

第二項‧濕證發黃 ⋯⋯⋯⋯⋯⋯⋯⋯⋯⋯⋯⋯⋯⋯ 065

第三項‧濕熱變證 ⋯⋯⋯⋯⋯⋯⋯⋯⋯⋯⋯⋯⋯⋯ 065

第四項‧濕家誤下之死證 ⋯⋯⋯⋯⋯⋯⋯⋯⋯⋯ 066

第五項‧風濕之問答 ⋯⋯⋯⋯⋯⋯⋯⋯⋯⋯⋯⋯⋯ 066

第六項‧濕家頭痛與鼻塞 ⋯⋯⋯⋯⋯⋯⋯⋯⋯⋯ 066

第七項‧濕家身煩疼 ⋯⋯⋯⋯⋯⋯⋯⋯⋯⋯⋯⋯⋯ 067

第八項‧濕家日晡所劇 ⋯⋯⋯⋯⋯⋯⋯⋯⋯⋯⋯ 068

第九項‧濕家汗出惡風 ⋯⋯⋯⋯⋯⋯⋯⋯⋯⋯⋯ 069

第十項‧風濕之邪在肌肉 ⋯⋯⋯⋯⋯⋯⋯⋯⋯⋯ 070

第十一項‧濕流關節 ⋯⋯⋯⋯⋯⋯⋯⋯⋯⋯⋯⋯⋯ 071

第三節‧暍病 ⋯⋯⋯⋯⋯⋯⋯⋯⋯⋯⋯⋯⋯⋯⋯⋯⋯⋯ 072

第一項‧暍病兼濕證 ⋯⋯⋯⋯⋯⋯⋯⋯⋯⋯⋯⋯⋯ 072

第二項‧暑病因於時火之氣 ⋯⋯⋯⋯⋯⋯⋯⋯ 073

第三項‧暑病因傷冷水 ⋯⋯⋯⋯⋯⋯⋯⋯⋯⋯⋯ 073

第三章——百合狐惑陰陽毒病脈證治　　075

第一節‧百合病 ⋯⋯⋯⋯⋯⋯⋯⋯⋯⋯⋯⋯⋯⋯⋯⋯⋯ 075

第一項‧百合病因於發汗傷津 ⋯⋯⋯⋯⋯⋯⋯ 076

第二項‧百合病因於失下傷裡 ⋯⋯⋯⋯⋯⋯⋯ 077

第三項・百合病因於吐傷臟陰 …………………… 077

第四項・百合病之未病預見 ……………………… 078

第五項・百合病之變症 …………………………… 078

第六項・百合病之陰氣未復 ……………………… 079

第七項・百合病之熱淫肌膚 ……………………… 079

第八項・百合病救法 ……………………………… 079

第二節・狐惑病 …………………………………… 080

第三節・狐惑兼膿血證 …………………………… 082

第四節・陽毒病 …………………………………… 083

第五節・陰毒病 …………………………………… 084

第六節・陽毒、陰毒之補正 ……………………… 084

第四章──瘧病脈證並治　　087

第一節・瘧病之脈象 ……………………………… 087

第二節・瘧母之問答 ……………………………… 088

第三節・癉瘧 ……………………………………… 090

第四節・溫瘧 ……………………………………… 090

第五節・牡瘧 ……………………………………… 091

第六節・《外台秘要》之治瘧 …………………… 093

第一項・牝瘧 …………………………………… 093

第二項・陽明瘧 ………………………………… 093

第三項・但寒不熱之瘧 ………………………… 094

第五章──中風曆節病脈證並治　　096

第一節・往古中風之治法 ………………………… 096

第一項・中風 …………………………………… 096

第二項·中風之偏於寒者 ································ 097

第三項·中風挾寒未變熱者 ··························· 098

第四項·中風之因於風火者 ··························· 099

第五項·中風之偏於風者 ····························· 100

第六項·中風之邪入內者 ····························· 103

第七項·中風外治法 ······························· 104

第二節·歷節 ····································· 106

第一項·歷節因於風熱 ····························· 107

第二項·歷節因於血虛 ····························· 107

第三項·歷節因於飲酒汗出當風 ······················· 108

第四項·歷節因於濕熱 ····························· 108

第五項·歷節因於滋味不節 ··························· 110

第六項·寒濕之歷節 ······························· 111

第七項·腳氣類歷節之足腫 ··························· 112

第三節·附錄中風之方治 ····························· 113

第一項·中風之痹證 ······························· 113

第二項·中風因於虛熱 ····························· 114

第三項·脾胃兩虛中風入臟 ··························· 115

第四項·風極流熱 ······························· 116

第五項·腳氣上入類歷節 ····························· 117

第六章——血痹虛勞病脈證並治   119

第一節·血痹 ····································· 119

第一項·虛痹之問答 ······························· 119

第二項·血痹針引後未癒現象 ························· 120

第二節·虛勞 ····································· 121

第一項・陰陽並虛之虛勞 ……………………………………… 121

第二項・虛勞之大綱 …………………………………………… 121

第三項・望色及參脈 …………………………………………… 122

第四項・下元勞極之虛勞 ……………………………………… 122

第五項・腎肝失職之虛勞 ……………………………………… 123

第六項・天稟薄弱之虛勞 ……………………………………… 123

第七項・虛勞見盜汗 …………………………………………… 123

第八項・陰虛陽浮之虛勞 ……………………………………… 124

第九項・陽虛脫氣之虛勞 ……………………………………… 124

第十項・虛勞失精與夢交 ……………………………………… 124

第十一項・榮衛不足之虛勞 …………………………………… 126

第十二項・虛勞諸不足 ………………………………………… 127

第十三項・傷腎之虛勞 ………………………………………… 128

第十四項・虛勞因表邪誤藥 …………………………………… 128

第十五項・虛勞不得眠 ………………………………………… 129

第十六項・虛勞挾瘀鬱 ………………………………………… 130

第十七項・附方 ………………………………………………… 131

第七章——肺痿肺癰咳嗽上氣病脈證治　133

第一節・肺痿 …………………………………………………… 133

第一項・肺痿之問答 …………………………………………… 133

第二項・肺痿因虛冷 …………………………………………… 133

第三項・肺痿寒熱辨 …………………………………………… 134

第四項・肺痿之補治 …………………………………………… 135

第二節・肺癰 …………………………………………………… 137

第一項・肺癰之問答 …………………………………………… 137

第二項‧肺癰喘不得臥 ─────────── 138

第三項‧肺癰兼表邪 ──────────── 138

第四項‧肺癰因風熱 ──────────── 139

第五項‧肺癰之補治 ──────────── 140

第三節‧肺痿肺癰合辨 140

第四節‧咳嗽上氣 142

第一項‧上氣肺喘 ───────────── 143

第二項‧上氣肺脹 ───────────── 143

第三項‧上氣煩躁 ───────────── 144

第四項‧上氣分脈浮與沉 ─────────── 145

第五項‧上氣作水雞聲 ──────────── 146

第六項‧火逆上氣 ───────────── 147

第七項‧上氣唾濁 ───────────── 147

第八章——血奔豚氣病脈證治 149

第一節‧驚發 ───────────────── 149

第二節‧奔豚之本證 ──────────── 149

第三節‧奔豚因火逆 ──────────── 150

第四節‧奔豚因水逆 ──────────── 151

第五節‧奔豚欲作之證治 ─────────── 152

第九章——胸痺心痛短氣病脈證治 153

第一節‧胸痺短氣 ───────────── 153

第二節‧短氣不足以息 ──────────── 153

第三節‧胸痺症脈 ───────────── 153

第四節‧胸痺不得臥 ──────────── 154

第五節‧胸痹已甚證⋯⋯⋯⋯⋯⋯⋯⋯⋯⋯⋯⋯ 155

第六節‧氣塞短氣⋯⋯⋯⋯⋯⋯⋯⋯⋯⋯⋯⋯⋯ 156

第七節‧胸痹邪淫於筋⋯⋯⋯⋯⋯⋯⋯⋯⋯⋯ 157

第八節‧痞逆類胸痹⋯⋯⋯⋯⋯⋯⋯⋯⋯⋯⋯ 157

第九節‧心背痛⋯⋯⋯⋯⋯⋯⋯⋯⋯⋯⋯⋯⋯ 158

第十節‧九種心痛⋯⋯⋯⋯⋯⋯⋯⋯⋯⋯⋯⋯ 159

第十章——腹痛寒疝宿食病脈證治 160

第一節‧虛寒腹痛⋯⋯⋯⋯⋯⋯⋯⋯⋯⋯⋯⋯ 160

　第一項‧腹滿脈證⋯⋯⋯⋯⋯⋯⋯⋯⋯⋯⋯ 160

　第二項‧腹滿時減復⋯⋯⋯⋯⋯⋯⋯⋯⋯⋯ 160

第二節‧腹痛虛實試驗法⋯⋯⋯⋯⋯⋯⋯⋯⋯ 160

第三節‧肝寒脅痛⋯⋯⋯⋯⋯⋯⋯⋯⋯⋯⋯⋯ 161

第四節‧中寒家⋯⋯⋯⋯⋯⋯⋯⋯⋯⋯⋯⋯⋯ 161

　第一項‧喜欠善嚏⋯⋯⋯⋯⋯⋯⋯⋯⋯⋯⋯ 161

　第二項‧欲嚏不能⋯⋯⋯⋯⋯⋯⋯⋯⋯⋯⋯ 161

第五節‧虛冷臍痛⋯⋯⋯⋯⋯⋯⋯⋯⋯⋯⋯⋯ 162

第六節‧腹滿屬火⋯⋯⋯⋯⋯⋯⋯⋯⋯⋯⋯⋯ 162

　第一項‧腹滿發熱⋯⋯⋯⋯⋯⋯⋯⋯⋯⋯⋯ 162

　第二項‧熱痛便閉⋯⋯⋯⋯⋯⋯⋯⋯⋯⋯⋯ 163

　第三項‧心下滿痛⋯⋯⋯⋯⋯⋯⋯⋯⋯⋯⋯ 164

　第四項‧腹滿減不殺勢⋯⋯⋯⋯⋯⋯⋯⋯⋯ 164

第七節‧腹鳴切痛⋯⋯⋯⋯⋯⋯⋯⋯⋯⋯⋯⋯ 165

第八節‧心胸大寒痛⋯⋯⋯⋯⋯⋯⋯⋯⋯⋯⋯ 165

第九節‧脅滿溫下法⋯⋯⋯⋯⋯⋯⋯⋯⋯⋯⋯ 166

第十節‧寒氣厥逆⋯⋯⋯⋯⋯⋯⋯⋯⋯⋯⋯⋯ 167

第十一節・寒疝 ⋯⋯⋯⋯⋯⋯⋯⋯⋯⋯⋯⋯⋯ 167

　第一項・寒疝腹痛 ⋯⋯⋯⋯⋯⋯⋯⋯⋯⋯⋯ 167

　第二項・寒疝腹脅痛 ⋯⋯⋯⋯⋯⋯⋯⋯⋯⋯ 168

　第三項・寒疝腹痛逆冷 ⋯⋯⋯⋯⋯⋯⋯⋯⋯ 169

　第四項・寒疝宜溫下 ⋯⋯⋯⋯⋯⋯⋯⋯⋯⋯ 170

　第五項・附《外台》治寒疝及心腹痛 ⋯⋯⋯ 170

第十二節・宿食 ⋯⋯⋯⋯⋯⋯⋯⋯⋯⋯⋯⋯⋯ 171

　第一項・宿食之問答 ⋯⋯⋯⋯⋯⋯⋯⋯⋯⋯ 171

　第二項・上脘宿食 ⋯⋯⋯⋯⋯⋯⋯⋯⋯⋯⋯ 172

　第三項・宿食兼外感 ⋯⋯⋯⋯⋯⋯⋯⋯⋯⋯ 173

第十一章——五臟風寒積聚病脈證並治　174

第一節・五臟風寒 ⋯⋯⋯⋯⋯⋯⋯⋯⋯⋯⋯⋯ 174

　第一項・肺部 ⋯⋯⋯⋯⋯⋯⋯⋯⋯⋯⋯⋯⋯ 174

　第二項・肝部 ⋯⋯⋯⋯⋯⋯⋯⋯⋯⋯⋯⋯⋯ 175

　第三項・心部 ⋯⋯⋯⋯⋯⋯⋯⋯⋯⋯⋯⋯⋯ 176

　第四項・脾部 ⋯⋯⋯⋯⋯⋯⋯⋯⋯⋯⋯⋯⋯ 177

　第五項・腎部 ⋯⋯⋯⋯⋯⋯⋯⋯⋯⋯⋯⋯⋯ 178

第二節・三焦竭部之問答 ⋯⋯⋯⋯⋯⋯⋯⋯⋯ 179

第三節・大小腸病 ⋯⋯⋯⋯⋯⋯⋯⋯⋯⋯⋯⋯ 180

第四節・積聚 ⋯⋯⋯⋯⋯⋯⋯⋯⋯⋯⋯⋯⋯⋯ 180

　第一項・積聚之問答 ⋯⋯⋯⋯⋯⋯⋯⋯⋯⋯ 180

　第二項・諸積之脈法 ⋯⋯⋯⋯⋯⋯⋯⋯⋯⋯ 180

第十二章——痰飲咳嗽病脈證並治　182

第一節・飲證 ⋯⋯⋯⋯⋯⋯⋯⋯⋯⋯⋯⋯⋯⋯ 182

第一項‧痰飲⋯⋯⋯⋯⋯⋯⋯⋯⋯⋯⋯⋯⋯⋯⋯⋯⋯⋯⋯⋯ 182

第二項‧懸飲⋯⋯⋯⋯⋯⋯⋯⋯⋯⋯⋯⋯⋯⋯⋯⋯⋯⋯⋯⋯ 182

第三項‧溢飲⋯⋯⋯⋯⋯⋯⋯⋯⋯⋯⋯⋯⋯⋯⋯⋯⋯⋯⋯⋯ 183

第四項‧支飲⋯⋯⋯⋯⋯⋯⋯⋯⋯⋯⋯⋯⋯⋯⋯⋯⋯⋯⋯⋯ 184

第二節‧水飲所在⋯⋯⋯⋯⋯⋯⋯⋯⋯⋯⋯⋯⋯⋯⋯⋯⋯⋯⋯ 187

第三節‧留飲⋯⋯⋯⋯⋯⋯⋯⋯⋯⋯⋯⋯⋯⋯⋯⋯⋯⋯⋯⋯⋯ 188

第一項‧心下留飲⋯⋯⋯⋯⋯⋯⋯⋯⋯⋯⋯⋯⋯⋯⋯⋯⋯⋯ 188

第二項‧脅下留飲⋯⋯⋯⋯⋯⋯⋯⋯⋯⋯⋯⋯⋯⋯⋯⋯⋯⋯ 188

第三項‧胸中留飲⋯⋯⋯⋯⋯⋯⋯⋯⋯⋯⋯⋯⋯⋯⋯⋯⋯⋯ 188

第四項‧留飲脈象⋯⋯⋯⋯⋯⋯⋯⋯⋯⋯⋯⋯⋯⋯⋯⋯⋯⋯ 189

第五項‧留飲欲去症⋯⋯⋯⋯⋯⋯⋯⋯⋯⋯⋯⋯⋯⋯⋯⋯⋯ 189

第四節‧伏飲劇症⋯⋯⋯⋯⋯⋯⋯⋯⋯⋯⋯⋯⋯⋯⋯⋯⋯⋯⋯ 190

第五節‧短氣⋯⋯⋯⋯⋯⋯⋯⋯⋯⋯⋯⋯⋯⋯⋯⋯⋯⋯⋯⋯⋯ 191

第一項‧苦喘短氣⋯⋯⋯⋯⋯⋯⋯⋯⋯⋯⋯⋯⋯⋯⋯⋯⋯⋯ 191

第二項‧微飲短氣⋯⋯⋯⋯⋯⋯⋯⋯⋯⋯⋯⋯⋯⋯⋯⋯⋯⋯ 191

第六節‧瘦人病水飲⋯⋯⋯⋯⋯⋯⋯⋯⋯⋯⋯⋯⋯⋯⋯⋯⋯⋯ 191

第七節‧膈間蓄水⋯⋯⋯⋯⋯⋯⋯⋯⋯⋯⋯⋯⋯⋯⋯⋯⋯⋯⋯ 192

第八節‧腸間有水氣⋯⋯⋯⋯⋯⋯⋯⋯⋯⋯⋯⋯⋯⋯⋯⋯⋯⋯ 193

第九節‧附錄《外台》治痰水方⋯⋯⋯⋯⋯⋯⋯⋯⋯⋯⋯⋯⋯ 193

第十節‧痰飲咳嗽⋯⋯⋯⋯⋯⋯⋯⋯⋯⋯⋯⋯⋯⋯⋯⋯⋯⋯⋯ 194

第一項‧咳家有水之證⋯⋯⋯⋯⋯⋯⋯⋯⋯⋯⋯⋯⋯⋯⋯⋯ 194

第二項‧咳煩心痛⋯⋯⋯⋯⋯⋯⋯⋯⋯⋯⋯⋯⋯⋯⋯⋯⋯⋯ 195

第三項‧數歲不已之咳⋯⋯⋯⋯⋯⋯⋯⋯⋯⋯⋯⋯⋯⋯⋯⋯ 195

第四項‧咳不得臥⋯⋯⋯⋯⋯⋯⋯⋯⋯⋯⋯⋯⋯⋯⋯⋯⋯⋯ 195

第五項‧誤服小青龍湯之變症⋯⋯⋯⋯⋯⋯⋯⋯⋯⋯⋯⋯⋯ 196

第六項‧衝止更增咳胸滿⋯⋯⋯⋯⋯⋯⋯⋯⋯⋯⋯⋯⋯⋯⋯ 197

第七項・咳滿止更發渴衝 ⋯⋯⋯⋯⋯⋯⋯⋯⋯⋯⋯ 197

第八項・咳家形腫 ⋯⋯⋯⋯⋯⋯⋯⋯⋯⋯⋯⋯⋯⋯ 198

第九項・咳家面熱如醉 ⋯⋯⋯⋯⋯⋯⋯⋯⋯⋯⋯⋯ 199

第十三章——消渴小便不利淋病脈證並治　200

第一節・消渴 ⋯⋯⋯⋯⋯⋯⋯⋯⋯⋯⋯⋯⋯⋯⋯⋯ 200

第一項・消渴脈象 ⋯⋯⋯⋯⋯⋯⋯⋯⋯⋯⋯⋯⋯⋯ 200

第二項・男子消渴 ⋯⋯⋯⋯⋯⋯⋯⋯⋯⋯⋯⋯⋯⋯ 201

第三項・水氣不化之渴 ⋯⋯⋯⋯⋯⋯⋯⋯⋯⋯⋯⋯ 201

第四項・消渴變症 ⋯⋯⋯⋯⋯⋯⋯⋯⋯⋯⋯⋯⋯⋯ 202

第五項・熱渴 ⋯⋯⋯⋯⋯⋯⋯⋯⋯⋯⋯⋯⋯⋯⋯⋯ 202

第六項・肺熱消渴 ⋯⋯⋯⋯⋯⋯⋯⋯⋯⋯⋯⋯⋯⋯ 202

第七項・肺胃熱甚之消渴 ⋯⋯⋯⋯⋯⋯⋯⋯⋯⋯⋯ 203

第二節・淋病 ⋯⋯⋯⋯⋯⋯⋯⋯⋯⋯⋯⋯⋯⋯⋯⋯ 203

第一項・肝移熱於膀胱 ⋯⋯⋯⋯⋯⋯⋯⋯⋯⋯⋯⋯ 203

第二項・淋家忌汗 ⋯⋯⋯⋯⋯⋯⋯⋯⋯⋯⋯⋯⋯⋯ 204

第三項・小便不利兼消渴 ⋯⋯⋯⋯⋯⋯⋯⋯⋯⋯⋯ 204

第四項・小便不利由血滯 ⋯⋯⋯⋯⋯⋯⋯⋯⋯⋯⋯ 204

第十四章——水氣病脈證並治　206

第一節・風水 ⋯⋯⋯⋯⋯⋯⋯⋯⋯⋯⋯⋯⋯⋯⋯⋯ 206

第一項・風水與他症辨 ⋯⋯⋯⋯⋯⋯⋯⋯⋯⋯⋯⋯ 206

第二項・風水變症 ⋯⋯⋯⋯⋯⋯⋯⋯⋯⋯⋯⋯⋯⋯ 207

第三項・風水似各症 ⋯⋯⋯⋯⋯⋯⋯⋯⋯⋯⋯⋯⋯ 208

第四項・風水兼濕 ⋯⋯⋯⋯⋯⋯⋯⋯⋯⋯⋯⋯⋯⋯ 211

第五項・風水兼熱 ⋯⋯⋯⋯⋯⋯⋯⋯⋯⋯⋯⋯⋯⋯ 211

第六項・《外台》風水之補治 ……………………… 212

第二節・皮水 …………………………………………… 213

第一項・皮水鬱營衛 …………………………………… 213

第二項・皮水致潰之證 ………………………………… 214

第三節・正水 …………………………………………… 214

第一項・正水所成之由 ………………………………… 215

第二項・正水病之現狀 ………………………………… 216

第三項・正水分診法 …………………………………… 217

第四項・正水誤治之經過 ……………………………… 218

第五項・裡水即正水 …………………………………… 220

第四節・石水 …………………………………………… 221

第五節・黃汗 …………………………………………… 222

第一項・黃汗之的症 …………………………………… 222

第二項・黃汗之問答 …………………………………… 224

第六節・水病兼宿症 …………………………………… 225

第七節・水病初成責在衛 ……………………………… 225

第八節・客水成腫之問答 ……………………………… 226

第九節・五臟之水 ……………………………………… 226

第十節・水病治療大法 ………………………………… 227

第十一節・血分古診法 ………………………………… 228

第十二節・血分水分之區別 …………………………… 228

第十三節・氣分專證 …………………………………… 229

第一項・氣分結病 ……………………………………… 230

第二項・氣分積水 ……………………………………… 231

第十五章——黃疸病脈證並治　232

第一節・黃疸初時之病因 ⋯⋯⋯⋯⋯⋯⋯⋯⋯⋯⋯⋯ 232

第二節・穀疸 ⋯⋯⋯⋯⋯⋯⋯⋯⋯⋯⋯⋯⋯⋯⋯⋯ 232

第三節・女勞疸 ⋯⋯⋯⋯⋯⋯⋯⋯⋯⋯⋯⋯⋯⋯⋯ 233

第四節・酒疸 ⋯⋯⋯⋯⋯⋯⋯⋯⋯⋯⋯⋯⋯⋯⋯⋯ 236

　　第一項・酒黃疸 ⋯⋯⋯⋯⋯⋯⋯⋯⋯⋯⋯⋯⋯⋯ 237

　　第二項・酒疸先後吐下法 ⋯⋯⋯⋯⋯⋯⋯⋯⋯⋯ 237

　　第三項・酒疸吐法 ⋯⋯⋯⋯⋯⋯⋯⋯⋯⋯⋯⋯⋯ 238

　　第四項・酒疸治法 ⋯⋯⋯⋯⋯⋯⋯⋯⋯⋯⋯⋯⋯ 238

　　第五項・酒疸久為黑疸 ⋯⋯⋯⋯⋯⋯⋯⋯⋯⋯⋯ 239

第五節・黃疸病因濕熱 ⋯⋯⋯⋯⋯⋯⋯⋯⋯⋯⋯⋯ 239

第六節・黃病收成之現象 ⋯⋯⋯⋯⋯⋯⋯⋯⋯⋯⋯ 240

第七節・黃疸癒有定期 ⋯⋯⋯⋯⋯⋯⋯⋯⋯⋯⋯⋯ 241

第八節・黃疸難治與可治 ⋯⋯⋯⋯⋯⋯⋯⋯⋯⋯⋯ 242

第九節・黃家表裡治法 ⋯⋯⋯⋯⋯⋯⋯⋯⋯⋯⋯⋯ 243

第十節・瘀血發黃治法 ⋯⋯⋯⋯⋯⋯⋯⋯⋯⋯⋯⋯ 243

第十一節・黃疸實證通治法 ⋯⋯⋯⋯⋯⋯⋯⋯⋯⋯ 244

第十二節・黃疸有裡無表治法 ⋯⋯⋯⋯⋯⋯⋯⋯⋯ 245

第十三節・黃疸假熱治法 ⋯⋯⋯⋯⋯⋯⋯⋯⋯⋯⋯ 245

第十四節・黃家腹痛 ⋯⋯⋯⋯⋯⋯⋯⋯⋯⋯⋯⋯⋯ 246

第十五節・虛黃治法 ⋯⋯⋯⋯⋯⋯⋯⋯⋯⋯⋯⋯⋯ 246

第十六節・附錄諸黃治法 ⋯⋯⋯⋯⋯⋯⋯⋯⋯⋯⋯ 247

第十六章——驚悸吐衄下血胸滿瘀血病 脈證治   248

第一節‧驚悸 ⋯⋯⋯⋯⋯⋯⋯⋯⋯⋯⋯⋯⋯⋯⋯⋯⋯⋯ 248

第二節‧衄血 ⋯⋯⋯⋯⋯⋯⋯⋯⋯⋯⋯⋯⋯⋯⋯⋯⋯⋯ 248

  第一項‧衄由火升 ⋯⋯⋯⋯⋯⋯⋯⋯⋯⋯⋯⋯⋯⋯⋯ 248

  第二項‧四時衄血 ⋯⋯⋯⋯⋯⋯⋯⋯⋯⋯⋯⋯⋯⋯⋯ 248

  第三項‧衄家忌汗 ⋯⋯⋯⋯⋯⋯⋯⋯⋯⋯⋯⋯⋯⋯⋯ 249

  第四項‧吐衄 ⋯⋯⋯⋯⋯⋯⋯⋯⋯⋯⋯⋯⋯⋯⋯⋯⋯ 249

第三節‧吐血 ⋯⋯⋯⋯⋯⋯⋯⋯⋯⋯⋯⋯⋯⋯⋯⋯⋯⋯ 250

  第一項‧吐血死證 ⋯⋯⋯⋯⋯⋯⋯⋯⋯⋯⋯⋯⋯⋯⋯ 250

  第二項‧酒客吐血 ⋯⋯⋯⋯⋯⋯⋯⋯⋯⋯⋯⋯⋯⋯⋯ 250

  第三項‧亡血因虛寒而得 ⋯⋯⋯⋯⋯⋯⋯⋯⋯⋯⋯ 251

  第四項‧亡血禁發汗 ⋯⋯⋯⋯⋯⋯⋯⋯⋯⋯⋯⋯⋯ 251

  第五項‧瘀血 ⋯⋯⋯⋯⋯⋯⋯⋯⋯⋯⋯⋯⋯⋯⋯⋯⋯ 251

  第六項‧驚悸下血 ⋯⋯⋯⋯⋯⋯⋯⋯⋯⋯⋯⋯⋯⋯⋯ 252

  第七項‧心下悸 ⋯⋯⋯⋯⋯⋯⋯⋯⋯⋯⋯⋯⋯⋯⋯⋯ 253

  第八項‧吐血不止 ⋯⋯⋯⋯⋯⋯⋯⋯⋯⋯⋯⋯⋯⋯⋯ 253

第四節‧便血 ⋯⋯⋯⋯⋯⋯⋯⋯⋯⋯⋯⋯⋯⋯⋯⋯⋯⋯ 254

  第一項‧遠血 ⋯⋯⋯⋯⋯⋯⋯⋯⋯⋯⋯⋯⋯⋯⋯⋯⋯ 254

  第二項‧近血 ⋯⋯⋯⋯⋯⋯⋯⋯⋯⋯⋯⋯⋯⋯⋯⋯⋯ 255

第五節‧吐血衄血 ⋯⋯⋯⋯⋯⋯⋯⋯⋯⋯⋯⋯⋯⋯⋯⋯ 256

第十七章——嘔吐噦下利病脈證治   258

第一節‧吐證 ⋯⋯⋯⋯⋯⋯⋯⋯⋯⋯⋯⋯⋯⋯⋯⋯⋯⋯ 258

  第一項‧胃反之問答 ⋯⋯⋯⋯⋯⋯⋯⋯⋯⋯⋯⋯⋯ 258

第二項・胃反兼脾傷 ⋯⋯⋯⋯⋯⋯⋯ 258

第三項・反胃因於營衛虛 ⋯⋯⋯⋯ 259

第四項・嘔屬飲證 ⋯⋯⋯⋯⋯⋯⋯⋯ 259

第五項・欲吐禁下 ⋯⋯⋯⋯⋯⋯⋯⋯ 259

第六項・嘔因胃熱 ⋯⋯⋯⋯⋯⋯⋯⋯ 260

第七項・嘔出癰膿 ⋯⋯⋯⋯⋯⋯⋯⋯ 260

第二節・噦證 ⋯⋯⋯⋯⋯⋯⋯⋯⋯⋯ 260

第一項・噦逆因胃虛熱 ⋯⋯⋯⋯⋯ 261

第二項・似喘似嘔似噦證 ⋯⋯⋯⋯ 261

第三項・胃反嘔吐 ⋯⋯⋯⋯⋯⋯⋯⋯ 262

第四項・胃反因水飲 ⋯⋯⋯⋯⋯⋯ 263

第五項・吐後熱渴 ⋯⋯⋯⋯⋯⋯⋯⋯ 263

第六項・嘔而思水 ⋯⋯⋯⋯⋯⋯⋯⋯ 264

第七項・嘔因虛寒 ⋯⋯⋯⋯⋯⋯⋯⋯ 265

第八項・嘔而發熱 ⋯⋯⋯⋯⋯⋯⋯⋯ 265

第九項・嘔而腸鳴 ⋯⋯⋯⋯⋯⋯⋯⋯ 266

第十項・嘔而胸滿 ⋯⋯⋯⋯⋯⋯⋯⋯ 267

第三節・乾嘔 ⋯⋯⋯⋯⋯⋯⋯⋯⋯⋯ 267

第一項・乾嘔吐涎沫 ⋯⋯⋯⋯⋯⋯ 267

第二項・乾嘔吐逆 ⋯⋯⋯⋯⋯⋯⋯⋯ 268

第三項・嘔噦厥冷 ⋯⋯⋯⋯⋯⋯⋯⋯ 268

第四項・乾嘔而利 ⋯⋯⋯⋯⋯⋯⋯⋯ 269

第四節・下利 ⋯⋯⋯⋯⋯⋯⋯⋯⋯⋯ 270

第一項・下利清穀 ⋯⋯⋯⋯⋯⋯⋯⋯ 270

第二項・下利失氣 ⋯⋯⋯⋯⋯⋯⋯⋯ 270

第三項・下利脈絕 ⋯⋯⋯⋯⋯⋯⋯⋯ 270

第四項・下利之順脈 ⋯⋯⋯⋯⋯⋯⋯⋯⋯⋯⋯⋯ 271

第五項・脈定下利輕重 ⋯⋯⋯⋯⋯⋯⋯⋯⋯⋯⋯ 271

第六項・下利厥喘 ⋯⋯⋯⋯⋯⋯⋯⋯⋯⋯⋯⋯⋯⋯ 271

第七項・下利清穀 ⋯⋯⋯⋯⋯⋯⋯⋯⋯⋯⋯⋯⋯⋯ 272

第八項・下利微熱而渴 ⋯⋯⋯⋯⋯⋯⋯⋯⋯⋯⋯ 272

第九項・下利汗出 ⋯⋯⋯⋯⋯⋯⋯⋯⋯⋯⋯⋯⋯⋯ 273

第十項・下利膿血 ⋯⋯⋯⋯⋯⋯⋯⋯⋯⋯⋯⋯⋯⋯ 273

第十一項・下利脈弦 ⋯⋯⋯⋯⋯⋯⋯⋯⋯⋯⋯⋯ 273

第十二項・下利候尺寸 ⋯⋯⋯⋯⋯⋯⋯⋯⋯⋯⋯ 273

第十三項・下利屬虛寒 ⋯⋯⋯⋯⋯⋯⋯⋯⋯⋯⋯ 274

第十四項・下利便膿血 ⋯⋯⋯⋯⋯⋯⋯⋯⋯⋯⋯ 274

第十五項・熱利 ⋯⋯⋯⋯⋯⋯⋯⋯⋯⋯⋯⋯⋯⋯⋯ 275

第十六項・裡熱下利 ⋯⋯⋯⋯⋯⋯⋯⋯⋯⋯⋯⋯ 276

第十七項・裡寒下利 ⋯⋯⋯⋯⋯⋯⋯⋯⋯⋯⋯⋯ 277

第十八項・下利肺痛 ⋯⋯⋯⋯⋯⋯⋯⋯⋯⋯⋯⋯ 277

第十九項・氣利 ⋯⋯⋯⋯⋯⋯⋯⋯⋯⋯⋯⋯⋯⋯⋯ 278

第二十項・下利之補治 ⋯⋯⋯⋯⋯⋯⋯⋯⋯⋯⋯ 279

第十八章——瘡癰腸癰浸淫病脈證並治 280

第一節・瘡癰 ⋯⋯⋯⋯⋯⋯⋯⋯⋯⋯⋯⋯⋯⋯⋯⋯⋯ 280

第二節・腸癰 ⋯⋯⋯⋯⋯⋯⋯⋯⋯⋯⋯⋯⋯⋯⋯⋯⋯ 280

第一項・小腸癰之始發 ⋯⋯⋯⋯⋯⋯⋯⋯⋯⋯⋯ 280

第二項・大腸癰 ⋯⋯⋯⋯⋯⋯⋯⋯⋯⋯⋯⋯⋯⋯⋯ 281

第三節・瘡瘍之脈 ⋯⋯⋯⋯⋯⋯⋯⋯⋯⋯⋯⋯⋯⋯ 282

第四節・金瘡 ⋯⋯⋯⋯⋯⋯⋯⋯⋯⋯⋯⋯⋯⋯⋯⋯⋯ 283

第五節・排膿散方 ⋯⋯⋯⋯⋯⋯⋯⋯⋯⋯⋯⋯⋯⋯ 284

第六節・浸淫瘡 ……………………………………………… 284

第十九章——跌蹶手指臂腫轉筋陰狐疝 蚘蟲病脈證治　286

第一節・跌蹶刺法 ………………………………………… 286
第二節・手指臂腫 ………………………………………… 286
第三節・轉筋 ……………………………………………… 287
第四節・陰狐疝 …………………………………………… 288
第五節・蚘蟲 ……………………………………………… 289
　第一項・蚘蟲之問答 …………………………………… 289
　第二項・臟躁蚘痛 ……………………………………… 290
　第三項・臟寒蚘厥 ……………………………………… 291

第二十章——婦人妊娠病脈證並治　293

第一節・妊娠 ……………………………………………… 293
　第一項・婦人得平脈 …………………………………… 293
　第二項・癥病懷胎 ……………………………………… 294
　第三項・胎脹少腹如扇 ………………………………… 295
　第四項・胞阻 …………………………………………… 296
　第五項・懷妊痛 ………………………………………… 297
　第六項・妊娠嘔吐 ……………………………………… 298
　第七項・妊娠小便難 …………………………………… 299
　第八項・妊娠有水氣 …………………………………… 300
　第九項・妊娠常服之劑 ………………………………… 300
　第十項・養胎 …………………………………………… 301
　第十一項・心實胎傷 …………………………………… 303

第二十一章──婦人產後病脈證治 304

第一節・產婦三病之問答 …………………………………………… 304

第二節・鬱冒兼大便難 ……………………………………………… 304

第三節・產後虛中實證 ……………………………………………… 305

第四節・腹中痛 ……………………………………………………… 306

第五節・產後腹痛 …………………………………………………… 306

第六節・痛著臍下 …………………………………………………… 307

第七節・產後惡露不盡 ……………………………………………… 308

第八節・產後中風 …………………………………………………… 309

第九節・產後面赤與喘 ……………………………………………… 309

第十節・產後煩亂嘔逆 ……………………………………………… 310

第十一節・產後下利 ………………………………………………… 312

第十二節・產後補治各方 …………………………………………… 312

第二十二章──婦人雜病脈證並治 315

第一節・熱入血室 …………………………………………………… 315

　第一項・熱入血室之戒犯 ………………………………………… 315

　第二項・血結胸刺法 ……………………………………………… 316

　第三項・病陽明刺法 ……………………………………………… 316

第二節・婦人梅核症 ………………………………………………… 316

第三節・婦人臟躁 …………………………………………………… 317

第四節・婦人吐涎沫 ………………………………………………… 318

第五節・婦人閉經諸病 ……………………………………………… 318

第六節・積血化帶之問答 …………………………………………… 319

第七節・月經一月再見 ……………………………………………… 321

第八節・婦人革脈……………………………………………… 321

第九節・婦人陷經漏下………………………………………… 322

第十節・婦人少腹滿…………………………………………… 322

第十一節・婦人經水不利……………………………………… 323

第十二節・婦人經閉下白物…………………………………… 323

第十三節・婦人腹中刺痛……………………………………… 324

第十四節・婦人腹中諸疾痛…………………………………… 325

第十五節・婦人虛寒腹痛……………………………………… 325

第十六節・婦人轉胞之回答…………………………………… 325

第十七節・婦人陰寒…………………………………………… 326

第十八節・婦人陰中生瘡……………………………………… 326

第十九節・婦人陰吹…………………………………………… 327

第二十節・小兒………………………………………………… 330

附：金匱醫案　331

栝蔞桂枝湯…………………………………………………… 331

葛根湯………………………………………………………… 332

大承氣湯……………………………………………………… 333

麻黃杏仁薏苡甘草湯………………………………………… 334

防己黃耆湯…………………………………………………… 335

桂枝附子湯…………………………………………………… 336

甘草附子湯…………………………………………………… 337

白虎加人參湯………………………………………………… 337

一物瓜蒂散…………………………………………………… 339

百合地黃湯…………………………………………………… 340

百合滑石散…………………………………………………… 340

甘草瀉心湯 …………………………………………… 341

雄黃薰法 ……………………………………………… 341

赤小豆當歸散 ………………………………………… 341

升麻鱉甲湯 …………………………………………… 342

鱉甲煎丸 ……………………………………………… 343

白虎加桂枝湯 ………………………………………… 343

蜀漆散 ………………………………………………… 344

柴胡桂薑湯 …………………………………………… 345

侯氏黑散 ……………………………………………… 346

風引湯 ………………………………………………… 346

小續命湯 ……………………………………………… 347

桂枝芍藥知母湯 ……………………………………… 348

烏頭湯 ………………………………………………… 349

黃耆桂枝五物湯 ……………………………………… 350

桂枝龍骨牡蠣湯 ……………………………………… 351

附子理中合桂枝龍牡湯 ……………………………… 353

附子理中合建中湯 …………………………………… 354

小建中湯 ……………………………………………… 354

黃耆建中湯 …………………………………………… 355

黃耆建中湯合二加龍骨湯 …………………………… 357

薯蕷丸 ………………………………………………… 357

酸棗仁湯 ……………………………………………… 359

大黃䗪蟲丸 …………………………………………… 359

甘草乾薑湯 …………………………………………… 361

射干麻黃湯 …………………………………………… 361

皂莢丸 ………………………………………………… 363

澤漆湯 ………………………………………… 364

麥門冬湯 ……………………………………… 365

葶藶大棗瀉肺湯 ……………………………… 365

桔梗湯 ………………………………………… 366

越婢加半夏湯 ………………………………… 367

《外台》桔梗白散 …………………………… 368

《千金》葦莖湯 ……………………………… 369

奔豚湯 ………………………………………… 370

桂枝加桂湯 …………………………………… 370

栝蔞薤白白酒湯 ……………………………… 371

栝蔞薤白半夏湯 ……………………………… 373

枳實薤白桂枝湯 ……………………………… 374

人參湯 ………………………………………… 375

《外台》炙甘草湯 …………………………… 376

附子粳米湯 …………………………………… 376

大柴胡湯 ……………………………………… 377

大建中湯 ……………………………………… 378

大黃附子湯 …………………………………… 379

當歸生薑羊肉湯 ……………………………… 379

《外台》走馬湯 ……………………………… 380

旋覆花湯 ……………………………………… 381

麻仁丸 ………………………………………… 382

腎著湯 ………………………………………… 382

苓桂朮甘湯 …………………………………… 384

腎氣丸 ………………………………………… 386

甘遂半夏湯 …………………………………… 390

十棗湯 ··· 391

大青龍湯 ··· 393

小青龍湯 ··· 395

木防己湯 ··· 398

澤瀉湯 ··· 398

小半夏湯 ··· 399

五苓散 ··· 399

《外台》茯苓湯 ···································· 400

桂苓五味甘草湯 ···································· 402

苓甘五味薑辛湯 ···································· 402

小半夏加茯苓湯 ···································· 403

文蛤散 ··· 406

滑石白魚散 ·· 408

豬苓湯 ··· 409

越婢湯 ··· 410

越婢湯加附子 ······································· 410

防己茯苓湯 ·· 411

越婢加朮湯 ·· 413

枳朮湯 ··· 414

茵陳蒿湯 ··· 414

硝石礬石散 ·· 416

豬膏髮煎 ··· 418

茵陳五苓散 ·· 419

桂枝去芍藥加蜀漆牡蠣龍骨救逆湯 ········ 420

柏葉湯 ··· 420

黃土湯 ··· 421

瀉心湯⋯⋯⋯⋯⋯⋯⋯⋯⋯⋯⋯⋯⋯⋯ 422

吳茱萸湯⋯⋯⋯⋯⋯⋯⋯⋯⋯⋯⋯⋯⋯ 422

半夏瀉心湯⋯⋯⋯⋯⋯⋯⋯⋯⋯⋯⋯⋯ 423

黃芩加半夏生薑湯⋯⋯⋯⋯⋯⋯⋯⋯ 423

豬苓散⋯⋯⋯⋯⋯⋯⋯⋯⋯⋯⋯⋯⋯⋯⋯ 424

四逆湯⋯⋯⋯⋯⋯⋯⋯⋯⋯⋯⋯⋯⋯⋯⋯ 424

小柴胡湯⋯⋯⋯⋯⋯⋯⋯⋯⋯⋯⋯⋯⋯ 426

大半夏湯⋯⋯⋯⋯⋯⋯⋯⋯⋯⋯⋯⋯⋯ 429

半夏乾薑散⋯⋯⋯⋯⋯⋯⋯⋯⋯⋯⋯⋯ 432

橘皮湯⋯⋯⋯⋯⋯⋯⋯⋯⋯⋯⋯⋯⋯⋯⋯ 432

橘皮竹茹湯⋯⋯⋯⋯⋯⋯⋯⋯⋯⋯⋯⋯ 433

桂枝湯⋯⋯⋯⋯⋯⋯⋯⋯⋯⋯⋯⋯⋯⋯⋯ 434

小承氣湯⋯⋯⋯⋯⋯⋯⋯⋯⋯⋯⋯⋯⋯ 436

桃花湯⋯⋯⋯⋯⋯⋯⋯⋯⋯⋯⋯⋯⋯⋯⋯ 436

白頭翁湯⋯⋯⋯⋯⋯⋯⋯⋯⋯⋯⋯⋯⋯ 438

梔子豉湯⋯⋯⋯⋯⋯⋯⋯⋯⋯⋯⋯⋯⋯ 441

通脈四逆湯⋯⋯⋯⋯⋯⋯⋯⋯⋯⋯⋯⋯ 441

薏苡附子敗醬散⋯⋯⋯⋯⋯⋯⋯⋯⋯ 442

大黃牡丹湯⋯⋯⋯⋯⋯⋯⋯⋯⋯⋯⋯⋯ 442

王不留行散⋯⋯⋯⋯⋯⋯⋯⋯⋯⋯⋯⋯ 444

排膿湯⋯⋯⋯⋯⋯⋯⋯⋯⋯⋯⋯⋯⋯⋯⋯ 445

排膿散⋯⋯⋯⋯⋯⋯⋯⋯⋯⋯⋯⋯⋯⋯⋯ 446

蜘蛛散⋯⋯⋯⋯⋯⋯⋯⋯⋯⋯⋯⋯⋯⋯⋯ 446

雞矢白散⋯⋯⋯⋯⋯⋯⋯⋯⋯⋯⋯⋯⋯ 447

烏梅丸⋯⋯⋯⋯⋯⋯⋯⋯⋯⋯⋯⋯⋯⋯⋯ 448

桂枝茯苓丸⋯⋯⋯⋯⋯⋯⋯⋯⋯⋯⋯⋯ 449

附子湯 451

膠艾湯 451

當歸芍藥散 451

乾薑人參半夏丸 452

當歸散 453

下瘀血湯 453

陽旦湯 454

竹皮大丸 455

白頭翁加甘草阿膠湯 456

三物黃芩湯 456

《千金》內補當歸建中湯 457

半夏厚朴湯 457

甘麥大棗湯 459

溫經湯 460

大黃甘遂湯 461

第一章
臟腑經絡先後病脈證

第一節 風氣生害之病由

夫人稟五常，因風氣而生長，風氣雖能生萬物，亦能害萬物，如水能浮舟，亦能覆舟，若五臟元真通暢，人即安和。客氣邪風，中人多死，千般疢（彳ㄣˋ）難，不越三條。

人稟陰陽五行之常，而其生其長，則實由風與氣，蓋非八風則無以動盪而協和，非六氣則無以變易而長養。然有正氣即有客氣，有和風即有邪氣，其生物害物，並出一機，如浮舟覆舟總為一水，故得其和則為正氣，失其和即為邪氣，得其正則為和風，失其正則為邪氣。其生物有力，其害物亦有力，所以中人多死，然風有輕重，病有淺深，約而言之，不越三條。

1.經絡受邪入臟腑，為內所因也。

中虛者經絡受邪，即入臟腑，此為內因也。

2.四肢九竅，血脈相傳，壅塞不通，為外皮膚所中也。

中實雖感於邪，臟腑不受，唯外病軀體，四肢九竅，血脈壅塞者，為外所因也。

3.房室金刃蟲獸所傷。

非由中外虛實，感召其邪，是為不內外因也。

以此詳之，病由都盡。

第二節　風邪生害之調治及養慎

調治養慎云者，即調治養慎內因、外因及不內外因之病證也。試列如下：

1. 不令邪風干忤經絡，適中經絡，未流傳臟腑，即醫治之。

2. 四肢才覺重滯，即導引吐納，針灸膏摩，勿令九竅閉塞。

3. 勿犯各條，勿犯云者，謂除前列二條外，更能勿犯下列各項，病即無由而入也。

（1）王法。

（2）金刃。

（3）蟲獸傷。

（4）災傷。

（5）房室勿令竭乏。

4. 節宜。

（1）服食節其冷熱。

（2）苦酸辛甘，不遺形體有衰。

誠如此也，病則無由入其腠理，腠者，是三焦通會元真之處，為血氣所注。理者，是皮膚臟腑之紋理也。

第三節 上工治未病之問答及治法

（一）問曰

上工治未病何也？

（二）師曰

夫治未病者，見肝之病，知肝傳脾，當先實脾，四季脾旺不受邪，即勿補之。

（三）告誡

中工不曉相傳，見肝之病，不解實脾，唯治肝也。

（四）治法

夫肝之病，補用酸，助用焦苦，益用甘味之藥調之。酸入肝，焦苦入心，甘入脾。脾能傷腎，腎氣微弱，則水不行。水不行，則心火氣盛，則傷肺；肺被傷，則金氣不行；金氣不行則肝火盛則肝自癒，此治肝補脾之要妙也。

味入於胃，各歸其所喜。酸先入肝、苦先入心、辛先入肺、鹹入腎，是見肝之病，當先制肝實脾，使土旺則能勝水，水不行則火勝而制金，金不能平木，肝病自癒矣。此治肺補脾治未病之法也。虛則用此法，實則不再用之。

經曰：虛虛實實，補不足，損有餘，是其義也，餘臟準此。

徐忠可曰：弱腎縱心傷肺，原非美事，但因肝虛，故取矯枉而得其平，不得已中之妙法也，但肝有實邪，方將瀉肝不暇，可補助之，又委曲以益之乎，故曰：實則不再用之，此法即經所謂虛虛實實，補不足，損有餘之義，諸

臟皆然，不獨肝也，故曰餘臟準此。

（五）泄肝實脾醫案

尤在涇《靜香齋》載：胎前病子腫，產後四日，即大泄，泄已，一笑而厥，不省人事，及厥回神清，而左脅前後痛滿，至今三月餘矣，形瘦脈虛，少腹滿，足腫，小便不利，此脾病傳心，心不受邪，即傳之於肝，肝受病，而傳之於脾也。

此為五臟相賊，與六腑食氣水血成脹者不同，所以攻補遞進，而絕無一效也，宜泄肝和脾法治之。木瓜、白芍、椒目、白朮、茯苓、廣皮。

柳詒云：此始證情，非胸有古書者，不能道隻字，故錄此以供研究。

第四節　望聞切之問答

問曰：病人有氣色，見於面部者，願聞其說。

師答如下：

（一）鼻之望法

1. 鼻頭色青，腹中痛，苦冷者死。

《靈樞·五閱五使篇》，脈出於氣口，色見於明堂。《靈樞·五色篇》：明堂者，鼻也，青為肝之本色，鼻青是木邪剋土，當腹中痛，若腹裡苦冷者，水寒木枯，土敗火熄，於法當死。

2. 鼻頭微黑者，有水氣。

腎者至水，黑水之色，脾負而腎氣勝之，故有水氣。

3. 色黃者，胸上有寒。

鼻準屬脾，實竅於肺，肺位在胸，色黃者，乃土鬱而本色見，胃逆傳於肺部，法應肺上有寒飲也。

4. 色白者，亡血也。

色白者，面白也；亡血者，不華於色。故白。經曰：血脫者，色白，夭然不澤，故曰亡血。《靈樞・五色篇》謂白為寒，應知不見亡血證，即以寒斷也。

5. 設微赤非時者死。

鼻為肺之外候，微赤非時，則非生土之火，而為剋金之火，其為虛陽上泛無疑。故主臟躁而死矣。

（二）目之望法

1. 目正圓者痓，不治。

痓為風強病，其狀頸項強急，脊背反折，緣太陽之脈，屈而不伸。筋脈急縮，上引目系，開而不闔，故其目正圓，直視不瞬，此太陽之脈終，故不治也。

2. 色青為痛。

青為木色，木枯則衝擊而為痛，痛則血凝泣而不流，故色青。

3. 色黑為勞。

黑為木，勞則傷腎，故色黑，經曰：腎虛者，面為漆紫也。

4. 色赤為風。

風為陽，色赤為熱，風故熱也。

5. 色黃者便難。

黃為土色，黃則脾鬱，故土濕則結而難便，然則云色

黃者胸上有寒，而此又云便難者，要知寒遏於上，則脾鬱於下也。

6.色鮮明者，有留飲。

鮮明為留飲之色。留飲在胃而不暗淡也，水病人目下有臥蠶，而目鮮澤者，則此類也。

以上係醫家之望法也，通面周身，俱有色可查，仲景獨取鼻與目者，示以簡要也。

（三）聲之聞法

1.病人語言寂寂然，喜驚呼者，骨節間病。

靜嘿屬陰，而肝在志為驚，在聲為呼，今寂寂然而喜驚呼，知病必起於下焦，而深入骨節間矣。

2.語聲喑喑然不徹者，心膈間病。

肺主聲，位在心膈之上，語聲喑喑然不徹也，故知病在心膈間。

經謂中盛藏滿，氣盛傷恐者，聲如從室中言，是中氣濕也，其即此歟。

3.語聲啾啾然而細長者，頭中病。

病人語聲啾啾細而長者，謂唧唧噥噥，小而悠長也，因不敢使氣急促動中，且不敢高聲語也，故知頭中病，簡言之，頭中有病，唯恐音氣之上攻，故抑小其語聲，而引長發細耳，此聲音之辨，聞而知之之法也。然殊未備，學者一隅三反可也。

（四）望聞法

1.息搖肩者，心中堅。

息者，一呼一吸也。搖肩，謂抬肩也，心中堅，謂心

中壅滿也。喘息肩搖，心中堅滿，氣無降落，故沖逆而搖肩也。

2. 息引胸中上氣者，咳。

息引胸中上氣者，氣逆必生咳嗽矣，簡言之，呼吸引肺中之氣，上逆喉中作癢使上氣者，咳病也。

3. 息張口短氣者，肺痿唾沫。

呼吸張口，不能續息，似喘而不抬肩者，短氣病也。蓋肺氣壅滿，為有餘之喘。肺氣不續息，乃不足之短氣，然不足之喘。亦有不續息者，有餘之短氣，亦有胸中壅滿者，肺氣上逆者，必咳也。咳時吐痰者，咳也。若咳涎沫不已者，非咳病也，乃肺痿也。

此舉呼氣之多者，而證其病在心肺也，不竟言呼而曰息者，凡出氣雖大，中無小還，不能大呼，故獨出搖肩息引張口六字，而病情之在呼者宛然矣，但不得竟言呼也。

（五）吸入上下虛實之聞法

1. 吸而微數，其病在中焦實也，當下之則癒，虛者不治。

吸氣微數，即喘也，此中焦盛，肺氣不降，下之府清而氣降則癒矣。

2. 在上焦者，其吸促。在下焦者，其吸遠，此皆難治。

上焦氣虛者則吸促，下焦氣虛者則吸遠，吸促吸遠，並關臟氣，非若中焦之實可下而去者，故曰難治。

3. 呼吸動搖振振者不治。

呼吸之間，周身筋脈動搖振振然，是陽已脫而氣已散

矣。易言之,正氣已拔根,脫亡已久,故云不治。此從吸氣多者,以徵其病之虛實,而分治之難易也。

(六)望切法

1.寸口脈動者,因其旺時而動。

寸口脈動者,因其旺時而動,如木旺於春,則肝脈動;火旺於夏,則心脈動;金旺於秋,則肺脈動;水旺於冬,則腎脈動;土旺於四季,則脾脈動也。動者,一氣獨旺,鼓動有力也。

2.假令肝旺色青,四時各隨其色。

所謂春脈弦而色黃、夏脈洪而色赤、秋脈毛而色白、冬脈石而色黑,四季脈旺而色黃,是也。然則脈弦而色青,此其常也,推之四時,無不皆然。

3.肝色青而反白,非其時,色脈皆當病。

為非其時而有其色,不特肝病,肺亦當病矣,是木衰而金賊之也。凡色不應脈,皆當病也,犯其王氣故也,故曰色脈皆當病。

此言醫道,貴因時而查其脈色也。脈色應時為無病,若色反時,病也;脈反時,亦病也;色反脈,脈反色,亦病也。推而言之,症與脈相合者順,相生者吉,相反者,治之無不費力也。

第五節 時與氣遞遷之問答

1.問曰:

有未至而至,有至而未至,有至而不去,有至而太

過，何謂也？

未至而至者，謂時未至而氣至也；至而不至者，謂時已至而氣不至也；至而不去者，謂時已至，應去而不去也；至而太過者，謂時已至，而至之太過也。蓋時有常數也不移，氣無定刻而或遷也。

2. 師答如下：

（1）冬至之後，甲子夜半少陽起，少陽之時，陽始生，天得溫和，以未得甲子，天固溫和，此為未至而至也。

冬至者，歲終之節；甲子者，陰陽更始之數也，冬至之後甲子，謂冬至後六十日也。蓋古造曆者，以十一月甲子朔夜半冬至為曆元，依此推之，則冬至六十日，常復得甲子，而氣盈朔虛，每歲遞遷，於是至日不必皆植甲子，當以冬至後六十日花甲一周，正當雨水之後為正。雨水者，冰雪解散而為雨水，天氣溫和之始也，蓋冬至之候，甲子日夜半子時，少陽初起夜半，子者水也。少陽者，膽也，膽，木也，生於水也，故起夜半，其氣常微少，故云少陽。少陽之時，一陽始生，陽始盛而生物，天氣漸向溫和，節候之正也，以未得甲子，而天遞溫和，來氣太早，此未應至而至也。

簡言之氣未應至而先至者，是來氣有餘也。

（2）以得甲子，而天未溫和，為至而不至也。

謂以得甲子，應陽氣漸盛，而天未溫和，來氣太遲，此為應至而不至也。易言之，氣應至而不至者，是來氣不至也。

（3）以得甲子，而天大寒不解，此為至而不去也。

謂以得甲子，而天猶大寒不解，此為已至而不去也。約言之，氣應去而不去者，是去氣不及也。

（4）以得甲子，而天溫如盛夏五六月時，此為至而太過也。

謂以方得甲子，天過溫如盛夏時，此為應至而太過也，約言之，氣應至而甚者，是至氣太過也。

觀上天氣之有盈有縮，為候之，或後或先，人在氣交之中，往往因之而病。蓋天人同氣，人之六氣，隨天之六氣而遞遷也。唯至人者，與時消息而怜也。

第六節 舉浮定太陽診例

（一）脈象

病人脈浮者在前，其病在表；浮在後，其病在裡。

前謂關前，後謂關後。關前為陽，關後為陰。此舉一浮脈，以為診法之通例。

謂浮之表，在三部主太陽經。在關前，亦主太陽之表。若但浮在後，則主太陽之裡，太陽之裡，少陰腎也。

（二）症狀

病後腰痛背強不能行，必短氣而極也。

表病則腰痛背強，足痿不能行。以太陽行身之背，挾脊抵腰而走足也。裡病則短氣而極，氣生於腎，腎虛則必短氣，而為勞極之證。

第七節 厥陽獨行之問答

1. 問曰：經云，厥陽獨行，何謂也？

厥陽獨行者，孤陽之氣，厥而上行，陽失陰則越，猶夫無妻則蕩也。《千金方》云：陰陽且解，血散不通，正陽遂厥，陰不往從，此即厥陽獨行之昔歟。

2. 師曰：此為有陰無陽，故稱厥陽。

陰陽皆行，順也。陰陽獨行，逆也，厥逆也。逆陽獨行，此為有陽無陰，故稱厥陽也。黃坤載云：陽性行上，有陰以吸之，則升極而降；陰性下行，有陽以噓之，則降極而升。有升而無陰，則陽有升而無降，獨行於上，故稱厥陽。易言之，厥陽，即陽厥也。

第八節 陰厥生死之問答

1. 問曰：寸脈沉大而滑，沉則為實，滑則為氣，實氣相搏，脈氣入臟即死，入腑即癒，此為卒厥，何謂也？

此陰厥也，與上節陽厥，相對待而言。寸口得沉滑之脈，乃實、氣相搏，即為厥氣，厥氣者，逆氣也。亂於胸中，故忽然眩仆，名曰：卒厥。沈明宗曰：邪氣入臟，神明昏憒，卒倒無知，謂之卒厥。

2. 師答如下：

（1）唇口青，身冷，為入臟即死。

脾開竅於口，而主肌肉。唇舌者，肌肉之屬也。唇舌

青，是土敗而木賊。身冷，是火攻而金旺。此為臟陰之盛，故入臟即死。

（2）如身和，汗自出，為入腑即癒。

此邪氣入腑，不得出入，一時卒倒，非臟厥之比，少頃，陽機外達，邪機隨之外泄，故知入腑即癒，即下節病在外者。可治，入裡者即死之義。

第九節　入臟入腑，死癒之問答

1. 問曰：

脈脫入臟即死，入腑即癒，何謂也？

厥病，入臟者，深而難出，氣絕不復則死。入腑者，淺而易通，氣行脈出即癒。脫者，去也。經脈乃臟腑之隧道，為邪氣所逼，故氣絕脫出其脈，而入於內，五臟陰也，六腑陽也，陰主死，而陽主生，所以入臟即死，入腑即癒而可治。

2. 師答如下：

非為一病，百病皆然。譬如浸淫瘡從口流向四肢者，可治。從四肢流來入口者，不可治。病在外者，可治，入裡者，即死。

凡病邪能出陽為淺，故生。閉陰不出為深，故非唯臟腑之陰陽為然，凡內外之邪毒出入表裡者，皆然也。復以浸淫瘡喻之，若從口起，而流向四肢者，是邪從內發於外，泄而不進，故可治。若從四肢起，流入口者，是邪由外入於內，進而不泄，臟氣傷敗，故不可治。

尤怡曰：入裡者，如痹氣入腹，腳氣衝心之類是也。

第十節 陽病陰病之問答

1. 問曰：

陽病十八何謂也？

陽病者何，即陽病屬表，而在經絡也。簡言之，病在陽當從陽治也。

2. 師答：

（1）頭病。

（2）項。

（3）腰。

（4）脊。

（5）臂。

（6）腳掣病。

以上六者，病兼上下，而通謂之陽，以其在軀殼之外也。在外者，有榮病衛病，榮衛交病之殊，是一病而有三也。三而六之，合則為十八，故曰陽病十八也。

3. 問曰：

陰病十八，何謂也？

陰病者何，即陰病屬裡而在臟腑也。簡言之，病在陰，當從陰治也。

4. 師答如下：

（1）咳。

（2）上氣。

（3）喘。

（4）噦。

（5）咽痛。

（6）腸鳴。

（7）脹滿。

（8）心痛。

（9）拘急。

以上九者雖兼臟腑，以其在軀殼之裡，故謂之陰病，病在裡，有或虛或實之異，是一病而有二也，九而二之，故合為十八病也，故曰陰病十八也。

5. 五臟病各有十八，合為九十病。

6. 人又有六微，微有十八病，合為一百八病。

以上皆六淫邪氣所生者也，蓋邪氣之中人者。有風寒暑濕燥火之六種，而臟腑之受邪者，又各有氣分、血分、氣血並受之三端，六而三之，則為十八病。以十八之數推之，則五臟合得九十病。六微合得一百八病。

《難經·十難》云：心脈急甚者，肝邪干心也。心脈微急者，膽病干小腸也。凡藏邪則甚，府邪則微，故六府之病謂之六微。

7. 五勞

五勞者何？謂五臟之勞病也。即久視傷血、久臥傷氣、久坐傷肉、久立傷骨、久行傷筋也。

8. 七傷

七傷者何？即大飽傷脾，大怒氣逆傷肝，強力舉重、坐濕地傷腎，形寒飲冷傷肺，憂愁思慮傷心，風雨寒暑傷

形，大怒恐懼傷志是也。

9. 六極

六極者何？即氣極（主肺）、血極、筋極、骨極，肌極、精極也。以上三種，乃起居飲食情志之所生也。

10. 婦人三十六病，不在其中

三十六病者何？即十二瘕、九痛、七害、五傷、三因是也，此種疾病，乃經月產乳帶下之疾也，皆本內傷，不關外邪，故曰不在其中。

11. 清邪居上

清邪，謂風露之邪，故居於上也。

12. 濁邪居下

濁邪，謂水土之邪，故居於下也。

13. 大邪中表

大邪，謂漫風雖大而力散也，故中於表。

14. 小邪中裡

小邪，謂戶 邪風，雖小而氣銳，故中於裡。

15. 槃飪之邪，從口入者，宿食也。

《康熙字典》槃字注云，讀與馨同。吳醫唐立三云，飪為烹調生熟之節。則飪句槃，為馨香可口，過食之而停滯也。

以上五邪中人，各有法度。

16. 風中於前

風為大邪，中於身前者，謂多得之日早也。

17. 寒中於暮

寒為小邪，中於身後者，謂多得之日暮也。

18. 濕傷於下

濕為濁邪，故中於下焦。

19. 霧傷於上

霧為時邪，故中於上部。

以上五邪中人之部位也。

20. 風令脈浮

風則令脈浮虛，是為大邪之中表。

21. 寒令脈急

寒則令脈緊急，是為小邪之中表。

22. 霧傷皮腠

霧為清邪，易傷皮腠，故居於上而中於表。

23. 濕流關節

濕為濁邪，易流關節，故居於下而中於表。

24. 食傷脾胃

食則傷其脾胃，入於口而中於中。

以上言五邪中人之處所也。

25. 極寒傷經，極熱傷絡

邪雖有五，不過寒熱二者而已，循內者為經，浮外者為絡，故極寒則內傷於經，極熱則外傷於絡。

第十一節 救裡救表之回答

1. 問曰：病有急當救裡救表者，何謂也？

2. 師答如下：

（1）病，醫下之，續得下利清穀不止，身體疼痛

者，急當救裡。

醫下者，謂誤下傷其脾陽也，致有下利清穀不止之病。身體疼痛菩，表證猶在也，就此而論，則表裡俱病也，醫於此當權其緩急施治也。雖云表證仍在，不可緩治，但正氣不固，則無以禦邪而卻疾，故下利清穀之裡證，當先急治，而身體疼痛之表證，則當緩治。醫者能於此緩急參酌之，則治無不中也。

（2）後身疼痛，清便自調者，急當救表也。

救裡之後，身體疼痛，表證未解，清便自調，裡證已癒，當救表也，蓋表邪不去，勢必入裡而增患，故以去表為急。

尤怡曰：治實證者，以逐邪為急。治虛證者，以養正為急，其說信然。

（3）夫病痼疾，加以卒病，當先治其卒病，後乃治其痼疾也。

第十二節　病以臟氣為本之概要

1. 五臟病，各有所得者癒。

謂得其所宜，足以安臟病而卻臟氣也。

2. 五臟病各有所惡，各隨其所不喜者為病。

謂失其所宜，適以忤臟氣而助邪病也。

3. 病者素不喜食，而反暴思之，必發熱也。

由病邪之氣，變其臟氣使然。發熱者何？入於陰，長於陽，食之則適以助病氣而增發熱也。

第十三節 臟病隨其所得之證治

夫諸病在臟，欲攻之。當隨其所得而攻之，如渴者與豬苓湯。餘皆仿此。

得者合也，古訓相得為相合，《內經》云五臟各有所合。此云病在臟者，當隨其所合之腑而攻治耳。渴係腎臟之病，用豬苓湯利膀胱，腎合膀胱故也，仲景為豬苓湯，以證隨其所得攻治之法，又言余仿此，則知心病治小腸，肺病治大腸，肝治膽，脾治胃，其餘皆不外此，總見病在臟者，隨其所得而攻治之耳。

本條之辨證，《醫宗金鑑》云：如湯者之下，當有小便不利四字，必傳寫之誤也。其說近是。

豬苓湯之藥量及方解

豬苓去皮　茯苓　阿膠　滑石（碎）　澤瀉各一兩

此湯以利水潤燥為的藥也。緣甘甚而反淡，味淡滲泄為陽。豬苓、茯苓之甘以行小便，鹹味湧泄為陰；澤瀉之鹹，以瀉伏水；阿膠、滑石之滑，以利水道。

第二章
痙濕暍病脈證治

第一節 痙 病

● 第一項 剛痙（音頸，敬其切）

痙之為言強也，其證頸項強急，頭熱足寒，目赤，頭搖、口噤、反背等狀，詳於下文，然起初不外太陽，試列如下：

（一）症狀

太陽病，發熱無汗，反惡寒者，名曰剛痙。

剛痙者，表邪也，以其強而有力也，本寒傷營，故發熱無汗，病至痙，邪入深矣，而猶惡寒者，經虛故也，寒傷營血，經脈不利，故身強直而為剛痙也。

（二）脈象　宜緊弦。

● 第二項 柔痙

（一）症狀

太陽病發熱，汗出，而不惡寒，名曰柔痙。

柔痙者，表虛也，以其強而無力也，本風傷衛，故發熱汗出不惡寒，以風傷衛氣，腠理疏，故汗出身柔。但汗出太過，則經脈空虛，雖似稍緩，而較之剛痙尤甚，以其本虛故也。

（二）脈象

宜浮弦。

今之痙者，與厥相連，仲景不言暴厥，豈《金匱》有遺文耶，曰：非也，余按仲景蔞葛二湯，乃未痙時之治法，非詐痙後之治法也。

陳修園云：剛痙脈宜緊弦，柔痙後脈宜浮弦。從仲景言，可以悟出。

● 第三項　難治之痙

脈象

太陽病，發熱，脈沉而細者，名曰痙，為難治。

按此證無汗，宜麻黃附子細辛湯，有汗宜桂枝附子湯。蓋脈沉細者，濕勝而致痙也。病發熱，脈當浮數，而反沉細，知邪風為濕氣所著，所以身雖發熱，而脈不能浮數，是陽證見陰脈，故為難治，治此者，急宜麻附辛湯，溫經袪濕，勿以沉細為濕證之本脈而忽之也。

● 第四項　汗下瘡致痙之由

（一）誤汗致痙

太陽病，發汗太多，因致痙。

按此症治宜真武湯。蓋發汗太多，則經虛風襲，雖曰屬風，而實經虛邪盛之候，非真武湯必難就療也。

（二）誤下致痙

夫風病，下之則痙，復發汗，必拘急。

蓋風病而熱者，其邪已應於經脈，若更下之，則傷其

營血，筋無養而成痙，汗之則傷其衛氣，脈無養而拘急矣，宜附子湯。

（三）因瘡致痙

瘡家，雖身疼痛，不可發汗，汗出則痙。

瘡家肌表虛，營血暗耗，更發其汗，則外風襲虛，內血不營，必致痙也。余意宜芍藥甘草附子湯。

以上三證，皆內脫液傷津所致，他如婦人亡血，金瘡破傷，出血過多，因而致痙者，亦可以此括之。

● 第五項　痙證之形狀及變證變脈

（一）形狀

病者身熱足寒，頸項強急，惡寒，時頭熱，面赤，目赤，獨頭動搖，卒口噤，背反張者，痙病也。

病人身熱惡寒，太陽證也，頸項強急，面赤、目赤，陽明證也，頭熱，陽熱於上也，足寒，陰凝於下也，太陽之脈循背上頭，陽明之筋，上挾於口，風寒客於二經，則有搖頭口噤，反張拘強之證也，此皆痙病之形狀矣，宜桂枝加附子湯。

（二）變證

若發其汗者，寒濕相搏，其表益虛，即惡寒甚。

寒濕相搏者，汗液之濕，與外寒之氣，相結不解，而表氣以汗而益虛，寒氣得濕而反甚，則惡寒甚也。

（三）變脈

發其汗已，其脈如蛇。

汗出其脈如蛇者，汗出之時，陽氣發外，其脈必洪

盛，汗後，氣門乃閉，陽氣退潛，寒濕之邪，得汗，藥行之於外，其脈復見浮緊，而指下遲滯不前，有似蛇形之狀耳。

　　季雲按：《金匱玉函經》載，病發其汗已，其脈如蛇，與《要略》所載多「浛浛」二字。

● 第六項　變而又變之痙證

　　暴腹脹大者，為欲解，脈如故反伏弦者，痙。

　　此即上文風去濕存之變證，風去不與濕相麗，則濕邪無所依著，必順其下墜之性，而入腹作脹矣。風寒外解，而濕下行，所以為欲解也，如是診之，其脈必浮而不沉，緩而不弦矣，乃其脈如故，而反加伏弦，知其邪內連太陰，裡病轉增，而表病不除，乃痙病之一變也。

　　治法　陳修園云：此一節承上節後變證變脈外，又變一脈症也，師不出方，余於《傷寒論》發汗後，腹脹條，悟出厚朴生薑甘草人參半夏湯，俟其脈稍癒，再以法治之，余意乾薑附子湯亦可用。

● 第七項　痙證本脈辨

　　夫痙脈按之緊如弦，直上下行。

　　緊直如弦，肝脈也。緊如弦，即豎直之象，而直上下行，則又屬督脈為病，所以脊強而厥也，與《脈經》痙家，其脈伏堅直上下同義。

　　季雲按：《金匱玉函經》痙脈來，按之築築小弦，直上下行，而《要略》所載多「來」與「築築」三字。

● 第八項　痙病誤灸之難治

痙病有灸瘡者，難治。

痙病肌熱燥急，不當復灸以火，深入助陽，風熱得之愈固而不散也。

陳修園云：此節師不出方，《傷寒論》火逆諸方，亦恐其過溫，余用風引湯減去桂枝、乾薑一半，研末熱服，往往獲效。其說可從。

● 第九項　痙病將成未成之證治

（一）症狀

太陽病，其證備，身體強，几几然。

太陽病者，謂頭項強痛，發熱、惡風、自汗，論所謂桂枝證也，其證備，則發熱、汗出等證，不必贅矣，身體強者，即《內經》云，邪入於輸，腰脊乃強，几几者，背強連頸之貌，有俯仰不能自如之象也，几几音殊。

脈反沉遲，沉本症之脈，遲非內寒，乃津液少而營衛之行不利也。

（二）脈象

傷寒項背強，脈反沉遲。

几几汗出惡風者，脈必浮數，為邪風盛於表，此證身體強，几几然，脈反沉遲者，為風淫於外，而津傷於內也。

（三）治法

栝蔞桂枝湯主之。

1. 藥味及用量：栝蔞根二兩　桂枝三兩　芍藥三兩　生薑三兩　甘草二兩　大棗十二枚。

2. 煮服法：上六味以水九升，微火煮取三升，分溫三服。取微汗，汗不出，食頃，啜熱粥發之。

啜粥者，資陽明之穀氣以勝邪，更深一層立法。

3. 藥解：陳元犀云：痙是血虛筋燥為病。言濕者，是推其未成痙之前，氣痙挾風而成內熱也。

湯和營衛以祛風，加栝蔞根清氣分之藥，而大潤太陽既耗之液，則經血流通，風邪自解，濕氣自行，筋不燥而自癒矣。

● 第十項　剛痙補治法

（一）**症狀**　太陽病，無汗，而小便反少，氣上衝胸，口噤不得語，欲作剛痙。

此申明剛痙之義，而補其治法。無汗而小便少者，以太陽、陽明二經之熱，聚於胸中，延傷肺金清肅之氣，內外不能宣通也。

太陽病，為頭項強病發熱等證也，無汗，謂傷寒也。太陽傷寒，小便不當少，今反少者，是寒氣盛而收引也。不當氣上衝胸，今氣上衝胸，是寒氣而上逆也；不當口噤不得語，今口噤不得語，是寒氣成，牙關緊急而甚也，以太陽傷寒而有此衝擊勁急之象，是欲作剛痙之病也。

（二）**治法**　葛根湯主之。

1. 藥味及用量：葛根四兩　麻黃三兩（去節）　桂枝二兩　甘草二兩（炙）　芍藥二兩　生薑三兩　大棗十二枚

2. **藥解**：按病多在太陽陽明之發，身體強，口噤不得語，皆其驗也，故加麻黃以發太陽之邪，加葛根疏陽明之經，而陽明外主肌肉，內主津液，用葛根者，所以通隧穀而避風濕，加栝蔞者，所以生津液濡經脈也。

3. **煎服及禁忌法**：上七味，以水一斗，先煮麻黃，葛根，減二升，去沫，內諸藥煮取三升，去滓，溫服一升。復取微似汗，不須啜粥，餘如桂枝湯法將息及禁忌。

● 第十一項　痙病入裡治法

（一）症狀

痙病為病，胸滿，口噤，臥不著席，腳攣急，必齘齒。

此申明痙病入裡，以明其治也，痙病而更胸滿，裡氣塞也，臥不著席，反張甚也；腳攣急，筋急甚也；必齘齒，牙緊甚也，此皆陽明熱盛灼筋，節急而甚之象，所以有如上諸證，非苦寒大下，不足以除其熱，救其陰也。傷寒病瘛瘲，以熱生風而搐，尚為難治，況此甚於搐者乎，至若齒足攣，而無內實下證，大便自行者，必不可治。

（二）治法

大承氣湯主之。

1. **藥味及用量**：大黃四兩（酒洗）　厚朴半斤（去皮）枳實五枚（炙）　芒硝三合。

2. **煮服法**：上四味以水一斗，先煮枳朴取五升去滓，內大黃煮取二升，內芒硝，更上微火一兩沸，分溫再服，得下，餘勿服。

（三）**總論** 按痓之一病。

西方名腦膜炎，必注血清於脊柱，以是為特效劑，倘乏血清時，幾無藥可治。醫界春秋，則發明以絡石藤為代，因腦膜炎一證，中醫謂之驚風，以小兒為最多，又名痓名痙。蓋此病原因，由於脾絡為濕所阻，失其動旋，其從後上犯督脈，謂之痓，從前上犯任脈，謂之痙。近代中西醫只知痙不知痓，故西方有腦膜炎之名，而中醫造驚風之說，皆治標而不治本。至腦膜炎所以能傳染者，因此病之發生，由於天時寒無常，忽冷忽熱，空氣污濁，毒菌變延，一經接觸，全身脈絡，幾為停止，若用絡石藤以助脾絡之動旋，則血脈周流，而細菌難犯矣，此不可不知也。

季雲按此節，似可於九項太陽證備而用栝蔞桂枝湯參看，以該條重在流通經氣，解風行濕故也。絡石藤苦溫無毒，治風熱死肌，大驚入腹，除邪氣，利關節。俗名耐冬，以其包絡石木而生，故名絡石。固有利關節之功，故有流通血脈之效。

第二節 濕 病

● 第一項 濕痺

太陽病，關節疼痛而煩，脈沉而細者，此名濕痺。濕痺之候，小便不利，大便反快，但當利其小便。

關節疼痛而煩者，言濕氣留著筋骨糾結之間，而發煩疼也。脈沉而細，明係濕症，雖疼處煩熱，必非風寒，是當利水為要，大抵此證，當利小便以通陽氣，今為濕氣內

勝，故小便不利，利之則陽氣行，雖在關節之濕，亦得宣泄矣，設小便利已，而關節之痺不去，又當從表治之。

● 第二項　濕證發黃

濕家之為病，一身盡疼發熱，身色如薰黃也。

風走空竅，故痛只在關節，今單濕為病，漫淫遍身，一身盡疼，不止關節矣。濕症發黃，須分寒熱表裡，濕熱在裡，茵陳蒿湯，在表梔子柏皮湯；寒濕在裡，白朮附子湯，在表麻黃加朮湯。此則寒濕在表而發黃也，故色黃如煙薰，而現晦暗之色。

● 第三項　濕熱變證

1. 濕家，其人但頭出汗，背強，欲得被覆向火，若下之早則噦，或胸滿，小便不利。

太陽寒氣在經，故令人欲得被覆向火，背強頭汗，若認作裡有實熱，上蒸頭汗而誤下之，必致噦而胸滿，小便不利也。又《金鑑》曰：濕家頭汗出者，乃上濕下熱，蒸而使然。非陽明內實之熱，蒸而上越之汗也。又成無己曰：濕勝則多汗，傷寒則無汗，寒濕相搏，雖有汗而不能用身，故但頭汗出也。又章虛谷曰：濕壅而胃陽上蒸，但頭汗出。解均切實不泛足資研究。

2. 舌上如胎者，以丹田有熱，胸中有寒，渴欲得水，而不能飲，則口燥煩也。

舌上白滑如胎者，以下後陽氣下陷，丹田有熱故也。而胸中有寒飲結聚，妨礙津液，是以口燥煩，渴不能飲。

● 第四項　濕家誤下之死證

濕家下之，額上汗出，微喘，小便利者死，若下利不止者，亦死。

此本濕家身煩痛，可與麻黃加朮湯發其汗之例，因誤下之，致有此逆，陰陽離決，必死之兆（此見濕證無下法，而為醫者大加驚覺也）。

● 第五項　風濕之問答

1. 問曰：

風濕相搏，一身盡疼痛，法當汗出而解，值天陰雨不止。醫云此可發汗，汗之病不癒者，何謂也？

《傷寒論注是憭》曰：值天陰雨不止，明其濕勝在內也。

2. 答曰：

發其汗，但微微似欲汗出者，風濕俱去也。

風濕相搏，法當汗出而解，合用桂枝加朮，使微微蒸發，表裡氣和，風濕俱去，正如濕家身煩也、疼也，可與麻黃加朮湯同義。

● 第六項　濕家頭痛與鼻塞

濕家病，身疼發熱，面黃而喘，頭痛鼻塞而煩，其脈大，自能飲食，腹中和無病，病在頭中。寒濕，故鼻塞，內藥鼻中則癒（內納同，後仿此）。

濕家脈必沉細，飲食減少。今脈大能食，但頭痛鼻

塞，正《內經》所謂因於濕，首如裹是也。與瓜蒂散，納鼻中，取下黃水則癒。納藥鼻中者，謂去頭中寒濕也。

瓜蒂一分　母丁香一錢　黍米四十九粒　赤豆五分

上為細末，每夜臥時，先含水一口，納於兩鼻孔上，至明日取下黃水。

許叔微云：夏有嵩師病黃症，鼻內痠疼，身與目黃如金色，小便赤澀，大便如常，此病不在臟腑，乃黃入青道中也。黃病服大黃，則必腹脹如逆，常用瓜蒂散搐之，令鼻中黃水出盡則癒。

● 第七項　濕家身煩疼

（一）症狀

濕家身煩疼，可與麻黃加朮湯，發其汗為宜，慎不可以火攻之。

濕與寒合，故命身疼，以濕在表，表間陽氣不盛，故不可大發其汗，但濕邪在表，火攻則濕邪相搏，血氣流溢，通而為衄，鬱而為黃，兼有發痙之變，非其治法，故戒之。

（二）治法　麻黃加朮湯

1. 藥味及用量：麻黃三兩（去節）　桂枝二兩（去皮）甘草一兩（炙）　杏仁七十個（去皮尖）　白朮四兩。

2. 煮服法：上五味，以水九升，先煮麻黃減二升，去上沫，內諸藥，煮取二升半，去滓，溫服八合，復取微似汗。

3. 藥解：用麻黃湯，必加白朮者，助脾祛濕也，麻黃得朮，則汗不致驟發，朮得麻黃，而濕滯得以宣通。

● 第八項　濕家日晡所劇

（一）症狀

病者一身盡疼，發熱日晡所劇者，此名風濕。

病者一身盡疼，發熱，風濕在表也，濕家發熱，旦暮不休。風濕發熱，日晡增甚，日晡所劇者，陽明之氣，旺於申酉戌時，土惡濕，今為風濕所干，當其土時，邪正相搏，則反劇也。此又不必泥定肺與陽明也，但以濕無來去，而風有休作，名之曰風濕也，然言風濕，而寒濕亦在其中。

（二）病因

此病傷於汗出當風，或久傷取冷所致也。

汗亦濕類，或汗出當風而成風濕者，或勞傷汗出，而入冷水者，皆成風濕病。換言之，即風挾濕病也。

（三）治法　可與麻黃杏仁薏苡甘草湯。

可與此湯者，蓋麻黃加朮湯，是主寒熱，防己黃耆湯，是主風濕，此則濕寒風濕合病也。

1. **藥味及用量**：麻黃（去節）半兩　杏仁十個（去皮尖）薏苡仁半兩　甘草一兩（炙）

2. **煮服法**：上剉麻豆大，每服四錢匕，水盞半，煮八分，去滓，溫服。剉音挫。

3. **服後禁忌**：有微汗避風。取微汗以清皮毛之邪，但汗出當避風耳。

4. **藥解**：方中用麻黃、杏仁、甘草，以開腠理而泄風邪，即以薏苡仁通利水道而去濕，大意與麻黃加朮湯不

殊，但其力稍遜耳。

● 第九項　濕家汗出惡風

（一）**病名**　風濕，此風濕皆從表受之。

（二）**症狀**　身重，汗出惡風者。

凡身重，有肌肉痿而重者，有骨痿而重者，此之身重，乃風濕在皮毛之表，故不作疼。虛其衛氣，而濕著為身重，汗不待發而自出，表尚未解而已虛，風傷於衛則腠理開，開則汗出惡風矣。

（三）**脈象**　浮。

寒濕則脈沉細，風濕則脈浮。

（四）**治法**　防己黃耆湯主之。

1. **藥味及用量：**防己一兩　甘草半兩（炒）　白朮七錢半　黃耆一兩一分。

漢防己走血分，木防己走氣分，故治水用木防己，治血用漢防己。

2. **煎服法：**上剉麻豆大，每抄五錢匕，生薑四片，大棗一枚，水盞半，煎八分，去滓，溫服，良久再服。

3. **加法：**

（1）喘者加麻黃半兩。

（2）胃中不合者，加芍藥三分。

（3）氣上衝者，加桂枝三分。

（4）下有陳寒者，加細辛三分。

4. **服後現象：**服後當如蟲行皮中，從腰下如冰，後坐被上，又以一被繞腰下，溫令微汗差。

5. **藥解**：此湯養正除邪，調和營衛，為治風濕文緩劑，以黃耆實衛，甘草佐之，防己去濕，白朮佐之，然治風濕二邪，獨無去風之藥，何也，以汗多知風已不留，表虛而風出入乎其間，因之惡風，唯實其衛，庶正氣旺則風自退矣。

● 第十項　風濕之邪在肌肉

（一）**症狀**　傷寒八九日，風濕相搏，身體疼煩，不能自轉側，不嘔，不渴。

傷寒至八九日，亦云久矣，既不傳經，復不入腑者，風濕搏之也。所現外症煩疼者，風也；不能轉側者，濕也；不嘔、不渴者，無裡證也。

（二）**脈象**　浮虛而濇。

脈浮為風，濇為寒濕，以其脈有近於虛也。

（三）**治法**　桂枝附子湯主之。

1. **藥味及用量**：桂枝四兩（去皮）　生薑三兩（切）附子三枚（炮去皮，破八片）　甘草二兩大棗十二枚（擘）。

2. **煮服法**：上五味，以水六升，煮取二升，去滓，分溫三服。

3. **藥解**：知風濕之邪在肌肉，而不在筋節，故以桂枝表之。不發熱，為陽氣素虛，故以附子逐濕，兩相綰合，自不能留矣。

前證悉具，若大便堅，小便自利者，去桂加白朮湯主之。

大便堅，小便自利，是表無病，病在軀殼，無取治表

也。

1. 藥味及用量：白朮二兩　附子一枚半（炮去皮）　甘草一兩生薑一兩半（切）　大棗六枚（擘）。

2. 煮服法及服後現狀：上五味，以水三升，煎取一升，去滓，分溫三服。一服，覺身痺，半日許再服，三服都盡，其人如冒狀，勿怪，即是朮、附並走皮中，逐水氣，未得除故爾。

3. 藥解：去桂加朮，以壯胃陽之氣，使燥濕之力，從內而出，則風之挾濕而在軀殼，不從表解，而從熱化。故曰其人如冒狀，即是朮，附並走皮中云。

● 第十一項　濕流關節

（一）症狀

風濕相搏，骨節痛煩，掣痛不得屈伸，近之則痛劇，汗出短氣，小便不利，惡風不欲去衣，或身微腫者。

風傷衛氣，濕流關節，風濕相搏，邪亂於中，故主周身骨節諸痛，風勝則衛氣不固，汗出短氣，惡風不欲去衣，濕勝則水氣不行，小便不利，或身微腫。

（二）治法　甘草附子湯主之。

1. 藥味及用量：甘草二兩（炙）　附子一枚（炮去皮）白朮二兩　桂枝四兩。

2. 煮服法及服後現狀：上四味，以水六升，煮取三升，去滓，溫服一升，日三服。初服，得微汗則解，能食。汗出復煩者，服五合。恐一升多者，服六七合為妙。

3. 藥解：用附子除濕溫經，桂枝祛風和營，白朮去濕

實衛，甘草補諸藥而成固散之功也。

第三節 喝 病

● 第一項 喝病兼濕證

（一）症狀

太陽中喝，發熱惡寒，身重而疼痛，小便已，灑灑然毛聳，手足逆冷，小有勞，身即熱，口開，前板齒燥。

喝即暑也，中喝，即中暑也。太陽中喝，發熱，惡寒、身重而疼痛，此因暑而兼濕證，手太陽標證也。太陽小腸屬火，上應心包，二經皆能制金爍肺，肺受火刑，所以發熱惡寒，似乎足太陽證，小便已，灑灑然然毛聳，此熱傷肺胃之氣，陽明本證也。小有勞，即身熱，知陽明中氣受傷也。脾胃氣虛，而口開不闔，邪熱重蒸，而前板齒燥也，此濕盛閉熱之證，當先開泄其濕，以利小便，使陽氣通，則熱外透，即可一清而癒。

（二）脈象　弦細芤遲。

傷暑之脈，弦細芤遲，何也？《內經》云寒傷形，熱傷氣。蓋傷氣而不傷形，則氣消而脈虛弱，所謂弦細芤遲，皆虛脈也。又趙以德方，此證屬陰陽俱虛。脈弦細者，陽虛也。芤遲者，陰虛也。

（三）垂戒有三

1. 若發其汗，則惡寒甚。

2. 加溫針，則發熱甚。

3. 數下之，則淋甚。

● 第二項　暑病因於時火之氣

（一）症狀

太陽中熱者，暍是也。汗出惡寒，身熱而渴。

汗出惡風，身熱不渴者，中風也。汗出惡寒而渴者，中暍也，然未明其至理，此證為時火之氣，爍其肺金，肺傷則衛氣虛，由是汗出身熱惡寒。要言之，汗出則腠理疏，故惡寒。內熱盛則身熱口渴，法當清內熱。

（二）治法　白虎加人參湯主之。

1. 藥味及用量：知母六兩　　石膏一斤（碎，綿裹）　甘草二兩（炙）　粳米六合　人參三錢。

2. 煮服法：上五味，以水一斗，煮米熟湯成，去滓，溫服一升，日三服。

3. 藥解：《內經》云：心移熱於肺，傳為膈消也，相皆火傷脈之所致，故主此湯以救肺也。石膏雖能除三焦火熱，然仲景名白虎者，為石膏功，獨多於清肺，退金中之火，是用為君。知母亦就肺中瀉心火滋水之源，人參生津，益所傷之氣而為臣，粳米、甘草補土，以資金為佐也，簡言之，無形之熱，傷肺胃之氣，所以多汗惡寒，故用白虎以化熱，人參以益氣也。

● 第三項　暑病因傷冷水

（一）症狀　太陽中暍，身熱疼重。

水氣留於腠理皮膚之中，郁遏皮毛，閉其汗濕，所以身熱疼重也。

（二）**脈象** 脈微弱。

脈微弱者，熱則血乾而氣耗也。

（三）**病因** 此以夏月傷冷水，水行皮中所致。

水隨胃氣，外行皮中，以脾胃主肌肉，皮中肌肉也，皮及肺之合，胸中肺之部，內外相應，故身熱而痛重。

（四）**治法** 一物瓜蒂湯主之。

1. **藥味及用量**：瓜蒂二十枚（味苦寒）。

2. **剉製及煮服法**：上剉，以水一升，煮取五合，去滓，頓服。

3. **藥解**：瓜蒂治四肢浮腫下水，而冷水之在皮中者，不唯灌洗得散，而飲冷所傷者，亦得散於皮中，故兩者皆得用之，以一物湧吐，則陽氣發越，汗大泄而癒矣。後人不敢效用，每以五苓散加蔥頭，或梔子豉湯並用，探吐皆效。

第三章
百合狐惑陰陽毒病脈證治

第一節　百合病

（一）論曰

百合病者，百脈一宗，悉致其病也。

所謂百脈一宗，言周身之血，盡歸於心主也，心主血脈，又主火，若火淫則熱蓄不散，流於血脈，故百脈一宗，悉致其病也。

（二）症狀

1. 意欲食復不能食，常默然。欲臥不能臥，欲行不能行，飲食或有美時，或有不欲聞食臭時，如寒無寒，如熱無熱。

人身氣陽而血陰。若氣勝則熱，氣衰則寒，今病在血，不干於氣，所以如寒無寒，如熱無熱，欲食不食，欲臥不臥，欲行不行，皆陽火爍陰，無可奈何之狀也。

2. 口苦，小便赤，諸藥不能治，得藥則劇吐利。

上熱則為口苦，下熱便為便赤，亦陽火爍陰之患也，藥雖治病，然必藉胃氣以行之，若毒血在脾胃，經脈閉塞，藥雖入胃，而弱胃不安於藥，故得藥轉劇而吐利也。

3. 如有神靈者，身形如和，其脈微數，每溺時頭痛者，六十日乃癒。

4.若溺時，頭不痛，淅然者，四十日癒。

5.若溺快然，但頭眩者，二十日癒。

肺藏魄，肺氣不清，則魄不靜，魄氣變幻，是以如有神靈也。魂為陽，藏於肝，肝氣不和，則寐多夢擾，魄為陰，藏於肺，肺氣不清，則醒如神靈。病不在皮肉筋骨，則身形如和，唯氣在血，故脈微數也。脈數血熱，則心火上燬，不下交於腎，而膀胱之經，亦不得引精於上，上虛，則溺時淅然頭眩，甚則頭痛，以此微甚，可卜癒日遠近。

6.其證或未病而預見（熱氣先動也），或病四、五日而出，或二十日，或一月後見者（遺熱不去也），各隨證治之。

各隨證治之，所包者廣，謂百合病見於各症之中者，當兼治各證也。

● 第一項　百合病因於發汗傷津

治法　百合病發汗後，百合知母湯主之。

此不應汗而汗之，以致津液衰少，可以見汗則傷氣，邪搏於氣分。

1.藥味及用量：百合七枚　知母三兩。

2.洗漬及煎服法：上先以水洗百合漬一宿，當白沫出，去其水，則更以泉水二升，煮取一升，去滓，別以泉水二升，煮知母一升，後合和，煎取一升五合，分溫再服。

分煎合服，二藥合致其功，原文先字，是統兩個別以

泉水說，後字是統合煎說，須知，且加之泉水，以清其
熱，而陽邪自化也。

3. 藥解：用百合為君，以安心補神，能去血中之熱，
利大、小便，導滌瘀積，然必鮮者有濟，故汗之而失者，
佐知母調其上焦津液。

● 第二項　百合病因於失下傷裡

治法　百合病下之後者，滑石代赭湯主之。

此不應下而下之，以致熱入傷裡，所以見下則傷血，
邪搏於血分，為血脈中熱也。

1. 藥味及用量：百合七枚（擘）　滑石三兩（碎，錦裏）
代赭石如彈丸大一枚（碎，錦裏）。

2. 煮服法：先煮百合（如前法），別以泉水二升，煮
滑石、代赭，去滓後合和重煮，取一升五合，分溫再服。
且加泉水，以瀉陰火，而陰氣自調也。

3. 藥解：下多傷陰，虛邪在陰，陰虛火逆，攻補無
益，故以百合同滑石之走竅，代赭石之鎮逆，以通陽氣。

● 第三項　百合病因於吐傷臟陰

治法　百合病吐之後者，百合雞子黃湯主之。

此不應吐而吐之，以致內傷臟陰也，所以見吐則傷
之，邪擾於心，而為煩懊不寐也。

1. 藥味及用量：百合七枚（擘）　雞子黃一枚

2. 煮服法：先煮百合如前法，內雞子黃攪勻，煎五
分，溫服。

3. **藥解**：誤吐傷陽明者，以雞子黃救厥陰之陰，以安胃氣，救厥陰，即所以鎮陽明，救肺之母氣，是亦陽明病救陰之法也，且同泉水以滋元陰，協百合以行肺氣，則氣血調而陰陽自平。

● 第四項　百合病之未病預見

治法　百合病不經吐下，發汗，病形如初者，百合地黃湯主之。

此熱氣先動，而為百合病正治之法也。所以見不經吐下發汗，則係百脈一宗，悉到其病，無氣血上下之偏矣。

1. **藥味及用量**：百合七枚（擘）　生地黃汁一升。

2. **煮服法**：先煮百合如前法，內地黃汁，煎取一升五合，分溫再服，中病勿更服，大便當出如漆。

中病者，熱邪下泄，由大便而出矣。故曰：如漆色。《外台》云：大便當出黑沫。

2. **藥解**：佐生地黃汁以涼血，血涼則熱毒解，而蘊積自行，故大便出黑漆矣。

● 第五項　百合病之變症

治法　百合病一月不解，變成渴者，百合洗方主之。

此病久不解，邪熱留聚在肺也。

1. **藥味及用量**：百合一升。

2. **煎洗法**：以水一斗，漬之一宿，以洗身，洗已，食煮餅，勿以鹽豉也。

3. **藥解**：一月不解，百脈壅塞，津液不化而成渴者，

故用百合洗之，則一身之脈皆通暢，而津液行，渴自止。
勿鹽豉者，以鹹而凝血也。

● 第六項　百合病之陰氣未復

治法　百合病渴不差者，栝蔞牡蠣散主之。
此由內之陰氣未復，陰氣未復，由於陽氣之亢也。

1. **藥味及用量**：栝蔞根　牡蠣等分。
2. **製法及飲服**：上為細末，飲服方寸匕，日三服。
3. **藥解**：洗後，渴不差者，是中無津液而陽亢也，故
用牡蠣，以潛其陽，栝蔞以生其津，津生陽降而渴癒矣。

● 第七項　百合病之熱淫肌膚

治法　百合病變發熱者，百合滑石散主之。
百合病原無偏熱之證，今變發熱者，內熱充滿，淫於
肌膚也。

1. **藥味及用量**：百合一兩（炙）　滑石二兩。
2. **製法及飲服**：上為散，飲服方寸匕，日三服，當微
利者，止服，熱則除。
3. **藥解**：滑石清腹中之熱，以和其內而平其外，兼百
合壯肺氣以調之。不用泉水，熱已在外，不欲過寒傷陰
也。

● 第八項　百合病救法

（一）**治法**　百合病見於陰者，以陽法救之。見於陽
者，以陰法救之。

《內經》所謂用陰和陽，用陽和陰，即是此義。故諸治法以百合為主，至病見於陽，加一、二味以和其陰。病見於陰，加一、二味以和其陽。

（二）治誤

1. 見陽攻陰，發復其汗者，此為逆。
2. 見陰攻陽，乃復下之，此亦為逆。

第二節 狐惑病

（一）症狀

狐惑之為病，狀如傷寒，默默欲眠，目不得閉，臥起不安，蝕於喉為惑，蝕於陰為狐。不欲飲食，惡聞食臭，其面目乍赤、乍黑，乍白，蝕於上部則聲嘎，蝕於下部則咽乾，蝕於肛者狐惑蟲病。

惑蟲病即巢氏所謂䘌病也，默默欲眠，目不得閉，臥起不安，其煩擾之象，有似傷寒少陽熱證，而實為䘌之亂其心也。不欲飲食，惡聞食臭，有似傷寒陽明實證，而實為蟲之擾其胃也，其面目乍赤，乍黑、乍白者，蟲之上下，聚散無時，故其色變更不一，甚者，脈亦大、小無定也。蝕於上部，即蝕於喉之謂，故聲嘎，蝕於下部，即蝕於陰之謂。陰，內屬於肝，而咽門為肝膽之候，病自下而衝上，則咽乾。

按狐惑牙疳，下疳等，瘡之故名也，近時唯以疳呼之。下疳，即狐也，蝕於肛陰；牙疳，即惑也，蝕咽腐齦，穿腮破唇。每因傷寒病後，餘毒與濕䘌之為害也。或

生斑疹之後，或生癖疾下利之後，其為患亦同也。

（二）**主治**　甘草瀉心湯主之。

1. 藥物及用量：甘草四兩（炙）　黃芩　人參各三兩　乾薑三兩　半夏　黃連各一兩　大棗十二枚

2. 煮服法：上七味，以水一斗，煮取六升，去滓，再煎，溫服一升，日三服。

3. 藥解：蟲因肝風內動而生，用薑之辛，助金平木，用連之苦，瀉火熄風，風木之蟲自然消滅，況餘藥補上，自然肝木平矣。

（三）**外治**

洗法：苦參湯。

1. 藥物及用量：苦參一升　槐白皮　狼牙根各四兩。

2. 煎洗法：以水一斗，煎取七升，去滓，薰洗日三。

3. 藥解：下部蝕則津液竭於上，上則咽乾也，藥力難沉於下極，故用苦參、槐皮，狼牙之苦寒殺蟲，以滌洗之。本書於原方苦參一味外，加槐皮、狼牙二味，係照《金匱直解》之所載。

薰法：雄黃散。

1. 藥物及用量：雄黃一味為末。

2. 製法：為末，筒瓦二枚，合之，燒向肛薰之。

3. 藥解：雄黃辛溫，稟純陽之色，取其陽能勝陰之義也。按百合病，是餘熱流連於氣機者，狐惑病是餘毒停積於幽陰者。狐惑水蟲也，原疫不外濕熱，餘邪久留不散，積而生蟲，候肛與前陰，皆關竅所通，津液濕潤之處，故蟲每蝕於此。

第三節　狐惑兼膿血證

（一）**症狀**　病者無熱微煩，默默但欲臥，汗出，初得之三四日，目赤如鳩眼，七八日，目四眥黑，若能食者，膿已成也。

癰發於內，故無熱。瘀蓄於內，故汗出。初得三四日，毒邪內盛，熱必上燼，故目赤如鳩眼，至七八日膿成而滯，未得下泄，故目四眥黑，毒勢方張，故默默不欲食。毒邪將化，故漸能食。

（二）**脈象**　脈數。

脈數而煩，熱邪之微也，何云無熱邪。脈法有四，無故脈數，必生癰疽，此之謂也。

（三）**治法**　赤小豆當歸散主之。

1. **藥味及用量**：赤小豆三升（令出芽曝乾）　當歸十分。

2. **杵服法**：上二味杵為散，漿水服方寸匕，日三服。

3. **藥解**：用赤小豆令出芽，以通營分之熱毒。當歸以散腸胃之積血，用散不用湯者，取有質之物，以迅掃在下之膿血也，並治腹癰便毒及下部惡血諸疾，兼治疫邪熱毒蘊伏於內。

漿，酢也。炊粟米熱投冷水中，浸五、六日，生白花，色類漿者。

第四節　陽毒病

（一）症狀

陽毒之為病。面赤，斑斑如錦紋，咽喉痛，吐膿血。五日可治，七日不可治。

陽毒者，疫邪犯於陽分也。陽邪上壅，故面赤，熱極傷血，故遍體斑斑如錦紋也。咽喉痛，膿血，皆邪熱燥津，有立時腐敗之勢，五日經氣消矣，七日不可治。

（二）治法

升麻鱉甲湯主之。

1. 藥味及用量：升麻二兩　當歸一兩　蜀椒一兩（炒去汗）　甘草二兩　雄黃半兩（研）　鱉甲手指大一片（炙）

2. 煮服法：上六味，以水四升，煮取一升，頓服之，老小再服取汗。

3. 藥解：此湯解陽分之毒，即所以救陰分之血也。升麻《本經》氣味甘平苦、微寒無毒，主解百毒，辟瘟疫邪氣，蟲毒入口皆吐出，中惡腹痛，時氣毒癘，諸毒喉痛，口瘡云云。君以升麻者，以排氣分，解百毒，能吐能升，俾邪從口鼻入者，仍從口鼻而出。鱉甲氣味酸平無毒，佐當歸而入肝，肝藏血，血為邪氣所凝；鱉甲稟堅剛之性，當歸具辛香之氣，直入厥陰而通氣血，得此二味而並解；甘草氣味甘平，解百毒，甘能入脾，使中土健旺，逐邪以出。妙在蜀椒辛溫，使以雄黃若寒，稟純陽之氣，飲諸藥以解陽毒。

4. 雄椒二藥之疑點：雄黃、蜀椒二物，用治陽毒，解者謂，毒邪在陽分，以陽從陽，欲其速散也。

余謂：雄黃尚屬解毒之品，用之治毒，理或有之，至蜀椒豈面赤、發斑、咽痛唾血之可試乎？必有錯簡，未可曲為之說也。

第五節　陰毒病

（一）症狀

陰毒之為病，面目青，身痛如被杖，咽喉痛，五日可治，七日不可治。

陰毒者，疫邪入於陰分也，陰中於邪，故面目青，邪閉經絡，故身痛如被杖。咽喉痛者，陰分毒上壅也，其數與陽毒相同。

（二）治法

升麻鱉甲湯去雄黃、蜀椒主之。

1. 藥味：如上節。

2. 煮服法：如上節。

3. 藥解：蜀椒辛熱之品，陽毒用，而陰毒反去之，疑誤。

第六節　陽毒、陰毒之補正

按此證疑點頗多，後人註釋不少，試錄各家，以備參考。

《肘後》《千金方》：陽毒，用升麻湯，無鱉甲，有桂。陰毒用甘草湯，即本方去雄黃。

《活人書》：陽毒升麻湯，用犀角、射干、黃芩、人參，無當歸、蜀椒、鱉甲、雄黃。徐徊溪云：《活人書》加犀角等物，頗切當。

《醫宗金鑑》：此二證，即今世俗外謂痧證也。俱咽痛者，以此證乃邪從口鼻而下入咽喉，故痛也。凡中此氣之人，不止喉痛，身痛，甚至有心、腹絞痛，大滿大脹，通身絡脈，青紫暴出，手足指甲，色如靛葉，口噤牙緊，心中忙亂，死在旦夕者。故治此證，不必問其陰陽，但刺其尺澤、委中、手中十指，脈絡暴出之處。出血輕，則用刮痧法，隨即服紫金錠，或吐或下，或汗出而癒者不少。若吐瀉不止，厥逆冷汗，脈微欲絕，用炮附子、炮川椒、吳茱萸、丁香、乾薑、甘草，虛者加人參救之。

《傷寒匯言》：二證，俱有咽喉痛三字，以余竊論，瘍科書有鎖喉風，纏喉風，鐵蛾纏三證，其狀相似，有面色赤如斑者，有面色青而悽慘者、有吐膿血者、有身痛如被杖者、有氣喘急促者、有發譫語煩亂者，雖有兼證如此，總以咽喉痛為苦，猝發之間，三、五日可治，至七日不減，即無生理。豈非陽毒、陰毒二證之類乎。再察其脈，緩大者生，細數，緊促者死。余見此證，不證陽毒、陰毒，概用喉科方。

蓬砂二錢　火硝六分　米醋一錢　薑汁小半錢。

用鵝翎探入喉中，吐痰碗許，活者百許。

《溫熱經緯》：陽毒為陽邪，陰毒為陰邪。陰邪固宜

倍蜀椒之半，而以蜀椒施之陽邪，終嫌未妥，改從喉科引吐，欲穩當，以余度之，即後世之爛喉痧，叔和謂之溫毒是已。治法，忌用溫散，宜用清化。陳繼宣《疫痧草》專論此證。

趙獻可辨：此陰、陽二毒，是感天地疫癘非常之氣，沿家傳染，所謂時疫症也。觀方內老小再服可見。

龐安常辨：方內蜀椒，雄黃難用，特製葛根龍膽湯，治熱毒面赤，陽毒風溫。葛根四兩，生薑、升麻、大青、龍膽、桂枝、甘草、麻黃、芍藥各半兩，葳蕤一兩，石膏一兩半。上㕮咀，水四升半，下麻黃煮數沸，去上沫，內諸藥，煎二升去滓，溫飲一升，日三、夜三。

季雲按：陽毒陰毒二證，增補不同，註釋亦異，大抵從疫主治為多。

第四章
瘧病脈證並治

第一節 瘧病之脈象

師曰：脈自弦。

瘧之為病，寒熱也。三陰三陽，脈自弦也，著一自字，大有深意，見瘧證雖各不同，而少陽脈之真面目自見可按，但有如下之區別。

1. 弦數者，多熱。

謂發作之時，多熱為陽盛也。

2. 弦遲者，多寒。

謂發作之時，多寒為陰盛也。

3. 弦小緊者，下之差。

小緊則邪著於裡，故可下之。

4. 弦遲者，可溫之。

遲為寒留於中，故可溫之。

5. 弦緊者，可發汗針灸也。

弦為風，緊為寒，風寒相搏，非發汗針灸，無以散其邪。

6. 浮大者可吐之。

浮為病在上，大為寒在上焦，上焦者，非吐不足以奪其病。

7. 弦數者，風發也，以飲食消息止之。

此是多熱不已，必至於極熱，熱極則生風，風生則肝木侮土，而傳其熱於胃，傷耗津液，此非可徒求之藥，須之飲食消息，止其熱熾。

第二節　瘧母之問答

問：病瘧以月一日發，當以十五日癒，設不差，當月盡解，如其不差，當云何？

五日為一候，三候為一氣，一氣十五日也。

答：師曰：此結為癥瘕，名曰瘧母，急治之。設更不癒，其邪必假血依痰，結為癥瘕，僻處肋下，將成負固不服之勢，故宜急治。

（一）治法　宜鱉甲煎丸。

1. 藥味及用量：鱉甲十二枚（炙）　烏扇三分（燒，即射干）　黃芩三分　柴胡六分　鼠婦三分（熬）　乾薑三分　大黃三分　桂枝三分　石韋三分（去毛）　厚朴三分　紫葳（即凌霄）三分　半夏（熬）　阿膠三分（炙）　芍藥五分　丹皮五分　䗪蟲五分　葶藶一分（熬）　人參一分　瞿麥二分　蜂窠四分　赤硝十二分　蜣蜋六分（熬）　桃仁二分

2. 末製及服法：上二十三味為末，取煅灶下灰一斗，清酒一斛五斗，浸灰，俟酒盡一半，著鱉甲於中，煮令泛爛如膠漆，後取汁，內諸藥，煮為丸，如梧子大，空腹服七丸，日三服。

3. 藥解：鱉甲入肝，除邪養，合煅灶灰浸酒去瘕，故

以為君，小柴胡湯、桂枝湯、大承氣湯，為三陽主藥，故以為臣，但甘草嫌柔緩而減藥力，枳實嫌破氣而直下，故去之，外加乾薑、阿膠，助人參、白芍溫養為佐，必假血依痰，故以四蟲桃仁，合半夏清血化痰，凡積必由氣結，氣利則結消，故以烏扇、葶藶利肺氣，合石韋、瞿麥，清邪熱而化散結。血因邪聚則熱，故以牡丹，紫葳，去血中伏火、膈中實熱為使，《千金方》去鼠婦、赤硝，而加海藻三分、大戟一分，以軟堅化水，更妙。

（二）醫案

1. 王旭高治某三瘧久延，營衛兩傷，復因產後，下焦八脈空虛，今病將九月，而瘧仍未止，腹中結塊偏左，此瘧邪留於血絡，聚於肝膜，是屬瘧母，淹纏不止，慮成瘧痨，夏至在邇，乃陰陽剝復之際，瘦人久病，最怕陰傷，趁此圖維，迎機導竅，和陽以生陰。從產後立法，稍佐搜絡以杜瘧邪之根。製首烏、杞子、地骨皮、當歸、白芍、桂枝（熱）、白朮、川芎、青皮、香附、烏梅，另鱉甲煎丸，原注四物去地，換首烏，從產後血分立解。

2. 曹仁伯治某瘧久邪深入絡，結為瘧母，瘧母在左，自下攻逆，加以右脅結癖，上下升降俱窒。無怪乎中宮漸滿，理之不易。雞金散加枳殼、麥芽、白芥子、竹瀝，另鱉甲煎丸。

雞金散藥味如下：

雞金散五錢　沉香四錢　砂仁六錢　陳皮　橇皮。

上為末，湯調服。

原注左屬血屬肝，瘧邪滯於血中，主以鱉甲煎丸。右

屬氣屬胃，主以蠲金散推氣，加竹瀝、白芥子。

紿按此兩層兼治之法。

第三節 癉瘧

1. 師曰：陰氣孤絕，陽氣獨發，則熱而少氣煩冤，手足熱而欲嘔，名曰癉瘧。

瘧之寒熱更作，因陰陽之氣，互為爭併，陰衰離，絕其陽，而陽亦不併之陰，故陽獨發，但熱而已。其少氣煩冤者，肺主氣，肺受火抑故也。手足熱者，陽主四肢，陽盛則四肢熱也。欲嘔者，火邪上衝，胃氣逆也。

2. 若但熱不寒者，邪氣內藏於心，外舍分肉之間，令人消爍脫肉。

內藏於心者，陽盛則火氣內藏，而外舍分肉之間也，消爍脫肉者，火盛則肌肉爍也。

此條師不出方，然合後條溫瘧觀之，亦可以白虎湯治癉瘧也，白虎湯專於退熱，其分肉四肢，內屬脾胃，非切於其所舍者乎，又瀉肝火，非救其少氣煩冤者乎，設其別有兼證，豈不可推加桂之例，而加別藥乎。

第四節 溫 瘧

（一）**症狀**
溫瘧者，身無寒但熱，骨節疼煩，時嘔。
（二）**脈象** 其脈如平。

《內經》言溫瘧，先熱後寒，仲景言溫瘧，則但熱不寒，有似癉瘧，而實不同也。癉瘧兩陽合邪，上薰心肺，所以少氣煩冤，消爍脫肉，溫瘧脈如平人，則邪未合而津未傷，陽受病，而陰不病，以其人素有痺氣，營衛不通，故瘧發於陽，不入於陰，所以骨節痛煩，時嘔，邪氣扞格之狀，有如此者。

（三）治法　白虎加桂枝湯主之。

1. 藥味及用量：知母六兩　石膏一斤　甘草二兩　粳米二合　桂枝三兩。

2. 煎服法：上五味，以水一斗，煎米熱湯成，去滓，溫服一升，日三。

3. 藥解：按溫瘧，每從肺經而起，氣不宣化，故以石膏辛涼，清氣分之伏熱，知母辛寒，理陽明之伏熱，熱得解而肺氣肅，佐以桂枝和營衛，甘草、粳米養胃陰，則寒熱自退矣。身無寒但熱，為白虎湯之正治，加桂枝者，以有骨節煩疼證，伏寒在於筋節，故用桂枝以逐之也。

第五節　牡　瘧

（一）**病名症狀**　瘧多寒者，名曰牡瘧。

邪氣內藏於心，則但熱不寒，是為癉瘧，邪氣伏藏於腎，故多寒少熱，則為牡瘧。以邪氣伏結，則陽氣不行於外，故內寒，積聚精液以成痰，是以多寒，與《素問》少陰經之多熱少寒不同。

（二）**治法**　蜀漆散主之。

1. **藥物及用量**：蜀漆（燒，去腥）　雲母（燒，二日夜）龍骨等分。

2. **杵服法**：上三味，杵為散，未發前，以漿水服半錢匕。

3. **藥解**：用蜀漆和漿水吐之，以發越陽氣，龍骨以固斂陰津於下。雲母從至下而舉其陽，取山川雲霧開霽之意，蓋雲母即陽起石文根，性溫而升，最能祛濕運痰，稍加蜀漆，即可以治太陽之濕瘧。

蜀漆常山苗也，又各甜茶，其功用與常山同，如中醫治瘧之良藥，歷代醫學家均有論述。如《本經》曰：主治瘧及咳逆，寒熱，腹中堅，症痞積聚，均為瘧病中常有之症狀，又陳修園謂一切瘧疾，欲取急效，三發之後，以小柴胡湯加常山三錢，服之自癒，他如葛雅川、王壽、孫思邈諸大家，治瘧匯方，十九以常山為主要藥，足徵古人之重視常山矣。

（三）牝瘧之正誤

韓善徵云：按趙以德注《金匱》牝瘧，為邪在心而為瘧。張石頑力辯其非，謂寒邪伏於腎，當作牝，考《說文》牡，畜父也。牝，畜母也。是顯然牡屬陽，牝屬陰矣。夫熱為陽，寒為陰，《金匱》以瘧多寒者曰牝瘧，蓋取牝之義為陰也，張說較趙說自勝《金匱》只言多寒為牝，是以證為牝，非以因名牝也。而張氏謂邪伏於腎為牝，亦未免拘於一偏矣。唯雷少逸於牝瘧見證，多主脾土治之，王孟英於牝瘧謂熱痰內伏，陽氣不得外出肌表，亦有多痰者，真前無古人，後無來者矣。

第六節　《外台秘要》之治瘧

● 第一項　牝瘧

（一）**症狀**　多寒，瘧多寒者，名曰牝瘧。

是痰飲填塞胸中，阻心陽之氣，不得外通故也。

（二）**治法**　牡蠣湯。

1. **藥味及用量**：牡蠣　麻黃各四兩　甘草二兩　蜀漆三兩。

2. **煮服法**：上四味，以水八升，先煮蜀漆、麻黃，去上沫，得六升，內諸藥，煮取二升，溫服一升。若吐，則勿更服。

3. **藥解**：此亦蜀漆散之義，而外攻之力較猛矣，牡蠣軟堅消結，麻黃非獨散寒，且可發越陽氣，使通於外，結散陽通，其病自癒。

● 第二項　陽明瘧

（一）**症狀**　瘧病發渴者。

渴者，陽明津竭也，而所以致此者，本少陽木火之氣，劫奪胃津而然。

（二）**治法**　柴胡去半夏加栝蔞根湯，亦治勞瘧。

1. **藥味及用量**：柴胡八兩　人參　黃芩　甘草各二兩栝蔞根四兩　生薑三兩　大棗十二枚。

2. **煮服法**：上七味，以水一斗，煮取六升，去滓，再煎，取二升，溫服一升，日三服。

3. **藥解**：瘧邪進退於少陽，則以小柴胡進退而施治也。至於勞瘧之由，亦木火盛而津衰致渴，故亦不外是方也。半夏性滑利竅，重傷陰液，故去之，加花粉者，生津潤燥，豈非與正傷寒半表半裡之邪，當用半夏和胃，而通陰陽者有別乎。

● 第三項　但寒不熱之瘧

（一）症狀

瘧病寒多，微有熱，或但寒不熱。

夏月暑邪，先傷在內之伏陰，至秋後復感涼風，更傷衛陽，其瘧寒多，微熱有，顯然陰陽無事，故瘧邪從衛氣行陰二十五度。內有扞格之狀，是營衛俱病矣。

（二）治法　柴胡桂薑湯。

1. **藥味及用量**：牡蠣三兩　柴胡半斤　桂枝三兩　乾薑二兩　栝蔞根四兩　黃芩三兩　甘草二兩（炙）。

2. **煮服法**：上七味，以水一斗二升，煮取六升，去滓，再煎，取三升，溫服一升，日三服，初服微煩，復服，汗出便癒。

3. **藥解**：用柴胡和少陽之陽，即用黃芩和裡；用桂枝和太陽之陽，即用牡蠣和裡；用乾薑和陽明之陽，即用天花粉和裡，使以甘草調和陰陽，要言之，即和陽和陰法也。

陽分獨重柴胡者，以瘧不離少陽也。陰藥獨重於花粉者，陰虧之瘧，以救液為急務也，和之得其當，故一劑如神。

是證雖與牡瘧相類，以方藥論之則殊，牡瘧邪伏少陰氣分，而此邪伏少陽營血之分，夫邪氣入營，即無外出之勢，而營中之邪，亦不出與陽爭，所以多寒少熱，或無熱也。小柴胡湯本陰陽兩和之方，可隨瘧之進退。加桂枝、乾薑，則進而從陽；加栝蔞、石膏。則退而從陰，可類推矣。

第五章
中風曆節病脈證並治

第一節　往古中風之治法

● 第一項　中風

（一）症狀

1. 夫風之為病，當半身不遂，或但臂不遂者，此為痺。

半身不遂者，偏風所中也。但臂不遂者，風邪上受也。風之所客，凝澀營衛，經脈不行，分肉、筋骨俱不利，故曰此為痺。

2. 脈微而數，中風使然。

今因風著為痺，營遂改微，衛遂變數，故脈見微數，微者，陽之微數者，風之熾也，此即《內經》風論，所謂各入其門戶所中者之一證也。

脈微而數，中風使然八字，提出中風之綱。

（二）治法　《千金》附子散。

1. 藥味及用量：麻黃　附子　細辛　乾薑　人參　防風　川芎　羚羊。

2. 煎服法：上為散，水煮，加竹瀝，日服，一劑效。

3. 藥解：《千金》補《金匱》之不及，立附子散治中風手臂不仁，口、面喎僻，專以開痺舒筋為務也。

● 第二項　中風之偏於寒者

（一）脈象

寸口脈浮而緊，緊則為寒，浮則為虛，寒虛相搏，邪在皮膚，浮者血虛，脈絡空虛，賊邪不泄，或左或右。

寒邪之脈緊束，故浮緊並見於寸口。寒虛相搏者，正不足，而邪乘之，為風寒初感之診也。浮為血虛者，氣行脈外，而血行脈中。脈浮者，沉不足，為血虛也。血虛，則無以充灌皮膚，而絡脈空虛，並無以捍禦外氣，而賊邪不瀉，由是左或右，隨其空虛而留著矣。大略正氣趨左，則邪氣從右赴之；正氣趨右，則邪氣又從左赴之，左右抽風之理，即此可以證明矣。

（二）症狀

1. 邪氣反緩，正氣即急。

邪盛而正虛，逼其正虛，是以正氣即急，病在緩處，故外治必塗其緩者。

2. 正氣引邪，喎僻不逐。

正氣行於經隧之間，引邪氣於頭，則為喎僻，大抵左喎者，邪反在右。右喎者，邪反在左，不可不知。

3. 邪在於絡，肌膚不仁。

邪在於絡，則不營於肌膚，故不仁。

4. 邪在於經，即重不勝。

邪在於經，則榮氣之行澀。內不養於骨，則骨重。外不滋於內，故身重而不勝。

5.邪入於腑，即不識人。

胃為六腑之總司，心為五臟之君主，諸腑經絡受邪，變極則歸於胃，胃得之則熱甚，津液壅溢為痰涎之閉塞，其神氣出入之竅，故不識人也。

6.邪入於臟，舌即難言口吐涎。

諸臟受邪，極而變者，必歸於心，心得邪，則神散而樞機息。舌者，心之竅，機息則舌縱、廉泉開，舌縱則難以言，廉泉開，則口流涎也。

● 第三項　中風挾寒未變熱者

（一）症狀

大風，四肢煩重，心中惡寒不足者。

謂邪從外入，挾寒作勢，此為大風。證見四肢煩重，豈非四肢為諸陽之本，為邪所痺，而陽氣不運乎。然但見四肢，不猶愈於體重不勝乎，又證見心中惡寒不足，豈非漸欲凌心乎，然燥熱獨未乘心，不猶愈於不識人乎。

（二）治法　侯氏黑散。

1.藥味及用量： 菊花四十分　白朮　防風各十分　桔梗八分　黃芩五分　細辛　乾薑　人參　茯苓　當歸川芎牡蠣　礬石　桂枝各三分

2.杵製及服法： 上十四味，杵為散，酒服方寸匕，日服一，初服二十日，溫酒調服。

方中取用礬石，以固澀諸藥，使之積留不散，以漸填空竅。必服之日久，風自漸而息，所以初服二十日，不得不用溫酒調下，以開其痺著。

3. **禁忌**：禁一切魚、肉、大蒜，常宜冷食，六十日止，即藥積腹中不下也，熱食即下矣。冷食，自能助藥力。

喻嘉言云：禁諸熱食，唯宜冷食，如此再四十日，則藥積腹中不下，而空竅塞矣，空竅填，舊風盡出，新風不受矣，蓋礬唯得冷即止，得熱即行，故囑云熱食即行矣，冷食自能助藥也。

4. **藥解**：用參、苓、歸、芎，補其氣血為君；菊花、白朮、牡蠣，養肝、脾、腎為臣；而加防風、桂枝，以行痹著之氣；細辛、乾薑以驅內伏之寒；兼桔梗、黃芩，以開提肺熱為佐；礬石所至，除濕解毒，收澀心氣；酒力運行周身為使，庶舊風盡出，新風不受。

喻昌論候氏黑散，謂用礬石以填空竅，堵截風路，此好奇之談，最足誤人，藥之入味，不過氣味傳佈臟腑經絡耳，豈能以礬嵌刷之即，冷食四十日，藥積腸中不下，腸胃誠填塞矣，谷不納而糞不出，將如之何，學者慎勿妄試。

● 第四項　中風之因於風火者

（一）治法

治風之要，首在清火，火之不降，風必不除，故治真中風者，以清為主。

（二）補治　祛風至寶丹。

1. **藥味及用量**：防風二兩半　白朮一兩半　芍藥二兩半　芒硝五錢　生石膏一兩　滑石三兩　當歸二兩半　黃芩一

兩　甘草一兩　大黃五錢　連翹五錢　川芎三兩半　麻黃五錢　天麻一錢　山梔子五錢　荊芥五錢　黃柏五錢　桔梗一兩　薄荷五錢　熟地黃一兩　羌活一兩　人參一兩　全蠍五錢　細辛五錢　黃連五錢　獨活一兩

2. 煉製及服法：上二十六味，煉蜜丸，彈子大，每服一丸，細嚼，茶酒任下，臨臥服。

3. 藥解：此攻發表裡之劑，為中風門不易之方，兼治諸風燥熱者也，以清火為主，佐以祛風，蓋清火以治病本，而祛風以治其標。人生無內風不招外風，無內火不起內風。風由火起，火又生風，風火交煽，風為標而火為本，苟得內火之降，則內風熄，苟得內風之定，則外風除。然則欲去風於外者，安得不先去火於內耶。

繆仲醇云：休治風，休治燥，治得火時風燥了。知其要矣。故陳修園於此方極表章之。

● 第五項　中風之偏於風者

（一）脈象

寸口脈遲而緩。遲則為寒，緩則為虛；榮緩則為亡血，衛緩則為中風。

寸口脈遲，知營氣不足，而為亡血。寸口脈緩，知衛虛邪入，而為中風。

（二）症狀

邪氣中經，則身癢而癮疹；心氣不足，邪氣入中，則胸滿而短氣。

衛不外佈於經絡，則為癮疹身癢，營不內榮於心，則

客邪混淆於胸中，害其宗氣之布息，故胸滿而短氣，經不足而風入，血為風動，則身癢而癮疹。

（三）**治法**　風引湯。

徐忠可云：此節師未出方。下節即以風引湯次之，疑係此證之方。陳修園甚服其說，茲照編次，此湯主除熱癱癇。大人風引，小兒驚癇瘈瘲，日數發，醫所不療，除熱方。巢氏曰：腳氣宜風引湯。

1. **藥味及用量**：大黃　乾薑　龍骨各四兩　桂枝三兩　甘草　牡蠣各二兩　寒水石　滑石　赤石脂　白石脂　紫石英　石膏各六兩

2. **杵製及煮服法**：上十二味，杵粗篩，以韋囊盛之，取三指撮，井花水三升，煮三沸，溫服一升。

3. **藥解**：此下熱清熱之劑也。方用大黃為君，以蕩除風火熱濕之邪，取乾薑之止而不行者以補之。用桂枝、甘草，以緩其勢；又用石藥之澀，以堵其路；而石藥之中，又取滑石，石膏，清金以平其木；白赤石脂，厚土以除其濕；龍骨、牡蠣，以斂其精神魂魄之紛馳；用寒水石以助腎之真陰，不為陽光所爍；更用紫石英以補心神之虛，恐心不明而十二官危矣。明此以治入臟之風，遊刃有餘，後人以石藥過多而棄之。味熟甚焉。

徐靈胎曰：此膽腑之熱，非草木之品所能散，故以金石重墜清其裡。

（四）**醫案**

1. 某治其孫，年五歲，每午後即發熱異常，如火燒然，天明大瀉稀水，兼頭疼在前。服桂枝湯，熱反甚，加

以舌黃燥，汗出，勢甚危險。服風引湯八錢，天未明，即
瀉水退熱遂癒，據述伊孫服此湯，數年來不下十餘斤。其
用此藥，大要在面紅發燒、汗出、脈洪大，或抽風，或未
抽風者，用之輒效，蓋亦白虎湯之變劑也。

2. 又某治一人中風口不能言，口流涎沫甚多，用此湯
服數次，口不流涎，能說二、三字，據述此方除乾薑、大
黃、桂枝、甘草外，餘皆礦質之藥。

3. 又治一人腳後跟及腳板均腫脹發熱，此濕熱腳氣
也，投以此藥，效如桴鼓。

4. 吳錫王旭高治案：肝為風臟而主筋，亦為火臟而主
脈。心包絡與三焦相為表裡，俱藏相火。心包主裡，三焦
統領一身之絡，此病起乎心中嘈熱，胸前跳躍，繼而氣攻
背脊，如火之灼，或大或小，或長或短，皆在經絡背脊之
中，良由病後絡脈空虛，相火內風，走竄入絡，非清不足
以熄火，非鎮不足以定風。然而絡肺空虛，非堵截其空隙
之處，又恐風火去而復入，故清火熄風填竅三法，必相須
為用也，第此證實屬罕見，醫者，意也，以意會之可耳，
仿仲景法。

寒水石　滑石　生石膏　龍骨　牡蠣　赤石脂　大黃
甘草　紫石英　羚羊角　石決明　磁石各三錢。

上藥研末，每服一錢，一日三服，用大生地一兩，百
合一兩煎湯調服。余按此方，去桂枝、乾薑，加羚羊、石

決明、磁石、生地、百合，是在全去辛熱之藥，而用金石重墜清熱之品。

5.民國十七年九月季雲治李某，患頭響，一年不癒，年五十餘歲。左關、右尺洪大，右寸微，稍一睏乏，即腰痠無力，兼有白日滑精之證。按無風則不響，有風則必鳴，此一定之理，擬用仲聖風引湯治之，緣腎虛不能受補，今用此方，是從鎮墜而兼治經絡之熱，服十餘劑而癒。

　　生龍骨二錢　　生牡蠣一錢　　生石膏一錢　　飛滑石一錢　紫石英二錢　　赤石脂一錢　　生大黃五分　　桂枝三分　　乾薑五分　　寒水石一錢。

（五）補治前方不足說

陳修園云：愚援用前方而尚恐不及者，宜黃連阿膠湯，以少陰之本以救之。餘熱不除，虛羸少氣，近於痿證者，以竹葉石膏湯清補之，二方如神。

● 第六項　中風之邪入內者

（一）症狀

病如狂狀，妄行，獨語不休，無寒熱。手少陰心，火也，陽邪迸之，則風乘火勢，火借風威，其見證無非動象。日無熱者，熱歸於內，外反無熱，即《傷寒》桂枝二越婢一證，外無大熱之例也，按如狂妄行獨語不休，皆心火熾盛之證也。

（二）脈象　其脈浮。

此之脈浮，為風火屬木之本象，乃血虛生熱，邪迸於

陽而然也。

（三）治法　防己地黃湯。

1. **藥味及用量**：防己　甘草各一分　桂枝　防風各三分　生　地黃二斤。

2. **漬絞及服法**：上四味，以酒一杯，漬之一宿，絞取汁；生地黃二斤，吹咀，蒸之如斗米飯久，以銅器盛共汁，更絞生地黃汁，和，分再服。

生漬取清汁，歸之於陽以散邪，熱蒸取濃汁，歸之於陰以養血，生則散表，熱則補裡，此煎煮要法，亦表裡治法也。

3. **藥解**：此治風邪歸併於心，而為癲癇驚狂之病，與中風痱自當另看，此方他藥輕，而生地獨重，乃治血中之風也。凡風勝則燥，又風能發火，故治風藥中，無純用燥熱之理。

以防己桂甘去其邪，而以生地最多，清心火，涼血熱，後人地黃飲子、犀角地黃湯等，實祖於此。

季雲治夜間上下齒磨有聲，風邪客於頰車，每用此方治癒多人，方用防風，桂枝四五分，生地黃一兩。

● 第七項　中風外治法

軀殼之病，多用外治法如下，

（一）**摩法**　頭風摩散，風攻頭不去，患偏頭風，多用此散外治之。

1. **藥味及用量**：附子一枚（炮）　鹽等分

2. **製摩法**：上二味為散，沐了，以方寸匕，以摩疾

上，令藥力行。

3. 藥解：附子辛熱以劫之，鹽之鹹寒以清之，內服助其火，火動而風愈乘其勢矣。茲用外摩之法，法捷而無他弊。

（二）熨法

馬膏生桑桂酒方。

1. 痺症方《靈樞》云，治之以馬膏，膏其急者，以白酒和桂，以塗其緩者，以桑鉤鉤之，即以生桑灰置之坎中，高下以坐等，以膏熨急頰，且飲美酒，啖美炙肉，不飲酒者，自強也，為之三附而已。

2. 馬膏生桑桂酒方注。《靈樞》云：季寒痺者，北地之真中風也，春三月陽氣清明，其風之中人也，不能深入於陽明之絡，卒口僻急者，目不合，熱則筋縱，目不開，以北地風高氣燥，非辛散祛風藥可療，故外用和陽潤燥塗熨之法。邪中左頰，則口喎於右。邪中右頰，則口喎於左。無邪者，筋急引頰移口，皮膚頑痺，故用馬膏甘辛柔緩，以摩其急，潤其血脈，通其痺。中邪者，筋弛縱，緩不勝收。故用桂枝之辛熱，酒之活絡，急以塗其緩，和其營衛，通其血絡，以桑鉤鉤之，鉤其頰也。坎，頰間之坎陷也。即以生桑灰者，生者，活也。臨時採活桑枝炒灰，取其性銳，力足通節竅，祛風痺。高下以坐等者，以桑灰置之坎中，務使高下厚薄相等，然後以膏熨急頰，令桑至入絡。調勻馬膏，舒筋潤痺。三附者，輕手拊拍其三次，飲以美酒，病在上者，酒以行之。啖美炙肉，助胃氣上升於絡也。若夫燔針劫刺，俟明者釋之。

3. 前生之醫案，問齋醫載經以陽明血燥，則口喎，潤血熄風為主。

大熟地　當歸身　大白芍　製豨薟　三七　防風水炒黃耆　紅花　蘇木　桃仁。

外用肉桂浸燒酒，加馬脂塗頰，桑枝鉤鉤正。

（三）寒痺熨法（《靈樞》）

寒痺之為病也，留而不去，時痛而皮膚不仁，刺布衣者，以火焠之，刺大人者，以藥熨之。

用醇酒二十升，蜀椒一升、乾薑一斤、桂心一斤，凡四種，皆㕮咀漬酒中，用棉絮一斤，細白布四丈，並納酒中，置酒馬矢熅中（馬矢熅者，燃馬屎煨之也）蓋封塗，勿使泄，五日五夜，出布棉絮曝乾之，乾後復漬，以盡其汁，每漬必晬（晬周日也）其日，乾乃出，並用滓與棉絮覆布為覆巾（重布為中，如今之夾袋，所以盛貯棉絮藥滓也），長六、七尺，為六、七巾，則用之。生桑炭炙巾，以熨寒痺所刺之處，令熱入至病所（寒痺所至，則知先已刺過，然後熨之，若不刺面徒熨，恐藥性不易入，則刺法亦考明），寒覆炙巾以熨之，三十遍而止。汁出以巾拭身，亦三十遍而止。起步內中，無見風。每刺必熨，如此病已矣，此所謂內熱也。

第二節　曆　節

（一）脈象

寸口脈沉而弱，沉即主骨，弱即主筋，沉即為腎，弱

即為肝。

腎主水，骨與之合。故脈沉者，病在骨也。肝藏血，筋與之合，血虛則脈弱，故病在筋也。

（二）病因

汗出入水中，如水傷心。曆節，黃汗出，故曰曆節。

心主汗，汗出入水，其汗為水所阻，水汗相搏，聚以成濕，久變為熱，濕熱相爭蒸，是以曆節發出黃汗也。曆節者，遇節皆病也，蓋非肝腎先虛，則雖得水氣，未必便入筋骨。非水濕內浸，則肝腎雖虛，未必變成曆節。

● 第一項　曆節因於風熱

（一）脈象症狀

趺陽脈浮而滑，滑則穀氣實，浮則汗自出。

趺陽，胃脈也。穀氣，胃氣也。浮則為風外傳，滑則為胃實熱，風熱蒸於肌腠之間，故汗自出，汗生於穀，而風唯善泄，故汗自出。

● 第二項　曆節因於血虛

（一）脈象症狀

少陰脈浮而弱，弱則血不足，浮則為風，風血相搏，即疼痛如掣。

少陰，心脈也，心主血，心脈浮而弱，弱則為血虛，浮則為風邪。風血相搏，而交爭於經絡之間，故疼痛牽引如掣也。

● 第三項　曆節因於飲酒汗出當風

（一）**脈象**　盛人脈小。

盛人，肥人也。肥人濕多，脈得濇小，此痺家也。

（二）**症狀**

短氣自汗出，曆節疼痛，不可屈伸，此皆飲酒汗出當風所致。

氣為濕所搏而短，因風作使而自汗，氣血為邪所痺，而疼痛不可屈伸，然肥人固多濕，何以驟濇小，豈非酒濕困之乎，何以疼痛有加，而汗出不已，豈非濕而挾風乎。脈症不同，因氣則一，故曰：飲酒汗出當風所致。

● 第四項　曆節因於濕熱

（一）**症狀**

諸肢節疼痛，身體尪羸，腳腫如脫，頭眩短氣，溫溫欲吐。

諸肢節疼痛，即曆節也，身體尪羸，腳腫如脫，形氣不足，而濕熱下甚也，頭眩短氣，溫溫欲吐，濕熱且從下而上衝矣，與腳氣衝心之候頗同。

又一解云：總此治三焦痺之法，頭眩短氣，上焦痺也；溫溫欲吐，中焦痺也；腳腫如脫，下焦痺也；肢節疼痛，身體尪羸，筋骨痺也，由是觀之，當是風寒濕痺。

其營衛筋骨三焦之病，然濕多則腫、寒多則痛、風多則動，其說亦通，按仲景所稱頭眩氣短，多是水結。欲吐乾嘔噦呃，多是火逆。曆節，乃寒閉其火，血阻其氣，故

向有此證。

（二）**治法**　桂枝芍藥知母湯主之。

1. 藥味及用量：桂枝四兩　芍藥三兩　甘草　麻黃

附子各二兩　白朮　知母　防風各四兩　生薑五兩。

2. 煮服法：上九味，以水七升，煮服二升，溫服七

合，日三服。

3. 藥解：桂枝治風，麻黃治寒，白朮治濕；防風佐桂

枝，附子佐麻黃、白朮；其芍藥、生薑、甘草，亦如桂枝

湯之和其營衛也；知母治腳腫，引諸藥下行，附子以行藥

勢，開痺之大劑也。

（三）**醫案**

民國十九年，黃某患兩腳痠痛，腳部尤劇，病起時適

陰雨，越二日，膝腿以下，遍起紅點，天晴病稍退，天陰

頓較前重，紅點潰爛，跟部腫大，口苦食減，身體日瘦，

溺色黃，歷時三月餘，遍訪中西醫治無效，托友請余治

之。初用黃芩、桂枝、防風、赤小豆、浮萍、知母、赤

芍、蒼朮、滑石、茯苓、牛膝、白蔻、佩蘭等藥，痠疼稍

癒，再服痛癒，溺色退。二診用滑石、茵陳、嫩桑枝、秦

皮、浮萍、黃柏、赤小豆、忍冬藤、生草、杏仁、連翹、

生薑、大棗、麻黃等藥，口苦癒，但時值六月，熱天無

汗，再服亦未見汗。

三診照仲景桂枝芍藥知母湯治之。

桂枝二錢　芍藥九分　白朮半錢　防風錢半　生甘草一

錢　生薑二錢　附片七分。

四診加當歸錢半，麻黃加至一錢汗始出，紅點全退，

腿腫消，趾縫出水，奇癢異常，初以時值酷暑，見方中桂枝、麻黃、附片，頗有不敢服狀，及服之毫無苦痛，再服兩劑，病即痊癒。

伊感存活之意，為文紀念如下：

十八年春，維炳承茅以新師之招，來杭江鐵路服務，先後派赴第一、二測量隊工作，自八月至十二月間，或馳驅於夏日酷暑之下，或操作於雨雪交加之際，露宿風餐，歷時二旬。本年上月初，工竣回局，奉派赴滬上福特公司實習，未久，忽兩腿遍起紅點，痠痛異常，寸步難移，乃就醫於滬杭鐵路醫務處不效，改就滬上某中醫亦不效，返杭住火濟醫院月餘，服藥無算，並打針廿餘次，仍絲毫無效，旋經英人廣濟醫院診治至五月底，病勢迄未稍減，計患病閱三月餘。晝夜疼苦，焦灼莫名，後由副工程師程君培孫介紹左季雲大夫醫治，不旬日而病逐霍然。始悉先生精於醫學，著作宏富，對於《難經》、《內經》以及《傷寒》、《金匱》暨前代名醫專書，靡不研究有素，具有心得，故能洞見癥結，著手成春。先生喜醫而不以醫名，炳固不敢以醫道表彰先生也。唯念數月痛苦，中外醫士所束手，一日得先生起死人而肉白骨，而又投報毫無，內心銘感，烏能已已，特志崖略，用伸謝忱。

民國十九年六月一日諸暨黃維炳謹誌

⚫ 第五項　曆節因於滋味不節

（一）病名

味酸剛傷筋，筋傷則緩，名曰泄。鹹則傷骨，骨傷則

瘘，名曰枯。枯泄相搏，名曰斷泄。（泄字當是絕字，始與下文相屬）

（二）症狀

榮氣不通，衛不獨行，營衛俱微。三焦無所禦，四屬斷絕。身體羸瘦，獨足腫大，黃汗出，脛冷，假令發熱，便為曆節也。

味過於酸則傷肝。肝傷則傷筋，腎傷則不收持，名曰泄。味過於鹹則傷腎，腎傷則傷骨，骨傷則枯不能立，名曰枯。枯泄相搏，名曰斷絕。斷絕者，即榮氣不通。衛不獨行，榮衛俱虛，三焦失所，四維斷絕，身體羸瘦也。若獨足腫，脛冷，寒勝凝於下也。黃汗自出，濕勝發於中也，假令發熱則為風，便為曆節也。病曆節者，曆節疼痛，不能屈伸也。

● 第六項　寒濕之曆節

（一）症狀　病曆節不可屈伸疼痛。

曆節多是風濕挾熱，此則純是寒，曰不可屈伸，則曆節而兼拘急，證亦略異，乃曆節之變證也。

（二）治法

烏頭湯主之（亦治腳氣疼痛，不可屈伸）。

1. 藥味及用量：麻黃　芍藥　黃耆　甘草各三兩（炙）　烏頭五枚（㕮咀，以蜜二升，煮取一升，即出烏頭。）

2. 煎服法：上五味，以水三升，煮取一升，去滓，內蜜煎中，更煎之，服七合，不知，更服之。其煮法精妙可

師，風寒入節，非此不能通達陽氣。

3. **藥解**：烏頭治曆節病不可屈伸疼痛，復治腳氣疼痛不可屈伸，二者之病，皆是風寒傷於筋。麻黃開汗孔，通腠理，散寒邪，解風痺。芍藥以理血痺，甘草通經絡以和藥。黃耆益衛氣，氣壯則邪退。烏頭善走，入肝逐風寒，故筋脈之急者，必以烏頭治之，然以蜜煎取緩其性，使之流連筋骨，以利其屈伸，且蜜之潤，又可益血養筋，兼制烏頭燥熱之毒，又尤在涇曰寒濕之邪，非麻黃、烏頭不能去。而病在筋節，又非如皮毛之邪，可一汗而散者，故以黃耆之補，白芍之收，甘草之緩，牽制二物，俾得深入而去留邪，如衛瓘監鐘鄧入蜀，使其成功而不及於亂，乃制方之要妙也。

● 第七項　腳氣類曆節之足腫

（一）**症狀**　腳氣衝心。

腳氣之病，乃濕傷於下，而氣衝於心，是腎水挾腳氣以凌心也。

（二）**外治法**　礬石湯。

1. **藥味及用量**：礬石二兩。

2. **煮浸法**：上一味，以漿水一斗五升，煮三五沸，浸腳良。

3. **藥解**：唐容川曰：此章論曆節而附及腳氣者，藉以辨曆節之證，有似腳氣而非腳氣也，乃主中之賓，故治亦僅見一般，非礬石一味便足盡腳氣之治。讀者當會言外之意，蓋腳氣證。仲景又詳於跌蹶轉筋門，便知此是主中之

賓也，礬石味酸澀性燥，能卻水護心，收濕解毒。毒解濕收，上衝自止。

第三節 附錄中風之方治

● 第一項 中風之痱證

（一）症狀

中風痱，身體不能自持，口不能言、冒昧不知痛楚，或拘急不得轉側。痱者，痺之別名也。痱病者，營衛氣血，不養於內外，故身體不用，機關不利，精神不治，然是證有虛有實。虛者，自飲食房勞七情得之，《內經》所謂內奪而厥，則為瘖痱是也。

實者是風寒暑濕感之。虛者不可以實治。治則愈散其氣血。

（二）治法　古今錄驗續命湯。

1. **藥味及用量**：麻黃　桂枝　甘草各三兩　乾薑　石膏　當歸各三兩　杏仁四十枚　人參三兩　川芎一兩五錢。

2. **煮服及服後現象**：上九味，以水一斗，煮取四升，溫服一升，當小汗，薄覆脊，憑几坐，汗出則癒。不汗更服，無所禁，勿當風。並治但伏不得臥，咳逆上氣，面目浮腫。

3. **藥解**：此方明言治中風痱，乃營衛之實邪，即麻黃湯之藥方也。加乾薑開血暖寒痺，石膏解肌緩痺，當歸和血、人參益氣，芎藭行血散風，其並治咳逆上氣面浮者，亦為風寒而致也。

● 第二項　中風因於虛熱

（一）症狀

中風手足拘急，百節疼痛，煩熱，心亂，惡寒，經日不欲飲食。

此六氣斂束筋經，陽氣不布，內薄於心，則神亂而煩熱，以熱鬱於內，不得達表，所以惡寒經日而不發熱，以邪風內賊，故不欲飲食耳。

（二）治法　《千金》三黃湯。

1. 藥味及用量：麻黃五分　獨活四分　細辛　黃耆各二分　黃芩三分。

2. 煮服法：上五味以水六升，煮取二升，分溫三服，一服以汗，二服大汗。

3. 加法：

（1）心熱加大黃二分。

（2）腹滿加枳實一枚。

（3）氣逆加人參三分。

（4）悸加牡蠣三分。

（5）渴加栝蔞根三分。

（6）先有寒加附子一枚。

3. 藥解：用麻黃為君者，以其能通陽氣而開痺也，痺非得汗不開，然內虛當慮，故以黃耆佐之，而虛復有寒熱之不同，虛熱則用黃芩，虛寒則加附子，不易之定法也。而心熱腹滿，氣逆悸渴，及先有寒，各立加法，以為邪入內者，治法之準繩也。

季雲按：徐靈胎曰：中風者北人多屬寒，宜散寒。南人多屬火，宜清火，而祛風消痰，則南北盡同。古方自仲景侯氏黑散、風引湯而外，則續命湯為主。續命湯，共有數首，不外祛風。其隨症加減，皆有精益，從未有純用溫熱滋補，不放風火痰火一毫外出者，真見到之語也。

吳鞠通云：中風症中人，有真中、類中之分。類中者，《靈樞》謂之痱中，本實先撥之證，外形必緩縱，虛在下焦血分者，多現於左，虛在中焦氣分者，多現於右，亦有不盡然者，否之色脈飲食起居，自無難辨土虛肝侮，亦有內風掀動之象，蓋上之與木也，一勝則一負，有實土制風法，建金制木法。

若真中風之證，外形必拘攣，六淫之邪，無不可中，古以中風名者，六淫之邪，非風無由從入，蓋風為百風之長，講求六氣不透徹清楚，斷不能識中風也，仲景於中風門中，加有痱證三字，何也，痱證本與中風一類，最似中風。先師恐學者誤以痱證為中風，故特出曰有痱證。蓋痱證即中風，而非傷及臟腑也，但以治痱之法治之即癒，不必誅伐無過之臟腑也，今人用攻風劫痰何哉？

● 第三項　脾胃兩虛中風入臟

（一）**症狀**　風虛頭重眩苦極，不知食味。

腎氣虛之人，外風直入無禁，而挾腎中濁陰之氣，厥逆上攻，其頭間重眩之苦，至極難耐，兼以胃氣亦虛，故不知食味。

（二）**治法**　近效尤附湯。

暖肌補中，益精氣。

1. 藥味及用量：白朮二兩　附子一枚半（炮，去皮）甘草一兩

2. 剉製及煎服法：上三味，剉，每五錢匕，薑五片，棗一枚，水盞半，煎七成，去滓，溫服。

3. 藥解：此治中風後陽虛之證，處方不用風藥，但用附子暖其水臟，白朮、甘草暖其土臟，水土一暖，則濁陰之氣盡趨於下，而頭苦重眩，食不知味除矣。

按，《古今錄驗》、《近效》二種，乃唐以前之方書，今全本未見，《外台》中引二書之方極多。《金匱要略》，宋人校書者，往往以本集中載方太少，故亦採取二書，並《千金》、《外台》之方，擇其精要者，附一二方於每病之後，而方首亦必不沒其所本之書，古人之不苟如此，今人見其方載入《金匱》中，即以為仲景所定之方，誤矣，須知。

● 第四項　風極流熱

（一）症狀

肉極，熱則身體津脫，腠理開，汗大泄。歷風氣，下焦腳弱。

風勝則熱勝，以致肉極熱而汗多，將必律脫，津脫而表愈虛，則腠理不能復固，汗泄不已，將必大泄。風入榮為癘，《內經‧風論篇》曰：癘者，有榮氣熱腑，其氣不清。今風入榮為熱，即是癘風，蓋風盛氣浮，下焦本虛，至厥陽獨行，而濁陰不降，無以養陰，而陰愈虛，則下焦

腳弱。《內經》曰：風寒客於脈，而不去名曰癘風，或名曰寒熱。夫榮衛皆精陽之氣，浮氣之不循於經者為衛，精氣之營於精者為營，有營氣熱腑者，言有因風傷營氣，搏而為熱，熱出於腑肉之間，則肌脈外內之氣不通也。

腑肉也常作腐癘，音賴。

（二）**治法**　《千金》越婢加朮湯。

1. **藥味及用量**：麻黃六兩　　石膏半斤　　甘草二兩　　生薑三兩　　白朮四兩　　大棗十五枚（惡風，加附子一枚）。

2. **煮服法**：上六味，以水六升，先煮麻黃，去上沫，內諸藥，煮取三升，分溫三服。

3. **藥解**：以麻黃通痺氣，石膏清氣分之熱，薑、棗以和營衛，甘草、白朮以理脾家之正氣。汗多而用麻黃，賴白朮之扶正，石膏之養陰以制之。故曰越婢加朮湯，所謂用人之勇，去其暴也，汗大泄而惡風，加附子者，所以預防其亡陽也。

● 第五項　腳氣上入類曆節

（一）**症狀**　腳氣上入，少腹不仁。

此因論曆節推言之也。謂曆節之因，雖風濕兼有之，概多足腫脛冷，是病在下焦。下焦屬陰，陰虛而邪乘之，正未可知，緣腎之脈，起於足而入於腹，腎氣不治，濕寒之氣，隨經上入，聚於少腹，為之不仁，是非驅濕散寒之劑所可治者。

（二）**治法**　崔氏八味丸。

1. **藥味及用量**：乾熟地八兩　　山茱萸四兩　　薯蕷四兩

澤瀉三兩　　茯苓三兩　　牡丹皮三兩　　桂枝一兩　　附子一兩。

2.煉服法：上八味末之，煉蜜丸，梧子大，酒下十五丸，日再服。按：宜服三錢。

3.藥解：此丸補腎中之氣，以為生陽化濕之用，蓋腳氣不必兼風，行陽去濕，治正相類，然唯桂枝，故有偏行營衛之力，若肉桂則專走下而入補矣，今人習用肉桂，不知此理矣。

此方主治腳氣，可與治風濕曆節相參。

4.崔氏八味丸：即《金匱》腎氣丸，凡五見如下。

（1）婦人病飲食如故，煩熱不得臥，而反倚息者，何也？師曰：此名轉胞不得溺也，以胞系了戾，故致此病，腎氣丸主之。

（2）短氣有微飲，當從小便去之，苓桂朮甘湯主之，腎氣丸亦主之。（此《金匱》腎氣丸之旁用法也）

（3）男子消渴，小便反多，以飲一斗，小便亦一斗，腎氣丸主之。

（4）虛勞腹痛，少腹拘急，小便不利者，此丸主之。

（5）如上云，腳氣上入，少腹不仁。

第六章
血痹虛勞病脈證並治

第一節 血 痹

● 第一項 虛痹之問答

1. 血痹之病，從何得之？

前章明邪氣聚於氣分，此章明邪氣凝於血分，故以血痹名之也。

2. 師答如下：

（1）師曰：夫尊榮之人，骨弱，肌膚盛，重因疲勞汗出，臥，不時動搖，加被微風遂得之。

血痹者，寒濕之邪，痹著於血分也。辛苦勞動之人，皮膚緻密，筋骨堅強，雖有風寒濕邪，莫之能容，唯尊榮奉養之人，肌肉豐滿，筋骨柔脆。素常不勝疲勞，行臥動搖，或遇微風，則能痹著為患，不必風寒濕之氣，雜至而為病也。

（2）但以脈自微澀，在寸口，關上小緊，宜針引陽氣，令脈和緊去則癒。

脈微澀見於寸口，知其陽虛也。關屬中土，關上小緊，知其肌膚為寒所滯，致陰血凝澀之故，合論之，總是氣虛血澀。故宜針引陽氣，令微澀之脈和，而小緊之脈去則癒，富貴人確有此種病也。

緊與散對，緊脈彈人手，形如轉索然。熱為寒所束，溫散藥居先。

澀脈往來艱，參差應指端，只緣精血少，時熱或純寒。

● 第二項　血痺針引後未癒現象

（一）**脈象**　血痺，陰陽俱微，寸口關上微，尺中小緊。

前條言脈自微澀，而關寸小緊，為寒凝血分，所以陽氣不能外行，故宜針引陽氣，以和陰血，此條言陰陽俱微，而尺中小緊，為營衛俱虛，故宜藥通營衛，行散其痺，則緊去人安而癒矣。夫血痺者，即《內經》所謂在脈則血凝不流，仲景直發其所以不流之故，言血既自痺，脈自微澀，然或寸或關或尺，其脈見小急之處，即風入之處也。故其藥針所施，皆引風外出之法也。

（二）**症狀**　外證身體不仁，如風痺狀。

不仁者，肌膚頑痺，疼癢不覺，如風痺狀，而實非風也。易言之，即不似風痺歷關節，流走疼痛也，緣風襲皮毛，營血凝澀，衛氣鬱遏，漸生阻梗，不能煦濡肌肉，久而枯槁無知也。《內經》云：皮膚不榮，故不仁。

（三）**治法**　黃耆桂枝五物湯。

1. **藥味及用量**：黃耆三兩　芍藥三兩　桂枝三兩　生薑六兩　大棗十二枚。

2. **煮服法**：上五味，以水六升，煮取二升，溫服七合，日三服。

3. 藥解：《內經》云：邪入於陰為痺。然血中之邪，以陽氣傷而得入，亦以陽氣通而後出。

此方即桂枝湯去甘草之緩，加黃耆之強有力者，於氣分中調其血，更妙在倍用生薑以宣發其氣，氣行則血不滯而痺除，此夫唱婦隨之理。

第二節 虛 勞

● 第一項 陰陽並虛之虛勞

（一）**脈象** 脈弦而大，弦則為減、大則為芤、減則為寒、芤則為虛，虛寒相搏，此名為革。

脈弦者，陽不足，故為減為寒。脈大者，陰不足，故為芤為虛。陰陽並虛，外強中乾，此名為革。革者，如按鼓皮中空之象，即芤大之象，總是內虛外寒，陽分氣結，故曰虛寒相搏。

（二）**症狀** 婦人則半產漏下，男子則亡血失精。內氣虛，女不能安胎調經，而半產漏下。男不能藏精統血，而亡血失精矣。漏下者，非經期而血下，血暴脫者，謂之崩中，如堤崩而水瀉也，血續下者，謂之漏下，如屋漏而水滴也。

● 第二項 虛勞之大綱

夫男子平人脈大為勞，極虛亦為勞。

陽氣者，煩勞則張，故脈大。勞則氣耗，故脈極虛。李氏曰：平人者，形如無病之人。經云：脈病人不病是

也。則脈大者，非氣盛也，故重按必空濡，乃外有餘而內不足之象，脈極虛則精氣耗矣。蓋大者，勞脈之外暴者也。極虛者，勞脈之內衰者也，故以大虛二脈，提出虛勞之大綱。意者，腎精損則真水不能配火，故脈大，脾氣損則谷氣不能內充，故脈虛。二脈俱曰為勞者，言其勢之將成也。《難經》曰：損其脾者，調其飲食，適其寒溫；損其腎者益其精。未雨綢繆，其在斯乎。

● 第三項　望色及參脈

（一）**症狀**　男子面色薄者，主渴及亡血，卒喘悸。

渴者，熱傷陰氣。亡血者，色澤不華於面，故面色薄者，知其渴及亡血也。緣勞者，氣血俱耗，氣虛則悸。卒者，猝然見此病也。

（二）**脈象**　脈浮者，裡虛也。

脈浮為裡虛，以勞則真陰失守，孤陽無根，氣散於外，而精奪於內也。

按心主血，心虛則脈虛。上句以面色薄，而主心血不榮於外，下句以喘悸脈浮，而主心氣不充於裡，皆由心神耗散，血亡津傷所致也。

● 第四項　下元勞極之虛勞

（一）**脈象**　男子脈虛沉弦。

脈虛沉弦者，勞而傷陽也。易言之，按之則少神也。

（二）**症狀**　無寒熱，短氣裡急，小便不利，面色白，時目瞑，兼衄，少腹滿，此為勞使之然。

無寒熱，明非外感之邪也，其短氣裡急，少腹滿，小便不利，面色白，皆內傷於氣之候，故雖時目瞑而衄，洵為勞役所致而然也。

● 第五項　腎肝失職之虛勞

（一）**脈象**　勞之為病，其脈浮。

脈浮大者，勞傷陽氣也。

（二）**症狀**　手足煩，春夏劇，秋冬瘥。

春夏陽氣升騰，而陰火潛逆，故劇。秋冬陽氣收藏，而虛陽斂遏，故瘥，皆勞傷元氣之證。下言陰寒精自出，酸削不能行，此則勞傷失職之候也。

● 第六項　天稟薄弱之虛勞

（一）**脈象**　脈浮弱而澀。

（二）**症狀**　為無子，精氣清冷。

肝腎陽虧，精氣清冷，不能生子，冬水熱藏，地下溫暖，春時木氣發泄，則陽升而木升。人之所以生子者，肝腎之陽旺也，若水寒木枯，生意不旺，則不能生子，此得之天稟薄弱，故當無子。

● 第七項　虛勞見盜汗

（一）**脈象**　男子平人脈虛弱細微者。

（二）**症狀**　善盜汗。

陽不足者不能固，陰不足者不能守，其人必善盜汗也。

● 第八項　陰虛陽浮之虛勞

（一）**脈象**　人年五六十，其脈浮大者。

人年五六十，氣血已虛，脈大者，陰虛而陽浮也。

（二）**症狀**　痺俠背行，若腸鳴，馬刀俠癭者，皆為勞得之。

陰血不能養經脈，則痺俠背行，如老人喜捶背者是也。馬刀俠癭是肝血不養筋之病，腸鳴亦有熱證，脾陰不足，腸枯澀而氣不暢也。

● 第九項　陽虛脫氣之虛勞

（一）**脈象**　脈小沉弱，名脫氣。

脈沉小遲，其為陽虛無疑，沉小遲三脈相併。

（二）**病名**　是陽氣全虧，故名脫氣。

（三）**症狀**　其人疾行則喘喝，手足逆寒，腹滿，甚則溏泄，食不消化也。

氣脫則軀乃空竅，疾行則氣竭而喘喝，四肢無陽而寒，腹中無陽而滿，甚則胃虛極而溏泄，脾虛極而不化也。

● 第十項　虛勞失精與夢交

（一）**症狀**　夫失精家，少腹弦急，陰頭寒，目眩，髮落。

肝主藏血，腎主藏精，亡血失精，則肝腎俱虛矣。少腹者，肝腎之部，今少腹弦急，以肝腎兩虧，則裡氣虛而

張急如弦也。肝主筋，前陰者，宗筋之所聚，肝衰，故陰頭寒也。肝藏血，開竅於目。腎主骨，骨之精為瞳子，又腎之華在髮，髮者血之餘，肝腎兩虛，故目眩而髮落也。

（二）**脈象**　脈極虛，芤遲，為清穀亡血失精。脈得諸芤動微緊。男子失精，女子夢交。

脈虛芤遲者，亡血失精，本虛之脈也，芤動微緊者，本虛中伏有微邪，肝氣內動，所以魂夢不寧也。

（三）**治法**　桂枝龍骨牡蠣湯主之。

夫亡血失精，皆虛勞內因之證，舉世皆用滋補血氣之藥，而仲景獨舉桂枝湯，其義何居？蓋人身之氣血，全賴後天水穀以生，水穀入胃，其清者為營，濁者為衛，營氣不營，則上熱而血溢。衛氣不衛，則下寒而精亡，是以調和營衛為主。營衛和則三焦各司其職，而火自歸根，熱者不熱，寒者不寒，水穀之精微輸化，而精血之源有賴矣。以其亡脫既慣，恐下焦虛滑不禁，加龍骨牡蠣以固斂之，蓋龍骨入肝斂魂，牡蠣入腎固精，皆斂精魂之品，後世鮮有用之者，每每疑其止而非之，殊不知二味入於石脂、鐘乳、巴戟、蓯蓉、金櫻、益智之類，則為劫劑，入於桂枝湯中，則為固蟄封藏之本藥也。

附錄天雄散補陽攝陰

陳修園云：《金匱》於桂枝龍骨牡蠣湯後，突出天雄散一方，實有絕大議論，方中白朮為補脾聖藥，最得土旺生金，水源不竭，納穀者昌。精生於穀之義，且又得桂枝化太陽之水腑，天雄溫少陰之水臟，水哉水哉，其體本靜，則川流不息者，氣之功，火之用也。更佐以龍骨者，

蓋以龍屬陽，而宅於水，同氣相求，可以斂納散漫之火而歸根，以成陰陽平秘之道。

天雄散方

天雄三兩（炮）　白朮八兩　桂枝六兩　龍骨三兩

上四味杵為散，酒服半錢匕，日三服，不知稍增之。

● 第十一項　榮衛不足之虛勞

（一）**症狀**　虛勞裡急，悸衄，腹中痛，夢失精，四肢痠痛，手足煩熱，咽乾口燥。

裡急腹中痛，四肢痠痛，手足煩熱，痺虛也；悸，心虛也；衄，肝虛也；失精，腎虛也；咽乾口燥，肺虛也。

此咽乾口燥，乃津液少，非有火也。

（二）**治法**　小建中湯主之。

1. **藥味及用量**：桂枝三兩　甘草二兩　芍藥六兩　大棗十二枚　生薑三兩　飴糖一升。

2. **煮服法**：上六味，以水七升，煮取三升，去滓，內膠飴，更上微火消解，溫服一升，日三服。

3. **藥解**：經云：肝生於左，肺藏於右，心位在上，腎處在下，脾居四臟之中，生育營衛，通行津液，一有不調，則失所育行矣。必以此湯溫建中臟，故名建中。中臟者，脾胃也，脾欲緩，急食甘以緩之，故以飴糖為君；桂枝辛熱，散也、潤也；營衛不足，潤而散之，芍藥酸寒，收也，泄也；津液不足，收而行之，故芍桂為佐；生薑辛熱，大棗甘溫，胃者衛之源，脾者營之本，衛不足，益之必以辛，榮不足補之必以甘，甘辛相合，脾胃建而榮衛

通，故以薑棗為使也。

● 第十二項　虛勞諸不足

（一）**症狀**　虛勞裡急諸不足。

裡急者，表虛裡急，腹中當引痛也，諸不足者，陰陽諸脈，俱不足也。

（二）**治法**　黃耆建中湯主之。

1. **藥味及用量：**即小建中湯加黃耆一兩，餘依上法。

2. **藥解：**上條言虛勞失精，而裡急腹痛，煩熱悸衄，明係陽氣內奪之候，故用小建中以和之。此條言虛勞裡急諸不足，較上條虛證更劇，故於前方更加黃耆，以大補衛氣陽氣也。

按虛勞而至於亡血失精，消耗津液，枯槁四出，雖無力矣，《內經》於針藥莫制者，調以甘藥，《金匱》遵之，而用黃耆建中湯以急建其中氣，俾飲食增而津液旺也。

後入藥令建中，並用前胡、細辛，以退表熱，十四味建中，兼用熟附蓯蓉以補下虛，均失建中之義。

3. **加減：**

（1）氣短胸滿者，加生薑。生薑泄逆氣，故短氣胸滿者加之。

（2）腹滿者去棗，加茯苓一兩半，及療肺虛損不足。甘令中滿，故去大棗。加茯苓者，以茯苓不根不留，得氣化而生，氣化者化氣。茯苓能止咳逆，故療肺虛不足。

（3）補氣加半夏。氣不順加半夏，去逆，即所以補正也。

● 第十三項　傷腎之虛勞

（一）**症狀**　腰痛，少腹拘急，小便不利者。

虛勞之人，損傷少陰腎氣，是以腰痛，少腹拘急，小便不利。

（二）**治法**　八味腎氣丸主之。

1.**藥味及用量**：見前。

2.**藥解**：詳考前證，純屬腎肝虛寒無疑。而小便不利一證，又似虛中有熱，豈桂附所宜用乎。不知肝既失其疏泄之權，腎亦傷其生發之氣，水道自難流利，故以八味腎氣之桂附，以導火歸源。設非辛溫蒸其至陰之陽，則沉恆有加無已，乃於陰藥中，稍加陽藥，使陰陽適均，無偏勝之虞，斯其所以為至治之。

● 第十四項　虛勞因表邪誤藥

（一）**症狀**　虛勞，諸不足，風氣百疾。

虛勞諸不足者，謂五勞諸虛百損也，故風中其內之氣，則病百疾。

（二）**治法**　薯蕷丸主之。

1.**藥味及用量**：薯蕷三十分　人參七分　白朮六分　乾薑三分　甘草二十八分　當歸十分　生地十分　芎藭六分　芍藥六分　桂枝十分　大棗百枚（為膏）　茯苓五分　防風六分　杏仁六分　麥冬六分　阿膠七分　柴胡五分　桔梗五分　白

蔹二分　神麴十分　豆黃卷十分。

2. 煉製及服法：上二十一味末之，煉蜜和丸，如彈子大，空腹，酒服一丸，一百丸為劑。

3. 藥解：虛勞不足證，多有兼風者，並不可著意治風氣。故仲景以四物四君，養其血氣，麥冬、阿膠、乾薑、大棗補其肺胃，而以桔梗、杏仁開提肺氣，桂枝行陽，防風運脾，神麴閉鬱，黃卷宣腎，柴胡升少陽之氣，白蔹化營之風，雖有風氣，未嘗專治之。謂正氣運而風寒氣自去也。

以薯蕷名丸者，取其不寒不熱，不燥不滑，脾腎兼宜，用以為君，則諸藥相助為理耳。

4. 本旨：按薯蕷丸專主表邪不解，誤用涼藥，傷犯肺胃。自上而下之虛勞，若房勞傷精，鬱火傷神，自下而上，由中所發之證，咸非所宜。

其立方全以桂枝湯和營散邪，合理中丸兼理藥誤，君以薯蕷，大理脾肺，毫不及乎補益腎肝。《醫門法律》以為虛勞不足，最易生風生氣，殊失《金匱》立方本旨。

● 第十五項　虛勞不得眠

（一）**症狀**　虛勞虛煩不得眠。

虛煩者，肝虛而火氣乘之也，人寤則魂寓於目，寐則魂藏於肝，虛榮之人，肝氣不榮，則魂不得藏，魂不藏故不得眠。

（二）**治法**　酸棗仁湯主之。

1. 藥味及用量：酸棗仁二升　甘草一兩　知母　茯苓

各二兩　芎藭二兩

2. 煮服法：上五味，以水八升，煮酸棗得六升，內諸藥，煮取三升，分溫三服。

3. 藥解：此方取酸棗仁以安肝膽為主，略加芎藭潤血以養肝，茯苓、甘草培土以榮木，知母降火以除煩，此平調土木之劑也。

肝經有火多寤難寐，此主之，又腎水不上交於心，心火無制，故煩而不得眠，方用酸棗仁之滋肝燥為君，兼知母泄腎熱為佐，苓草調和其間，川芎入血分而解心火之燥煩也。

● 第十六項　虛勞挾瘀鬱

（一）**症狀**　五勞虛極，羸瘦，腹滿不能飲食，食傷、憂傷、飲傷、房室傷、飢傷、勞傷、經絡營衛氣傷，內有乾血，肌膚甲錯，兩目黯黑。

五勞所傷，久之令人極虛羸瘦，腹中虛滿，不能飲食，宜緩中補虛，前之建中等方也，原其所傷之道，不止過勞傷氣，房室傷精也，即飲食傷胃、肌過傷脾、渴過傷腎、憂思傷心、悲極傷肝、過言傷肺。皆令人經絡榮衛氣傷，是以勞熱煎熬，內有乾血，故肌膚不潤，甲錯如鱗也，兩目不榮，黯黑不明也，似此乾血之證，非緩中補虛所能治。

（二）**治法**　緩中補虛大黃䗪蟲丸主之。

1. 藥味及用量：大黃十分　蒸黃芩二兩　甘草三兩　桃仁一升　杏仁一升　芍藥四兩　乾地黃十兩　虻蟲一升　水

蛭百枚　蠐螬一升　蟅蟲半升　乾漆一兩。

2. 末煉及製法：上十二味末之，煉蜜和丸，小豆大，酒飲服五丸，日三服。

按諸蟲，取其蠕動吸血，今藥鋪不備，闕之亦可，唯虻蟲、水蛭，必不可缺，醫者必予蓄於平日，否則倉促難覓矣。乾漆宜炒至煙盡，或以田三七代之。

3. 藥解：舉世皆以參耆歸地等為補虛，仲景獨以大黃蟅蟲等補虛，苟非神聖，不能行是法也。夫五勞七傷，多緣勞動不節、氣血凝滯、鬱積生熱，致傷其陰，世俗所稱乾血勞是也。所以仲景乘其元氣未漓，先用大黃、蟅蟲、水蛭，虻蟲，蠐螬等蠕動噉血之物，佐以乾漆、生地、桃仁行去其血，略兼甘草、芍藥以緩中補虛，黃芩以開通熱鬱，酒服以行藥勢，待乾血行盡，然後純用緩中補虛收功。血乾則納而不散，非草木之品所能下，必用食血之蟲以化之，此方專治瘀血成勞之證，瘀不除則正氣永無生理，故去瘀即所以補虛也。

● 第十七項　附方

一、虛　勞

（一）**症狀**　虛勞不足，汗出而悶，脈結悸，行動如常，不出百日危急者，十一日死。

（二）**脈象**　脈結悸。

是榮氣不行，悸則血虧而心無養，榮滯血虧而更出汗，豈不立槁乎。故雖行動如常，斷云不出百日，知其陰亡而陽絕也。凡脈見結悸者，雖行動如常，亦不出百日

死。若復危急不能行動，則過十日必死。語極明白，從前解者多誤。

（三）主治　《千金翼》炙甘草湯。

1. 藥味及用量：甘草四兩　桂枝　生薑各三兩　麥冬半升　麻仁半升　人參　阿膠各二兩　大棗三十枚　生地黃一升（此治血脈空竭方）。

2. 煮服法：上九味以酒七升，水八升，先煮八味，取三升，去滓，內膠消盡，溫服一升，日三服。

3. 藥解：清酒之猛，捷於上行，內外調和，悸可寧而脈可復矣。酒七升，水八升，只取三升者，久煎之則氣不峻，此虛家用酒之法。且知地黃、麥冬得酒改良。

二、冷　勞

《肘後》獺肝散，治冷勞。又主鬼疰一門相染（疰者住也，邪氣停住，而為病也）。

勞無不熱，而獨言冷者，陰寒之氣，與邪為類，故邪挾寒入肝，而搏其魂氣，使少陽無權，生生氣絕，故無不死。又邪氣依正氣而為病，藥力不易及，故難癒。

獺肝一具，炙乾末之，水服方寸匕，日三服。

藥解：獺者，陰獸也，其肝獨應月而增減，是得火陰之正，肝與肝為類，故以此治冷勞，邪過正而化也。獺肉皆寒，唯肝性獨溫，放尤宜冷勞，又主鬼疰一門相染，總屬陰邪，須以正陽化之耳。

第七章
肺痿肺癰咳嗽上氣病脈證治

第一節 肺 痿

● 第一項 肺痿之問答

1. **問曰**：熱在上焦者，因咳為肺痿，肺痿之病，從何得之？

病在上焦不咳，不病肺痿也。因熱病咳，則為肺痿。熱在上焦二句，見五臟風寒積聚篇，蓋師有是語，而因是以為問也。

2. **師曰**：或從汗出，或從嘔吐，或從消渴，小便利數，或從便難，又被快藥下利，重亡津液，故得之。

肺熱致痿之由，非止一端，凡汗出、嘔吐、消渴，二便下多，皆足以亡津液而生燥熱。肺虛且熱，則為痿矣。

● 第二項 肺痿因虛冷

（一）**症狀** 肺痿吐涎沫而不咳者，其人不渴，必遺尿，小便數，所以然者，以上虛不能制下故也，此為肺中冷，必眩，多涎唾。

咳而不吐涎沫者，肺燥咳也。咳而吐涎沫者，肺熱痿也。肺熱則膀胱之氣亦熱，小便必赤濇而不能多，若但吐涎沫而不咳，反遺尿而小便數，明非熱在上焦之肺痿，亦

非重亡津液之所致，必係上焦虛冷，不能制下，以故小便無所收攝耳，此為肺中冷，陰氣上逆，侮其陽氣故必眩。陰寒之氣，凝滯津液，故多涎唾。經曰上虛則眩，又云上焦有寒，其口多涎。觀此益信。

（二）**治法**　甘草、乾薑湯以溫之，若服湯已渴者屬消渴。

宜與甘草、乾薑湯之甘辛，以溫其脾肺也。若始先不渴，服溫藥即轉渴者，明是飲一溲一之消渴證。又與癰疽同類，更當消息之矣。（謂肺虛引水自救，又屬消渴之證。）

1. **藥味及用量**：甘草四兩（炙）　乾薑二兩（炮）

2. **煮服法**：上㕮咀，以水三升，煮取一升五合，去滓，分溫再服。

3. **藥解**：甘草、乾薑為溫復氣之劑，亦溫散肺之寒飲也，蓋肺冷者，溫以乾薑。肺虛者，補以甘草也。

● 第三項　肺痿寒熱辨

肺痿一證，一言熱在上焦，一言肺中冷，似前後矛盾也，不知脾為胃行津液，以輸於肺，津液亡則肺葉乾，乾則咳，咳則胃中液唾上升，故曰熱在上焦者，因咳為肺痿，此屬於熱，人所易知。至於上焦之陽，隨津液以亡者，則金寒胃冷，液唾上溢，肺臟受傷，故曰肺痿唾液沫而不咳，此屬於寒，人聽未易識也。然咳者為熱，不咳者為寒，是為易辨矣。其熱在上焦，仲景不云何方以治。其肺中冷者，溫以甘草、乾薑二物，雖為溫肺，其實甘草以

和胃，乾薑以溫脾。胃和則涎沫能散，脾溫則津液能行，子虛補母，為不易之良方也。

● 第四項　肺痿之補治

（一）《外台》炙甘草湯

治肺痿，涎唾多，心中溫溫液液者。

肺痿涎唾多，心中溫溫液液者，心陰不足也。心陰不足，則心陽上燔，勢必剋金而成肺痿。用炙甘草湯生津潤燥，養陰維陽，使陰復而陽不浮，則清肅之令，自行於肺矣。（此治肺中冷，津液少者。）

喻嘉言曰：按此湯仲景傷寒門，治邪少虛多，脈結代，心動悸之聖方也，一名復脈湯。《千金翼》用之以治虛勞，《外台》用之以治肺痿，然本方所治，亦何止於二病。仲景諸方，為生心之化裁，亦若是而已矣，《外台》所取，在於益肺氣之虛，潤肺金之燥，至於桂枝辛熱，似有不宜，而不知桂枝能通營衛，致津液，則肺氣轉輸，濁沫以漸而下，尤為要藥，所以云治心中溫溫液液者。

甘草四兩（炙）　桂枝　生薑各三兩　麥門冬半斤　人參　阿膠各二兩　大棗三十枚　生地黃一升。

上八味，以酒七升，水八升，先煮八味，取三升，去滓，納膠消盡，溫服一升，日三服。（此治血脈空竭方，用酒所以和血脈。）

（二）《千金》生薑甘草湯

治肺咳唾涎沫不止，咽燥而渴。

此治肺冷氣虛胃弱之方也。

生薑五兩　人參三兩　甘草三兩　大棗十五枚

上四味，以水七升，煮三升，分溫三服。

陳云犀云：中者，土也，土能生金，金之母，即資生之源也。肺痿咳唾涎沫不止，咽喉而渴者，是中土虛，水氣逆，阻其正津不能上滋也。

方用生薑破陰行陽，蒸津液上滋，佐以人參入太陰，振脾中之陽，育肺中之陰，又以棗草助之，為資生之始，則土旺而生金制水矣。

（三）《千金》桂枝去芍藥加皂莢湯

治肺痿吐涎沫。（此主氣阻涎凝也）

桂枝　生薑各三兩　甘草二兩　大棗十枚　皂莢一枚（去皮子，炙焦）。

上五味，以水七升，微微火煮，取三升，分溫三服。

尤在涇曰：以上諸方，俱用辛甘溫藥，以肺既枯痿，非溫劑可滋者，必生氣、行氣以致其津，蓋津生於氣，氣至則津亦至也。

又方下俱云：吐涎沫多不止，則非無津液也，乃有津液，而不能收攝分佈也，故非辛甘溫藥不可。

加皂莢者，兼有濁痰也。

徐靈胎曰：肺症生薑不可輕用。

陳元犀云：非辛溫之品，不能行陽運氣。非甘潤之品，不能補土生津，君以棗桂之辛溫，行陽消陰，佐以大棗甘草之甘潤補陰生液。若開壅塞，滌汗垢，以淨其涎沫者，皂莢尤有專長耳。

第二節 肺　癰

● 第一項　肺癰之問答

1. 問曰：病咳逆，脈之，何以知此為肺癰？當有膿血，吐之則死，其脈何類？

2. 師答：

（1）寸口脈微而數，微則為風，數則為熱。微汗則出，數則惡寒。

肺癰之脈，既云滑數，此復云微數者，非脈之有不同也。滑數者，已成之脈。微數者，初起之因也。初起以左右三部脈微，知衛中於風而自汗，左右三部脈數，為營吸其熱而畏寒。

（2）風中於衛，呼風不入，熱過於營，吸而不出，風傷皮毛，熱傷血脈。

風初入衛，尚隨呼氣而出，不能深入，所傷者，不過在於皮毛，以漸舍肺癒。而咳唾振寒，斯時從外入者，從外出之易易也。若夫熱過於營，即隨吸氣深入不出，而傷其血脈矣。又呼氣不入，吸氣不出，乃言其呼吸氣促，難出難入，非竟不出入也。

（3）風舍於肺，其人則咳，口乾喘滿，咽燥不渴，多唾濁沫，時時振寒，熱之所過，血為之凝滯，蓄結癰膿，吐如米粥，始萌可救，膿成則死。

衛中於風，得營中之熱，留戀固結於肺葉之間，乃至血為凝滯，以漸結為癰膿，是則有形之敗濁，必從瀉肺之

法而下驅之。安在始萌不救，聽其膿成而致肺葉腐敗耶。

● 第二項　肺癰喘不得臥

（一）**症狀**　肺癰，喘不得臥。

此肺癰吃緊之時也，肺中生癰，不泄其肺，更欲何待，然日久癰膿已成，瀉之無益。日久肺氣已索，瀉之傷精，唯血結而膿未成，當急以瀉肺之法奪之，況喘不得臥，不亦甚乎。

（二）**治法**　葶藶大棗瀉肺湯主之。

1. **藥味及用量**：葶藶（熬令黃色，搗丸如雞子大）大棗十二枚。

2. **煮服法**：上先以水三升，煮棗取二升，去棗，內葶藶，煮取一升，頓服。

3. **藥解**：此乃水氣溢肺，壅塞肺氣，被迫已甚，致不得臥，故須峻藥頓服，以逐其邪，葶藶苦寒，入肺泄氣閉，加大棗甘溫以和藥力，亦猶皂莢丸之飲以棗膏也。若一身面目浮腫、鼻塞、清涕出，為表證未罷，當先與小青龍一劑後，乃服之。

● 第三項　肺癰兼表邪

（一）**症狀**

肺癰胸滿脹，一身面目浮腫，鼻塞，清涕出，不聞香臭酸辛，咳逆上氣，喘鳴迫塞。

癰在肺則胸脹滿。肺調百脈而主皮毛，肺病一身面目浮腫也。肺開竅於鼻，肺氣壅滯，則畜門不開，但清涕滲

出，而濁膿猶塞於鼻肺之間，故不聞香臭酸辛也。以其氣
逆於上焦，則有喘鳴迫塞之證。

（二）**治法** 葶藶大棗瀉肺湯主之。

方見上，三日一劑，可至三、四劑，先服小青龍一劑
乃進。

● 第四項　肺癰因風熱

（一）**症狀**

咳而胸滿振寒，咽乾不渴，時出濁唾腥臭，久久吐膿
如米粥者，為肺癰。

此乃肺癰之證也。胸滿振寒，癰已成也，咽乾不渴，
時出濁涕，膿已成矣，甚則至於腥臭矣。

（二）**脈象** 脈數。

（三）**治法** 桔梗湯主之。

1. **藥味及用量：**桔梗一兩　甘草二兩。

2. **煮服法：**上二味，以水三升，煮取一升，分溫再
服，則吐膿血也。（已結癰膿，必吐出而後癒，故再服則
吐膿血。）

3. **藥解：**此上提之法也，癰結肺中，所以濁唾腥臭，
乘其新造未固，提而出之，如其勢已入裡，又當引之從胃
入腸，此法殊不中用矣。

此病為風熱所壅，故以桔梗開之，熱聚則成毒，故以
甘草解之，而甘倍於苦，其力似乎大緩，意者，癰膿已
成，正傷毒潰之時，有非峻劑所可排出者，故藥不嫌輕
耳。

● 第五項　肺癰之補治

（一）《外台》桔梗白散　治咳而胸滿，振寒、脈數，咽乾不渴，時出濁唾腥臭，久久吐膿如米粥者，為肺癰。

徐靈胎曰：肺癰全屬內症，肺癰乃係外科，輕者煎藥可癒；重者膿血已聚，必得清火清毒，提膿保肺等藥，方能挽回，否則不治。所以《金匱》云：始萌可救，膿成則死也。

桔梗　貝母各三分　巴豆一分（去皮，熬，研如霜）。

上三味，為散，強人飲服半錢匕，羸者減之。病在膈上者吐膿，在膈下者瀉出，若下多不止，飲冷水一杯則定。

張隱庵曰：凡服巴豆霜，即從胸脅大熱達於四肢，出於皮毛，然後復從腸胃而出。

按桔梗白散為搗堅之銳師，易言之。

疾阻膿欲將成壅塞，以三物白散下之也。

第三節　肺痿肺癰合辨

（一）肺痿

1. 問曰：寸口脈數，其人咳，口中反有濁唾涎沫者何？

數則為熱，熱宜口乾，乃其人咳，口中反有濁唾液沫，頃之遍地者，此為何病？所謂濁唾液沫者，言咳而口

中不乾燥也。

2. 師曰：

（1）為肺痿之病。

肺病則津液不能布化，停貯胸中，得熱煎熬，變為涎沫，侵肺作咳，唾之不已，故愈唾愈乾，所以成為肺痿之病。

（2）苦口中辟辟燥，咳即胸中隱隱痛，脈反滑數，此為肺癰，咳唾膿血。

若咳而口中辟辟作空響，能作乾咳則是肺已結癰，火熱之毒，出見於口，咳聲上下，觸動其癰，胸中則隱隱而痛，其脈必見滑數有力，邪氣力盛之微也。

（3）脈數虛者，為肺痿；數實者，為肺癰。

肺痿一症，《金匱》治法，混在肺癰一門，精意難解，然論脈條中謂脈數虛者為肺痿，數實者為肺癰。是則肺痿當補，肺癰當瀉，隱然言表。醫家能細心會悟，決不以肺痿之虛證，而誤作肺癰之實證矣。

按肺為五臟之華蓋，位至高，質至清，內生乎氣，中主呼音，外司皮毛，血氣充足於內，水火互藏其根，斯嬌臟無痰火之蓄，金水有相生之用，肺氣安得受剋而痿弱不振者乎，無如先天之稟既虧，復又房勞不慎，戕賊真元，根本搖動，致腎水虧而火熾甚，上薰肺臟，肺被火刑，觀其證則咳嗽失血，寒熱往來，夜多盜汗，音啞咽痛，上嘔下泄，切其脈或浮大空數，或弦細而濇數，病勢至此，形體消削，略吐瘀膿，色如桃花，或如米粥，此病劇而變肺痿之惡證，竟為百死一生之危候。

救之之法，在補腎火以鎮陰火，生津液以潤肺燥，更宜填實下元，補真氣以通肺之小管，以復肺之清肅。所謂補其肺者益其氣，補其腎者益其精，庶可起垂危於萬一也。

（二）肺癰

肺癰由五臟蘊崇之火，與胃中停蓄之熱，上乘乎肺，肺受火熱薰灼，血為之凝，痰為之裹，逐成小癰，所結之形漸長，則肺日脹而肋骨日昂，乃至咳聲頻併，痰濁如膠，發熱畏寒，日晡尤甚，面紅鼻燥，胸生甲錯，先能辨其脈症，屬表、屬裡，極力開提攻下，無不癒者，迨至血化為膿，肺葉朽壞，傾囊吐出，始識其症，十死不救，嗟無及矣。

第四節 咳嗽上氣

（一）症狀　上氣面浮腫肩息。

胸中者，肺分之也。肺寒則全失下降之性，壅於中而滿也，滿則氣上，所以咳逆上氣之症生焉，上氣之候而至面目浮腫，喘息動肩，是肺氣壅逼，上而不下。肩息者，息搖肩也。易言之，氣但升而無降矣。

（二）脈象　其脈浮大，不治。

脈浮大，氣方外出，無法可令內還而下趨，故曰不治。

（三）敗象　又加下利尤甚。

加利，則上下交爭，更何以堪。

● 第一項　上氣肺喘

（一）症狀　上氣喘而躁者，此為肺脹。欲作風水，發其汗則癒。

有邪者，尚可治也。若上氣但喘而躁，則喘為風之扇，躁為風之煩，其逆上之痰沫，挾風勢而為風水，今風先泄於肌表，水無風戰，自然順趨而從下出，故可汗而癒。

● 第二項　上氣肺脹

（一）症狀

咳而上氣，此為肺脹。其人喘，目如脫狀。

咳而上氣，則其氣上衝而不下可知，其咳之相連不已又可知，此皆肺脹使然也。邪入於肺則氣壅，氣壅則欲不喘不可，唯喘極故目如脫，所以狀脹與喘之苦也。

（二）脈象　脈浮大。

脈浮，邪也，兼大則邪實，所以貽害於肺，正未有也。

（三）治法　越婢加半夏湯主之。

1. **藥味及用量**：麻黃六兩　石膏半斤　生薑三兩　大棗十五枚　甘草二兩　半夏半斤。

2. **煮服法**：上六味，以水六升，先煮麻黃，去上沫，內諸藥，煮取三升。分溫三服。

3. **藥解**：發以辛熱，佐以甘寒，使久合之邪，渙然冰釋，豈不快乎。然久蓄之飲，何由得泄，故特加半夏於越

婢湯中，一定之法也。辛以散之，麻黃、石膏、生薑、半夏之辛，以散逆氣，甘以緩之，甘草、大棗之甘，以緩逆氣；辛甘相合，脾肺發越，則上焦之邪，必從汗而解也。

余治尹母，年六十餘，春間無汗，惡寒頭痛，咳而目脹，先用麻黃湯解表，後用小柴胡去參、薑、棗，加乾薑、五味，二劑而癒，可見氣壅助脹，非辛熱發散之不可。

● 第三項　上氣煩躁

（一）**症狀**　肺脹，咳而上氣，煩躁而喘。

此亦外邪內飲相搏之證，而兼煩躁，則挾有熱邪可知。

（二）**脈象**　脈浮者，心下有水氣。

此方與上方分治肺脹，皆以其脈浮當從汗解之例。

（三）**治法**　小青龍加石膏湯主之。

1. **藥味及用量**：麻黃　芍藥　桂枝　細辛　乾薑　甘草各三兩　五味半夏各半升　石膏二兩。

2. **煮服法**：上九味，以水一斗，先煮麻黃，去上沫，內諸藥，煮取三升，強人服一升，羸者減之，日三服，小兒服四合。

3. **藥解**：越婢方中，有石膏，無半夏。小青龍方中，有半夏，無石膏。觀二方所加之意，全重在半夏、石膏二味，協力建功。石膏清熱，藉辛溫亦能豁痰；半夏豁痰，藉辛涼亦能清熱。觀麥門湯方中下氣止逆，全藉半夏入生津藥中，此方與上方又藉半夏入清熱藥中，仲景加減成

方，無非生心化裁，後學所當神往矣。

又按本方與上方，治肺脹，皆以其脈浮，當從汗解之例，不可不知。

● 第四項　上氣分脈浮與沉

（一）**脈象**　咳而脈浮者。

脈浮者，表邪居多，為外寒，但此非在經之表，乃邪在肺家氣分之表也。

（二）**治法**　厚朴麻黃湯主之。

1. **藥味及用量：**厚朴五兩　麻黃四兩　石膏如雞子大一枚　杏仁半升　半夏半升　乾薑　細辛各二兩　小麥一升　五味半升。

2. **煮服法：**上九味，以水一斗二升，先煮小麥熟，去滓，內諸藥，煮取三升，溫服一升，日三服。

3. **藥解：**此於小青龍湯中，除去桂枝、芍藥、甘草，加厚朴、石膏、小麥，仍從肺病起見，以桂枝之熱，芍藥之收、甘草之緩，概不採用，而加厚朴以下氣，石膏以清熱，小麥以引入胃中，助其升發之氣也。

（三）**脈象**　咳而脈沉者。

脈沉者，裡邪居多為內飲，但此非在腹之裡，乃邪在肺家營分之裡也。

（三）**治法**　澤漆湯主之。

1. **藥味及用量：**半夏半升　澤漆三斤（以東流水五斗，取一斗五升）　紫參（一本作紫菀）　生薑　白前各五兩　甘草　黃芩　人參　桂枝各三兩。

2. 煮取法：上九味，㕮咀，內澤漆湯中，煮取五升，溫服五合，至夜盡。

3. **藥解**：此方君以澤漆者，以其氣味苦寒，壯腎陰，鎮水逆而止咳也。復用白藥宣肺氣，黃芩泄肺熱、人參補肺虛、甘草安脾氣、紫菀開結，桂枝化膀胱氣、半夏降逆、生薑滌飲，則肺邪可驅，肺虛可補，腎陰可壯，州都可達矣。

● 第五項　上氣作水雞聲

（一）**症狀**　咳而上氣，喉中水雞聲。

凡咳之上氣者，皆有邪也，其喉中水雞聲連連不斷，水與氣相觸，乃痰為火所吸不得下也，火乃風所生，火從風戰而作聲耳，但上氣有咳與不咳，不咳者，只是風邪上逆。咳者，內有水氣，外有風邪也。

（二）**治法**　射干麻黃湯主之。

1. **藥味及用量**：射干十三枚　麻黃　生薑各四兩　細辛　紫菀各三兩款　冬花三兩　大棗七枚　半夏半斤　五味子半升

2. **煮服法**：上九味，以水一斗二升，先煮麻黃兩沸，去上沫，內諸藥，分溫三服。

3. **藥解**：《內經》曰：肺苦氣上逆，急食苦以瀉之。射干、紫菀之苦，所以泄逆氣也，以辛瀉之。麻黃、生薑、細辛、半夏、款冬花之平，所以泄風邪也，以酸收之，以酸補之，五味之酸，以補不足。虛則補其母，大棗之甘，所以補其母也。

● 第六項　火逆上氣

（一）**症狀**　火逆上氣，咽喉不利。

此胃中津液乾枯，虛火上炎之證，凡肺病有胃氣則生，無胃氣則死。胃氣者，肺之母氣也。無論肺癰、肺痿，總以胃氣為先，有胃氣始能納穀。穀者，肺之穀也，末色白，屬肺，味甘屬胃，藉土生金。子有母依，雖重可治。若胃氣一敗，面紅膈熱，煩躁不寧，喘促嘔膿不休，或精神極倦，俱屬難治。

（二）**治法**　止逆下氣，麥冬湯主之。

1. **藥味及用量**：麥門冬七升　半夏一升　人參　甘草各二兩　粳米三合　大棗十二枚。

2. **煮服法**：上六味，以水一斗二升，煮取六升，溫服一升。日三、夜一服。

3. **藥解**：此湯於竹葉石膏湯中，偏除方名二味，而用麥冬數倍為君，兼參、草、粳米，以滋肺母，使水穀之精微，皆得上注於肺，自然沃澤無虞。當知火逆上氣，皆是胃中痰氣不清，上溢肺隧，占據津液流行之道而然，是以倍用半夏，更加大棗通津滌飲為先。若獨飲不除，津液不致，雖日用潤肺生津之劑，烏若建止逆下氣之勳（同勛）哉。倘以半夏性燥不用，殊失仲景立方之旨。

● 第七項　上氣唾濁

（一）**症狀**

咳逆上氣，時時唾濁，但能坐不能眠者。

濁,濁痰也。時時唾濁者,肺中之痰,隨上氣而時出也,故成坐而不眠之劇證。

(二)治法　皂莢丸。

1. 藥味及用量:皂莢八兩（剉去皮,酥炙）。

2. 末製及服法:上一味末之,蜜丸梧子大,以棗膏和湯,服三丸,日三、夜一服。

3. 藥解:火熱之毒,結聚於肺,表之裡之,清之溫之,曾不少應,堅而不可攻,唯此無堅不入,聿成蕩滌之功,不可以藥之微賤而忽諸。若因外感所觸而成,當用《千金》桂枝去芍藥加皂莢湯最佳,足可補仲景之未逮也。

第八章
奔豚氣病脈證治

第一節　驚　發

師曰：病有奔豚、有吐膿、有驚怖、有火邪。此四部皆從驚發得之。

奔豚，腎家病也。其吐膿驚怖火邪，皆上焦心分病，仲景各有治法如下：

（1）於吐膿則曰嘔吐膿血，不可治嘔，膿盡自癒。

（2）於心悸，用半夏麻黃丸。

（3）於火邪，用桂枝去芍藥加龍骨牡蠣湯。

第二節　奔豚之本證

師曰：奔豚病從少腹起，上衝咽喉，發作欲死，復還止，皆從驚恐得之。

少腹指胞室而言，胞乃膀胱之後一大夾室也。男子為精室，女子為血海。驚則傷心，恐則傷腎，心傷氣虛而腎邪乘之，從少腹起，上衝咽喉，腎脈所循之處也，腎水臟也。腎陽不能化水，上衝咽喉，如豕之突，故名奔豚。其水邪逆上凌心，故發作欲死，少頃，邪退還止也。

第三節 奔豚因火逆

（一）**症狀** 奔豚氣上衝胸，腹痛往來寒熱。

氣上衝胸腹痛者，陰邪上逆也；往來寒熱，邪正交爭也；奔豚雖由腎積，而實衝脈為害。

（二）**治法** 奔豚湯主之。

1.**藥味及用量**：甘草 芎藭 當歸 黃芩 芍藥 半夏 生薑各四兩 生葛五兩 甘李根白皮一升。

2.**煮服法**：上九味，以水二斗，煮取五升，溫服一升，日三、夜一服。

3.**藥解**：沖主血，故以芎歸芍草芩半生薑，散其堅積之瘀，葛根以通津液，而用代腎之劑則謬矣。即使果有水氣凌心，不過桂苓之類，《千金》成法可師，不必如東垣奔豚之丸用巴豆烏附等，耗水傷液也。

（三）**附錄** 熱邪凝結，與水氣寒邪之奔豚辨。

奔豚者，病從腹中有氣攻上，一如江豚以臀憤起而攻也，閱《傷寒論》，凡傷寒發奔豚者二。

1. 一曰燒針令其汗，針處被寒，核起而赤者，必發奔豚，氣從少腹上衝心者，灸其核上名一壯，與桂枝加桂湯。

2. 一曰發汗後，其人臍下悸者，欲作奔豚。茯苓桂枝甘草大棗湯主之。

按此二症，一屬少陰寒氣凌心，故用桂枝加桂，溫腎散寒。病由外召，寒邪仍從太陽表治，唯加桂兩數，便可

以溫少陰而泄陰邪矣。一屬水邪上逆，故重用茯苓以制水邪，桂枝保心氣以禦水凌，甘草、大棗補脾土以制水泛，取甘瀾水者，不欲其助水性也。傷寒奔豚，唯此二方為主治。

而汗後臍下悸，作奔豚之症尤多，定當以苓桂甘棗湯為治，若夫《金匱要略》中所載奔豚湯方，用半夏、生薑，散結，芍藥、甘草、安中氣，芎、歸和心氣，黃芩散火，生葛欲降先升，甘李根皮大寒折衝逆之氣，此治因驚恐而得奔豚者，其為病也。聚散靡常，作止無定，腹痛沖逆，發則為熱，退則為寒，乃心中熱邪凝結而成，與傷寒水氣寒邪作奔豚者迥異，不可混治。

第四節 奔豚因水逆

（一）**症狀** 發汗後，燒針令其汗。針處被寒，核起而赤者，必發奔豚。

此腎邪也，燒針令汗，縱不如法，與少陰何歟？而作奔豚，蓋太陽少陰相表裡，針處被寒，核起而赤。吾知前此之邪未散，後此之邪復入也。

（二）**灸法** 氣從少腹上至心，灸其核各一壯。

因寒而腫，唯灸消之也。

（三）**治法** 桂枝加桂湯主之。

1.**藥味及用量**：桂枝五兩　芍藥　生薑各三兩　甘草三兩（灸）　大棗十二枚。

2.**煮服法**：煮取三升，去滓，服一升。

3. **藥解**：此湯治氣從少腹上衝心，即悟理中湯去朮加桂，臍下動氣之治也，桂能伐腎邪，所以用桂加入桂枝湯中，外解風邪，內泄陰氣也。加桂者，通腎氣、燥水臟，而水邪化矣。

第五節　奔豚欲作之證治

（一）**症狀**　發汗後，臍下悸者，欲作奔豚。

汗本心之液，臍下為腎氣發源之地，發汗而臍下病悸者，心氣虛而腎氣亦動也。

（二）**治法**　茯苓桂枝甘草大棗湯主之。

1. **藥味及用量**：茯苓半斤　甘草二兩　大棗十五枚　桂枝四兩。

2. **煮服法**：上四味，以甘瀾水一斗，先煮茯苓，減二升，內諸藥，煎取三升，去滓，溫服一升，日三服。

3. **藥解**：桂枝能伐腎邪，茯苓能泄水氣，然欲治其水，必益其上，故又以甘草大棗，補其脾氣。

王晉三先生曰：奔豚氣有三，犯肺之奔豚屬心火，犯心之奔豚屬腎寒，臍下悸欲作奔豚屬水邪，證自分途，治亦各異。

第九章
胸痺心痛短氣病脈證治

第一節　胸痺短氣

師曰：夫脈當取太過不及，陽微陰弦，即胸痺而痛，所以然者，責其極虛也。今陽虛知在上焦，所以胸痺心痛者，以其陰弦故也。

第二節　短氣不足以息

平人無寒熱，短氣不足以息者，實也。

上節是言不足，此則言太過也，蓋言無內因虛勞，外因感冒，而患短氣不足以息者，當是胸中窒塞，腎中陽氣不得上通於胸中，故為實也。

余意此症重在平人無寒熱五字，故能斷定為實。

第三節　胸痺症脈

（一）**症狀**　胸痺之病，喘息咳唾，胸背痛，短氣。

趙氏曰：凡寒濁之邪，滯於上焦，則阻其上下往來之氣，塞其前後陰陽之位，逐令為喘息，為咳唾，為短氣也。

（二）**脈象** 寸口脈沉而遲，關上小緊數。

寸口脈沉遲者，寸口亦陽也，而沉遲則等於微矣。易言之，即陽氣衰微也，關上小緊者，亦陰弦之意，而反數者，陽氣失位，陰反得而乘之，《易》所謂陰凝於陽，《書》所謂牝雞司晨也。

（三）**主治** 栝蔞薤白白酒湯主之。

1. **藥味及用量**：栝蔞實一枚　搗薤白半升　白酒七升。

2. **煮服法**：上三味同煮，取二升，分溫再服。

3. **藥解**：栝蔞性潤，專以滌垢膩之疾，薤白臭穢，用以通穢濁之氣，同氣相求也。白酒，熟穀之液，色白上通於胸中，使佐藥力，上行極而下耳。

第四節　胸痺不得臥

（一）**症狀** 胸痺不得臥，心痛徹背者。

上節胸痺胸背痛尚能臥，以痛而氣不逆也，此節心痛徹背不得臥，是痛甚而氣上逆也，心痛徹背者，胸中痰垢積滿，循脈而溢於背也。

（二）**治法** 栝蔞薤白半夏湯主之。

1. **藥味及用量**：栝蔞一枚　搗薤白三兩　半夏半升　白酒一升。

2. **煮服法**：上四味同煮，取四升，溫服一升，日三服。

3. **藥解**：背者，胸之府；胸者，肺之部。用薤白散肺之陽，故於前藥但加半夏，以祛痰積之痺逆也。

（三）**醫案** 邵先生，年廿餘，十六年臘月十五日，患胸口疼甚，微食則安，四肢逆冷，大便乾燥，六脈沉細，背惡寒，口不渴。季雲法仲聖胸痺例治之，一藥而癒。

全栝蔞實一枚　薤白三錢　製半夏三錢　白酒小半杯
桂枝二錢　生薑汁每次一錢　枳實七分　附片二錢。

第五節　胸痺已甚證

（一）**症狀** 胸痺心中痞氣，氣結在胸，胸滿脅下逆搶心。

痰氣結聚於胸中，胸滿溢於經脈，故從脅下逆上以搶心也。脅下逆搶心，主肝木上逆。

（二）**治法** 枳實薤白桂枝湯主之，人參湯亦主之。

1. 枳實薤白桂枝湯藥味及用量：枳實四枚　厚朴四兩薤白半斤　桂枝一兩　栝蔞實一枚（搗）。

2. 煮服法：上五味，以水五斗，先煮枳實厚朴，取二升，去滓，納諸藥，煮數沸，分溫三服。

胸痞滿加枳實以泄胸中之氣，加厚朴以泄脅下之氣，故仲景凡胸滿多加枳實，凡胸滿均加厚朴。

3. 藥解：枳實、厚朴能下氣，栝蔞、薤白能利膈水，得桂而枯，桂枝能去脅下逆氣。

4. 人參湯藥味及用量：此即理中湯加桂枝也，為寒因寒用之法，須知。

人參　乾薑　白朮　甘草　桂枝各三兩。

5. **煮服法**：上四味，以水九升，煮取五升，納桂枝，更煮取三升，溫服一升，日三服。

6. **藥解**：中氣強，則痞氣能散，腹滿能消，脅氣能下。人參、白朮所以益脾，甘草，乾薑所以溫胃，脾胃得其和，則上焦之氣開發而胸痺亦癒。

第六節 氣塞短氣

（一）**症狀** 胸痺，胸中氣塞短氣。

（二）**治法** 茯苓杏仁甘草湯主之，橘枳薑湯亦主之。

1. **茯苓杏仁甘草湯藥味及用量**：茯苓三兩　杏仁五十個　甘草一兩。

2. **煮服法**：上三味，以水一斗，煮取五升，溫服一升，日三服，不瘥再服。

3. **藥解**：短氣，是水不化氣也。故用苓杏。《神農經》曰：茯苓主胸脅逆氣，杏仁主下氣，甘草主寒熱邪氣，為治胸痺之輕劑，重用茯苓清制節，使水順氣而下，水行而氣自治，譬之導流歸海，而橫逆自平矣。

4. **橘枳薑湯藥味及用量**：橘皮一斤　枳實三兩　生薑半斤。

5. **煮服法**：上三味，以水五升，煮取二升，分溫再服。

6. **藥解**：氣塞，是氣不化水也，故用橘枳，此證非辛溫之藥，不足以行之。橘皮枳實生薑辛溫，同為下氣藥

也。內經曰：病有緩急，藥有輕重，方有大小，此胸痺之緩者，用君一臣二之小方也。

第七節 胸痺邪淫於筋

（一）**症狀** 胸痺緩急者。

（二）**治法** 薏苡附子散主之。

1. 藥味及用量：薏苡仁十五兩 大附子十枚（炮）。

2. 杵製及服法：上二味，杵為散，服方寸匕，日三服。

3. 藥解：用薏苡舒其經脈，附子復其胸中之陽，則大氣一轉，陰濁不留，胸際曠然若太空矣。

第八節 痞逆類胸痺

（一）**症狀** 心中痞，諸逆，心懸痛。

心中痞者，心氣逆於上也，上氣逆，則中下亦逆，氣逆則經脈亦逆，故為諸逆也。上下氣逆，肺不交通，心主孤懸於上，不得營氣以和之，故必懸痛也。

（二）**治法** 桂枝生薑枳實湯主之。

1. 藥味及用量：桂枝 生薑 枳實各五兩。

2. 煮服法：上三味，以水六升，煮取三升，分溫三服。

3. 藥解：桂枝色赤通心，行心氣以散痞，薑枳味辛苦香，疏中焦以通經，趙氏曰：枳實生薑，原以治氣塞，況

於痞乎？故於前條稍減輕分量，使痞者下其氣以開之。懸痛屬飲者，得生薑以散之，或通陽氣既足建功矣。乃去橘皮而用桂枝者，以所逆非一，或通陽氣，或破結氣，或散寒氣，皆能去痹也。

第九節　心背痛

（一）**症狀**　心痛徹背，背痛徹心。

心痛徹背，背痛徹心。乃陰邪厥逆，而上干胸背經脈之間，牽連痛楚，亂其氣血，紊其疆界矣。要言之，寒邪客於上焦，近於前則心痛徹背，近於後則背痛徹心。

（二）**治法**

烏頭赤石脂丸主之。

1. 藥味及用量：烏頭一分（炮）　蜀椒　乾薑各一兩　附子半兩　赤石脂一兩。

2. 蜜製及服法：上五味，末之，蜜丸如桐子大，先食服一丸，日三服。不知，稍加服。

3. 藥解：喻嘉言云：此而若用氣分之藥，則轉益其痛，勢必危殆，仲景用蜀椒烏頭一派辛辣，以溫散其陰邪，然恐胸背既亂之氣難安，即於溫藥隊中，取用乾薑赤脂之，以填塞厥氣攻衝之經隧，俾胸之氣自行於胸，背之氣自行於背，各不相犯，其患乃除。

今人但知有溫氣補氣，行氣散氣諸法，不知有填塞邪氣攻衝之竇也。

第十節 九種心痛

（一）症狀

九種心痛者，乃久客之劇證，即一蟲心痛、二疰心痛、三風心痛、四悸心痛、五食心痛、六飲心痛、七冷心痛、八熱心痛、九去來心痛，雖分九種，不外積聚痰飲，結血蟲注，寒冷而成。

（二）治法　九痛丸。

1. 藥味及用量：附子三兩（炮）　生狼牙　巴豆（去皮心，熬，研如脂）　乾薑　吳茱萸　人參各一兩。

2. 蜜製及服法：上六味末之，煉蜜丸，如梧子大，酒下。強人初服三丸，日三服，弱者二丸。

3. 藥解：仲景於胸痺後附此方，治九種心痛，以其久著之邪，不同暴病，故藥則加峻，而湯改為丸，取緩攻，不取急蕩也。痛久血痰，陰邪團結，故用附子、巴豆散寒冷而破堅精，狼牙、吳茱萸殺蟲注而除痰飲，乾薑、人參理中氣而和胃脘，使從陰竅而出，以其邪據胃中，結成堅壘，非直搗其巢，終不去也。

第十章
腹痛寒疝宿食病脈證治

第一節　虛寒腹痛

● 第一項　腹滿脈證

（一）脈象　趺陽微弦。

（二）症狀　法當腹滿，不滿者，必便難，兩腳疼痛，此虛寒從下上也，當以溫藥服之。

陰寒橫聚於腹，法當腹滿有加。設不滿，陰邪必轉攻而上，決無輕散之理，蓋陰邪既聚，不溫則不散，陰邪不散，陰竅必不通，故知其便必難，勢必逆攻兩胠而痛，較腹滿更進一步也。

虛寒之氣從下而上，由腹而胠，才見一斑，丞以溫藥服之，使陰邪從陰竅走散，而不至上攻則善矣。

● 第二項　腹滿時減復

腹滿時減，復如故，此為寒，當與溫藥。

第二節　腹痛虛實試驗法

（一）症狀　病者腹痛。

（二）試法　按之不痛為虛，痛者為實，可下之。

（三）**驗舌**　舌黃未下者，下之黃自去。

第三節　肝寒脅痛

（一）**脈象**　寸口脈弦者。

（二）**症狀**　脅下拘急而痛，其人嗇嗇惡寒也。

弦脈屬肝，而胠，脅下肝之部也。簡言之，脅下，即兩胠也。拘急而痛，與疼痛原不大異，其不同者，正在寸口與趺陽也。

第四節　中寒家

● 第一項　喜欠善嚏

夫中寒家喜欠，其人清涕出，發熱，色和者，善嚏。

陽欲上而陰引之則欠，陰欲入而陽拒之則嚏。中寒家陽氣被抑，故喜欠清涕，發熱色和，則邪不能留，故善嚏。

● 第二項　欲嚏不能

中寒其人下利，以裡虛也。欲嚏不能，此人肚中寒。

中氣虛寒，不能上溫肺氣，則善呼，不能引胃氣，則善欠。故呼欠雖主胃氣不舒，實緣腎氣鬱伏所致。

若中寒而加火迫津氣，或風激水液，皆清涕出，總由土虛不能禦邪之故。

設兼客邪發熱，而色和善嚏者，此表氣尚強，逼邪上

走空竅也，亦有裡虛不能拒邪，而為下利，知其人必有陳寒，無陽氣以發越其邪，故欲嚏而不能也。又按陽欲達而陰發之故嚏。

第五節 虛冷臍痛

夫瘦人繞臍痛，必有風冷，穀氣不行，而反下之，其氣必衝，不衝者，心下則痞也。

瘦人本無痰濕痹著，而繞臍痛者，為肌肉疏薄，風冷得以直入干於脾土之陰分，土氣傷則不能轉運，是以穀氣不行。

若反下之，徒虛其腸胃，邪氣愈逆，因而上衝。

第六節 腹滿屬火

● 第一項 腹滿發熱

（一）**症狀** 病腹滿，發熱十日，飲食如故。

腹滿者，邪氣入於裡也，發熱者，陽氣達於外也，病雖十日，而飲食如故，即此以見邪猶未全入裡，胃氣尚有能食之權也。

（二）**脈象** 脈浮而數。

此因外感風邪，經腑皆鬱，經氣不泄，故發熱脈數也。

（三）**治法** 厚朴七物湯主之。

1.**藥味及用量**：厚朴半斤　甘草　大黃各三兩　大棗十

枚　枳實五枚　桂枝二兩　生薑五兩。

2. 煮服法：上七味，以水一斗，煮取四升，溫服八合，日三服。

3. 藥解：用小承氣合桂枝去芍藥湯，兩解表裡之法，較之桂枝加大黃湯，多枳朴而少芍藥，以枳朴專泄壅滯之氣，故用之。芍藥專收耗散之陰，此腹但滿而不痛，與陰血無予，故去之。要言之，此方不外解表邪，內泄裡實也。

4. 前湯加減如下：

（1）嘔者：加半夏五合。

（2）下利：去大黃。

（3）寒多：加生薑至半斤。

● 第二項　熱痛便閉

（一）症狀　痛而閉者。

痛而閉塞，無雷鳴下逆之證者，為實。必鬱而生熱，直用寒泄，不須溫下。

（二）治法　厚朴三物湯主之。

1. 藥味及用量：厚朴八兩　大黃四兩　枳實五枚。

2. 煮服法：上三味，以水一斗二升，先煮二味，取五升，內大黃，煮取三升，溫服一升，以利為度。

3. 藥解：此方重在氣滯一邊，故用小承氣倍厚朴，而易其名，以其無亢極之火，故不用承氣六字，與理中湯之易名人參湯一義。

尤在涇云：承氣意在蕩實，故君大黃，三物意在行

氣，故君厚朴。

● 第三項　心下滿痛

（一）**症狀**　按之心下滿痛者，此為實也，當下之。

（二）**治法**　宜大柴胡湯。

1. **藥味及用量**：柴胡半斤　黃芩　芍藥各三兩　半夏半升　枳實四枚　大黃三兩　大棗十二枚　生薑五兩。

2. **煮服法**：上八味，以水一斗二升，煮取六升，去滓，再煎，溫服一升，日三服。

3. **藥解**：邪從胸脅而入於陽位，合用大柴胡兩解之，與臍腹硬痛承氣證不同。緣柴芩芍藥，清解少陽之經，枳實，大黃，寒泄陽明之府，半夏、薑、棗，降逆而補中也。

● 第四項　腹滿減不殺勢

（一）**症狀**　腹滿不減，減不足言，當下之。

腹滿時減，復如故，為虛滿，當用溫藥，今雖少減，而實末嘗不滿，故為減不足言，言滿至十分，即減一二分，不足殺其勢也。易言之，減不足言，是微微輕減，而腹中仍實，並無一時之空空然也，故責其實，而下之，與時減者迥然不同。

（二）**治法**　宜大承氣湯。

1. **藥味及用量**：大黃四兩（酒洗）　厚朴半斤（去皮）枳實五枚（炙）　芒硝三合。

2. **煮服法**：上四味，以水一斗，先煮枳朴五升，去

滓，內大黃，煮二升，內芒硝，更上微火一二沸，分溫再服，得下，餘勿服。

3. **藥解**：苦泄滿，鹹軟堅，大黃、芒硝之苦鹹，以下堅滿；辛散結，酸湧泄，厚朴、枳實之辛酸，以破結實。

第七節　腹鳴切痛

（一）**症狀**　腹中寒氣，雷鳴切痛，胸脅逆滿，嘔吐。

氣逆則為雷鳴，寒甚則為切痛。腹中寒氣，奔迫上攻胸脅，以及於胃，而增嘔逆。頃之胃氣空虛，邪無所砥，輒入陽位則殆矣，是以除患之機，所重全在胃氣，乘其邪出犯胃，尚能自食而治之。

（二）**治法**　附子粳米湯主之。

1. **藥味及用量**：附子一枚（炮）　半夏　粳米各半升甘草一兩　大棗十枚。

2. **煮服法**：上五味，以水八升，煮米熟，湯成去滓，溫服一升，日三服。

3. **藥解**：用附子粳米之法，溫飽其胃。胃氣溫飽，則土厚而邪難上越，胸脅逆滿之濁陰得溫，無敢留戀，必還從下竅而出矣。

第八節　心胸大寒痛

（一）**症狀**　心胸中大寒痛，嘔不能飲食。腹中寒，

上衝皮起，出見有頭足，上下痛而不可觸近者。

大寒填塞於胸膈之間，不能出納，是以痛嘔不能飲食也。腹中有寒，則汁沫溢於腸胃之外，是以上衝皮起，出見有頭足，痛不可觸，乃有形之積，聚於空廓之間也。

（二）治法　大建中湯主之。

1. **藥味及用量**：蜀椒二合（炒去汗）　乾薑四兩　人參二兩。

2. **煮服法**：上三味，以水四升，煮取二升，去滓，內膠飴一升，微火煎取一升半，分溫再服，如一炊頃，可飲粥二升，後更服。（當一日食糜粥，溫覆之）

3. **藥解**：大建其中者，使邪不敢內干於臟也。故用乾薑、人參、膠飴，大溫補其中土，蜀椒補心氣而散胸中之寒，又能消皮膚中之陰聚，總取其辛散耳。

第九節　脅滿溫下法

（一）**症狀**　脅下偏痛發熱，此寒也。

（二）**脈象**　其脈緊弦。

（三）**治法**　以溫藥下之，宜大黃附子湯。

1. **藥味及用量**：大黃三兩　附子三枚（炮）　細辛二兩

2. **煮服法**：上三味，以水五升，煮取二升，分溫三服。若強人，煮取二升半，分溫三服。服後如人行四、五里，進一服。

3. **藥解**：此邪在厥陰少陰之分也。邪在下，當從下解，然寒邪之在陰分，故當以溫藥下之。附子驅少陰之

寒，細辛達厥陰之氣，用大黃通泄其積，此寒熱並施之妙
也。

第十節　寒氣厥逆

寒氣厥逆赤丸主之。

寒氣逆於上下，則陰陽之氣不相順接，是以厥逆而不
知也。

1. 藥味及用量：烏頭二兩（炮）　茯苓四兩　細辛一兩
半夏四兩。

2. 末練及服法：上四味末之，內真朱為色，煉蜜丸，
如麻子大。先食酒飲下三丸，日再夜一服，不知，稍增
之，以知為度。

3. 藥解：烏頭驅逆上之寒，茯苓導心氣下降，細辛發
腎氣上升，半夏散寒飲結聚。真朱為色，有坎離相生之
義，其丸妙不可言喻，世俗以烏半相反，殊失此方之奧。

第十一節　寒　疝

● 第一項　寒疝腹痛

（一）**證脈合參**　腹痛脈弦而緊，弦則衛氣不行，即
惡寒，緊則不欲食。邪正相搏，即為寒疝，寒疝繞臍痛。

寒疝臍痛，其脈陽弦陰緊，陽弦故衛生不行而惡寒，
陰緊故胃中寒盛不殺穀，今寒入營中，與衛相搏，則繞臍
而痛。

（二）治法　發則自汗出，手足厥冷，其脈沉緊者，大烏頭煎主之。

1. 藥味及用量：烏頭大者五枚（熬去皮，不㕮咀）。

2. 煮蜜及服法：上以水三升，煮取一升，去滓，內蜜二升，煎令水氣盡，取二升，強人服七合，弱人服五合，不瘥，明日更服，不可一日再服。

3. 藥解：自汗出，手足厥冷，陽微陰盛，其疾危矣，故用烏頭之溫，合蜜之甘，入胃以建其中，而緩其痛，使營中之陽旺，則衛中之邪，自不能留，亦不使虛寒自下上之微旨也。

● 第二項　寒疝腹脅痛

（一）症狀　寒疝，腹中痛及脅痛裡急者。

（二）治法　當歸生薑羊肉湯主之。

1. 藥味及用量：當歸三兩　生薑五兩　羊肉一斤

2. 煮服法：上三味，以水八升，煮取三升，溫服七合，日三服。

3. 加法如下：

（1）若寒多者，加生薑成一斤。

（2）痛多而嘔者，加橘皮二兩，白朮一兩。加生薑者，亦加水五升，煮取三升二合，服之。

4. 藥解：此衝脈為疝，法當溫補也。寒積迫於厥陰衝脈，故用當歸以通衝脈之急；生薑以散中外之寒；羊肉以補精血之虛也。厚歸薑補養衝任而散風寒，羊肉溫補營衛之氣，脾邪散而痛自止。後云：痛而多嘔，乃肝氣上逆衝

胃，故如橘朮以補之。並治產後腹中病痛。

（三）**醫案**

葉天士治常熟眷二七，瘕母瘕聚有形，治在宣通氣血，第所述病狀，已是產後八脈交損，不敢攻瘕，當歸生薑羊肉湯。

● 第三項　寒疝腹痛逆冷

（一）**症狀**　寒疝腹中痛，逆冷，手足不仁。

腹中痛，為少陰與任脈之寒證，逆冷不仁者，肝腎之邪，合而賊土，土敗而四肢失養也。

（二）**治法**　若身疼痛，灸刺諸藥不能治，抵當烏頭桂枝湯主之。

身疼痛，逆冷，手足不仁，營衛之氣亦不調矣。灸刺諸藥不效者，邪不在經，而在腎與任脈也。

1. 藥味及用量：烏頭三枚　桂枝三兩　芍藥三兩　甘草三兩（炙）　大棗十二枚　生薑三兩。

2. 蜜煎及服法：上烏頭一味，以蜜二斤，煎減半，去滓，以桂枝湯五合解之，令得一升後（解之者，溶化也。令得一升，以烏頭所煎之蜜五合，加桂枝湯五合），初服二合，不知，即服三合；又不知復加至五合。其知者，如醉狀，得吐者，為中病。

3. 藥解：用烏頭蜜煎，以溫少陰任脈之經，合桂枝以調營衛之氣，方後有云：知者如醉狀，營衛得溫而氣行。得吐者，為中病，陽氣內復，陰邪無容息之地而上出矣。

⚫ 第四項 寒疝宜溫下

脈象如下：

（1）其脈數而緊乃弦，狀如弓弦，按之不移。脈數弦者，當下其寒。

（2）脈緊大而遲者，必心下堅。脈大而緊者，陽中有陰，可下之。

喻嘉言曰：脅下偏痛發熱為陽，其脈弦緊為陰。寒上逆者，已立溫藥下之一法矣，茲又別出一條云：脈數弦者，當下其寒。脈大而緊者，陽中有陰可下。讀者罔識其指，詎知皆以溫藥下之之法耶，其曰：當下其寒，陽中有陰，試一提出，其金針不躍，然乎。

⚫ 第五項 附《外台》治寒疝及心腹痛

（一）**症狀** 寒疝腹中絞痛，賊風入攻五臟，拘急不得轉側發作有時，令人陰縮，手足厥逆。

賊風入攻五臟，則知此為外邪內犯至急，然未是邪藏腎中，但刻欲犯腎，故腎不為其所犯則不發，稍一犯之即發，發則陰緊，寒氣斂切故為。

（二）**治法** 烏頭湯（即大烏頭煎）。

（三）**症狀** 心腹卒中痛者。

外邪入內，與裡之虛寒不同。

（四）**治法** 柴胡桂枝湯。

1. **藥味及用量：**柴胡四兩　黃芩一兩半　人參一兩半
半夏二合半　大棗六枚　生薑一兩半　甘草一兩　桂枝一兩半

芍藥一兩半。

2. 煮服法：上九味，以水六升，煮取三升，溫服一升，日三服。

3. 藥解：桂枝柴胡湯治表邪之內入者，從內入者，從內而漸驅之為便，故曰：治腹卒中痛者，謂從表入者，從半表治也。

（五）**症狀** 中惡，心痛腹脹，大便不通。

（六）**治法** 走馬湯。

1. 藥味及用量：巴豆二枚（去皮心，熬） 杏仁二枚。

2. 槌碎及飲服法：上二味，以綿纏，搥令碎，熱湯二合，捻取白汁，飲之，當下。老小量之。（通治飛屍鬼擊病）

3. 藥解：沈目南云：用巴豆極熱大毒峻猛之劑，急攻其邪，佐杏仁以利肺與大腸之氣，使邪從便出，一掃盡除，則病得癒。若緩須臾，正氣不通，營衛陰陽，機息則死，是取通則不痛之義也。亦主飛屍鬼擊者，總使陰邪不能留也。

第十二節 宿 食

● 第一項 宿食之問答

問曰：人病有宿食，何以別之？

師答：

（一）**脈象** 寸口脈浮而大，按之反澀，尺中亦微而澀，故知有宿食。

寸口即氣口，《靈樞‧經脈》對人迎而言也。氣口脈浮取之大，而按之反澀，尺寸亦微而澀，此以胃中營氣受傷，所以氣口脈雖大，而不能滑實，重按反澀也。

尺中亦微而澀，以其腐穢已歸大腸，肺與大腸相表裡，故其脈自應澀也。

（二）**治法** 大承氣湯主之。

上之亦字，從上貫下，言浮大而按之略澀，方可用大承氣湯下之。設純見微澀，按之不實，乃屬胃氣虛寒，冷食停滯之候，又當從枳實理中，助味消導之藥矣，豈復為大承氣證乎。

（三）**脈象** 數而滑者，實也。此有宿食，下之癒。

數為在腑，滑則流利如珠，此為實也，蓋宿食在腑。有諸中形諸外也。

（四）**治法** 宜大承氣湯。

（五）**症狀** 下利不欲食者，此有宿食，當下之。

不欲食，非不能食，乃傷食、惡食之明徵也。

（六）**治法** 宜大承氣湯。

上湯均見痙病。

● 第二項　上脘宿食

（一）**症狀** 宿食在上脘，當吐之。

宿食本不當吐，以其人素多痰飲，載宿食於上脘，故宜用吐法。此其高者因而越之也。

（二）**治法** 宜瓜蒂散。

1. **藥味及用量：**瓜蒂一分（熬黃）　赤小豆三分

（煮）。

2. 杵煮法：上二味，杵為散，以香豉七合，煮取汁，合散一錢匕，溫服之。不吐者，少加之，以快吐為度而止。

亡血及虛者，不可與之。

3. 藥解：此酸苦湧泄之法也。赤小豆味酸，瓜蒂，香豉味苦，三味相合而為味劑。

● 第三項　宿食兼外感

1. 脈緊如轉索無常者，宿食也。

此緊中兼有滑象，不似風寒外感之緊而帶弦也，故寒氣所束者，緊而不移。食氣所發者，乍緊乍滑，如以指轉索之狀，故曰無常。

2. 脈緊頭痛，有風寒，腹中有宿食不化也。

此宿食類傷寒也。頭痛風寒，外有寒邪也。寒令脈緊，以脾胃喜溫而惡寒，外既有寒邪，腹中有宿食，亦令不消也。

第十一章

五臟風寒積聚病脈證並治

第一節　五臟風寒

● 第一項　肺部

一、肺中風

肺中風者，口燥而喘，身運而重，冒而腫脹。

二、肺中寒

吐濁涕。

李文曰：五液入肺為涕，肺合皮毛，開竅於鼻，寒邪從皮毛而入於肺，則肺竅不利而鼻塞。壅逼不通，吐出於口也。

李云：按濁涕與清涕，最易混淆。如係清涕，固宜疏散以祛其寒，若出濁涕，則宜辛涼，以清其熱，臨證者，會須識此，勿令誤也。

附濁涕醫案

民國十五年，小女永康，年三歲，患病喜人懷抱，手足冷，乾咳嗽，鼻流清涕，寒也。舌心白滑者，濕也；舌尖紅者，心熱也；吮乳不休者，口渴也；熱退無汗者，陰虛也；兩顴紅赤，揭衣去被，揚手揚足者，熱也；脈數已極，手紋不現，吮乳口熱，昏睡不安，唇紅而吐，胃熱

也；大便溏醬而臭，此腸胃蓄積也；喜仰面睡者，心經實熱也；喜仰面血虛，無因而淚，屬心熱；眼下胞青，胃有風也；此肺燥心熱、胃熱之病，兼心氣實，上下不得流通故也，然此症初起疑點，在鼻流清涕，手紋不現，手足冷，不渴，故屢從風寒治之而未效，不知肺熱甚則出涕。

經云：鼻熱者出濁涕，凡痰涎涕唾稠濁者，皆火熱極甚，銷燥致之然也。向言鼻流清涕為肺寒者，誤也。易曰：燥萬物者莫嘆乎火。劉河間云：以火鑠金，熱極反化為水，及身熱則反汗出，觀此益信，彼見齁齁鼻窒，胃寒則甚，遂以為寒，豈知寒傷皮毛，則腠理閉密，熱氣怫鬱，而病愈甚也。徐靈胎曰：口中出氣，唇口乾燥，鼻中涕出，此為內熱，方用清燥救肺，涼胃養肝，一劑燒熱大減，三劑痊癒。

花粉一錢　霜桑葉一錢半　枇杷葉一斤　杏仁三分（去皮尖）　生石膏八分　黃芩一錢　白芍一錢　鮮葦莖一錢　炒寸冬一錢　鮮生地一錢　燈心五分　生甘草五分　炒梔子三分　馬兜鈴三分　烏梅二枚　陳倉米二錢　淡竹葉五分。

肺喜斂，喜食酸以斂之，故酸收收為補。

萬密齋對於小兒咳嗽，多用紫蘇、阿膠、烏梅一收一散，余師其意，借用烏梅以斂之，亦大效。

● 第二項　肝部

（一）**症狀**　肝著，其人常欲蹈其胸上，先未苦時，但欲飲熱。

（二）**治法**　旋覆花湯主之。

1. **藥味及用量**：旋覆花三兩蔥十四莖新繹少許。

2. **煮服法**：上三味，以水三升，煮取一升，頓服。

3. **藥解**：用蔥以通胸中之氣，如胸痺而用胸痺之例，用旋覆花以降胸中之氣，如胸滿噫氣，而用旋覆之例也。唯新繹乃茜草所染，用以破血，正是治肝經血著之要藥，新繹，新縷也，有入心化赤之功，綿綿不絕之意，治左半身不遂，加少許尤宜。

● 第三項 心部

一、心中風

心中風者，翕翕發熱不能起，心中飢，食即嘔吐。

翕翕發熱者，心為陽臟，風入而益其熱也。不能起者，君主病而百骸皆廢也。心中飢，食則嘔者，火亂於中，而熱極於上也。

二、心中寒

心中寒者，其人若病，心如啖蒜狀，劇者，心痛徹背，背痛徹心，譬如蛊注。其脈浮者，自吐乃癒。

寒為陰，陰邪外來，則火內有鬱，故如啖蒜狀，實似辣而非痛也。劇則邪盛，故外攻背痛，內攻心痛，微者相應也。譬如蛊注狀，其綿綿不息。若脈浮者，是邪未結，故自吐而癒。

三、心傷者

其人勞倦，即頭面赤而下重，心中痛，而自煩發熱，當臍跳，其脈弦，此為心臟傷所致也。

心傷者，其人勞倦，心中痛而自煩發熱者，心虛失

養，而熱動於中也。臍者，小腸之蒂也，心與小腸相表裡，心傷則小腸之氣亦傷，故發動氣而當臍跳。

四、心死臟

浮之實如麻豆，按之益躁疾者死。

《難經》曰：心脈浮大而散，若浮之實如麻豆，按之益躁疾，則真臟脈見，胃氣全無，故死。《內經》云：真心脈至，堅而搏，如循薏苡子纍纍然，即如麻豆意，可與此同參。

五、心氣虛

邪哭使魂魄不安者，血氣少也。血氣少者，屬於心，心氣虛者，其人則畏，合目欲眠，夢遠行而精神離散，魂魄妄行，陰氣衰者為顛。陽氣衰者為狂。

● 第四項　脾部

一、脾中風

脾中風者，翕翕發熱，形如醉人，腹中煩重，皮目瞤而瞤短氣。

二、脾死臟

浮之大堅，按之如覆杯潔潔，狀如搖者，死。

脈弱以滑，是有胃氣，浮之大堅，則胃氣絕，真臟見矣。

三、脾約

（一）**脈象症狀**　趺陽脈浮而澀，浮則胃氣強，澀則小便數。浮澀相搏，大便則堅，其脾為約。

脾主膏油，被熬灼而膏油枯縮，則腸枯澀，是為脾

約，指脾之膏油收縮而言也。浮為陽盛，陽盛則胃能消穀。澀則陰虛，則胃無津液，而小便偏滲，故大便即堅也。

（二）**主治** 麻子仁丸主之。

1. **藥味及用量**：麻子仁二升 芍藥半斤 枳實 大黃去皮各一觔 厚朴一尺去皮 杏仁一升（去皮尖熬別作脂）

2. **煉製及服法**：上六味，煉蜜和丸，如梧子大，飲服十丸，日三服，漸加，以知為度。

3. **藥解**：《內經》曰：脾為孤臟，中央土以灌四旁，為胃而行津液，胃熱則津液枯而小便又偏滲，大腸失傳道之職矣。《內經》曰：燥者潤之。潤以麻子、芍藥、杏仁；結者攻之，下以大黃、枳實、厚朴，共成潤下之劑。

● 第五項　腎部

一、腎著病

（一）**症狀** 腎著之病，其人身體重，腰中冷，如坐水中，形如水狀，反不渴，小便自利，飲食如故，病屬下焦。身勞汗出，衣裡冷濕，久久得之，腰以下冷痛，腹重如帶五千錢。

此證乃濕邪中腎之外廓，與腎臟無予也，雖腰中冷如坐水中，實非腎臟之真氣冷也，今邪著下焦，飲食如故，不渴，小便自利，且與腸胃之腑無予，況腎臟乎，此不過身勞出汗，衣裡冷濕，久久得之耳。所謂清濕襲虛，病起於下者也。

（二）**主治** 甘薑苓朮湯主之。

1. **藥味及用量**：甘草　白朮各二兩　乾薑　茯苓各四兩。

2. **煮服法**：上四味，以水四升，煮取三升，分溫三服，腰中即溫。

3. **藥解**：帶雖出於腰腎，然其脈繞中焦膜綱一周，故又屬脾土，但用甘草、乾薑、茯苓、白朮，甘溫淡滲行濕足矣，又何取暖腎壯陽哉。

二、腎死臟

浮之堅，按下亂如轉丸，益下入尺中者，死。

益下入尺，言按之至尺澤，而脈猶大動，尺下脈宜伏，今反動，真氣不固而將外越，反其封蟄之常，故死。

第二節　三焦竭部之問答

1. **問曰**：三焦竭部。下焦竭，善噫，何謂也？

2. **師曰**：上焦受中焦氣未和，不能消穀，故能噫耳。下焦竭，即遺溺失便，其氣不和，不能自禁制，不須治，久則癒。

竭，虛也。經曰：三焦不歸其部，上焦不歸者，噫而酢吞；中焦不歸者，不能消穀引食；下焦不歸者，則遺溲。上焦，胃上口也，中焦脾也，脾善噫。脾不和，則食息迫逆於胃口而為噫也。經云：膀胱不約，為遺溺，氣不和，則溲便不約，故不能自禁制也。

不須治之，久則正氣復而自癒。

3. 熱在上焦者，因咳為肺痿。熱在上焦者，肺受之。

肺喜清肅而惡煩熱，肺熱則咳，咳久則肺傷而痿也。

4. 熱在中焦者，則為堅。

5. 熱在下焦者，則尿血，亦令淋閉不通。

第三節　大小腸病

1. **大腸**：有寒者多鶩溏，有熱者便腸垢。

2. **小腸**：有寒者，其人下重便血，有熱者必痔。

第四節　積　聚

● 第一項　積聚之問答

1. 問曰：病有積有聚，有氣，何謂也？

2. 答曰：

（1）積者，臟病也，終不移。聚者，腑病也。作發有時，展轉痛移，為可治。

所謂有時者，既無定著，則痛無常處，故展轉痛移，其根不深，故此積為可治。

（2）氣者，脅下痛，按之則痛，復發為氣。

氣，食氣也。飪之邪，從口而入為宿食也。復發者，飲食不節，則其氣仍復聚也。

● 第二項　諸積之脈法

脈來細而附骨者，乃積也。

諸積者，該氣血痰氣而言。諸積為臟，深入在裡，故

脈細而附骨也。脈來細，營血結，結則為積。附骨者，狀其沉之甚，非謂病在骨也。

（1）寸口積在胸中。見於寸口，則上而積在胸中。

（2）微出寸口，積在喉中。微出寸曰，則更上而積在喉中。

（3）關上積在臍旁。見於關上，則中而積在臍旁。

（4）上關上積在心下。上於關上，則上而積在心下。

（5）微下關，積在少腹。微下於關，則下而積在少腹。

（6）尺中積在氣衝。見於尺中，則下而積在氣衝，衝在少腹，近毛際，在兩股之陰，其氣與下焦通。

（7）脈出左，積在左。謂脈見左手，則積在內之左也。

（8）脈出右，積在右。謂脈見右手，則積在內之右也。

（9）脈兩出，積在中央。以中央有積，其氣不能分部左右，故脈之見於兩手者，俱沉細而不起也。

（10）各以其部處之。謂各隨其積之所在而分治之耳。

第十二章
痰飲咳嗽病脈證並治

第一節 飲 證

夫飲有四，試分列如下：

● 第一項 痰飲

症狀 其人素盛，今瘦，水走腸間，瀝瀝有聲，謂之痰飲。痰飲者何，以平人水穀之氣，入於胃，變化精微，以充肌肉，則形配，今不能變化精微，但化而為痰飲，此其人所以素盛今瘦，故走腸間瀝瀝作聲也。此由脾虛不能化穀，食宿水停，肌肉不生也。

● 第二項 懸飲

（一）**症狀** 飲後，水流在脅下，咳唾引痛，謂之懸飲。

懸飲者何，以飲水後，水偏流於脅下，懸於肝經部分，肝脈入肺中，故一咳一唾，必相引而痛也。

（二）**脈象** 脈沉而弦者，懸飲內痛。

脈沉，病在裡也，凡弦者為痛為飲為癖，沉為水飲，弦為肝脈，此飲留於脅下，而成懸飲，懸飲結內作痛，故脈見沉弦。

（三）**治法** 病懸飲者十棗湯主之。

1. **藥味及用量**：芫花（熬，氣味辛溫） 甘遂 大戟（氣味苦寒）各等分 大棗十枚。

2. **煮服法**：上三味，搗篩，以水一升五合，先煮肥大棗，取八合，去滓，內藥末，強人服一錢匕，羸人服半錢，平旦溫服之，不下者，明日更加半錢，得快後，糜粥自養。

3. **藥解**：《本草》云：通可以去滯。芫花、甘遂、大戟之類是也。以三味過於利水，佐大棗之甘之緩之，則土有堤防，而無暴潰暴決之禍。服法斟酌強羸人，快後養以糜粥，皆全胃氣也。

● 第三項 溢飲

（一）**症狀** 飲水流行，歸於四肢，當汗出而不汗出，身體疼重，謂之溢飲。

溢飲者何，以飲入於胃，當上輸於脾，脾當散精上歸於肺，則能通調水道，今脾失宣化之令，水竟流溢於四肢，在四肢可汗而泄，以其當汗不汗，則水飲留於肌膚脈絡之中，故身體痛重也。

（二）**治法** 病溢飲者，當發其汗，大青龍湯主之，小青龍湯亦主之。

水飲溢出於表，營衛均為不利，猶傷寒之營衛兩傷，故必發汗以散水，而後營衛經脈始行，四肢之水，亦得消矣。

1. **藥味及用量**：麻黃六兩（去節） 桂枝二兩（去皮）

甘草二兩（炙）　杏仁四十個（去皮尖）　生薑三兩　大棗十二枚　石膏如雞子大（碎）。

2. 煮服法：上七味，以水九升，先煮麻黃減二升，去上沫，內諸藥，煮取三升，去滓，溫服一升，取微似汗，汗多者，溫粉撲之。（上文曰，當汗而不汗微出，故為溢飲，大青龍辛甘之劑用以發散水飲，取其微似有汗，汗多則正氣散，故以溫粉撲之。）

3. 藥解：其陽氣鬱阻而肺熱，宜大青龍湯，石膏，麻桂，清金而泄營衛，杏仁、生薑利肺而泄逆氣，甘草、大棗培土而補脾精者也。

● 第四項　支飲

一、水飲上衝於肺之支飲

咳逆倚息，短氣不得臥，其形如腫，謂之支飲。

支飲者何，支散於上焦心肺之間，寒飲之氣，薄於肺，則咳逆倚息，薄於心則短氣，不得臥，其形如腫，則水飲又支散於外，故謂之支飲也。

二、支飲未甚症

支飲亦喘，而不能臥，加短氣，其脈平也。

寒飲射肺，則喘息短促，故人喘則不能臥也，水飲支散於膈上，必無沉弦之脈，故其脈平，平之為言浮也，是肺之本脈也。

三、支飲重症

膈間支飲，其人喘滿，心下痞堅，面包黧黑，其脈沉緊，得之數十日，醫吐下之不癒。

（一）**釋症**　支飲在膈間，氣血皆不流通，氣不利，則與水同逆於肺，而發喘滿。血不利，則與水雜糅結於心下，而為痞堅，腎氣上應水飲，腎水之色黑，血凝之色亦黑，而見於面也。

（二）**釋脈**　脈沉為水，緊為寒，非別有寒邪，即水氣之寒也；醫雖以吐下之法治，然藥不切於病，故不癒。

（三）**治法**　木防己湯主之。虛者即癒，實者，三日復發，復不癒者，宜木防己湯去石膏加茯苓芒硝湯主之。

1. **木防己湯藥味及用量**：木防己二兩　石膏如雞子大二枚　桂枝二兩　人參四兩。

2. **煮服法**：上四味，以水六升，取二升，分溫再服。

3. **木防己湯去石膏加茯苓芒硝湯方藥味及用量**：木防己　桂枝各二兩　茯苓四兩　人參四兩　芒硝三合。

4. **煮煎法**：上五味，以水六升，煮取二升，去滓，內芒硝，再微煎，分溫再服，微利則癒。

5. **前兩湯藥解**：用木防己以散留飲結氣，石膏主心肺逆氣，人參以助胃祛水，桂枝以和營開結，且支飲得溫則行，若邪客之淺，在氣分多而虛者，服之即癒，若邪客之深，在血分多而實者，則癒後必再發，以石膏為氣分藥，故去之，芒硝為血分藥，能治痰軟堅，茯苓伐腎利水，而為芒硝之佐，故加之。

四、支飲停心下

（一）**症狀**　心下有支飲，其人苦冒眩。

支飲阻其陽之升降，鬱久化火，火動風生而冒眩也。

（二）**治法**　澤瀉湯主之。

1. **藥味及用量**：澤瀉五兩　白朮二兩。

2. **煮服法**：上二味，以水二升，煮取二升，分溫再服。

3. **藥解**：用澤瀉，開關利水，以泄支飲，白朮和中燥濕，則陽自升而火自息也。

五、支飲在胸

（一）**症狀**　支飲胸滿者。

支飲居膽肺之間，清氣鬱阻，胸膈壅滿，此由胃土壅塞，絕其降路也。

（二）**主治**　厚朴大黃湯主之。

1. **藥味及用量**：厚朴一尺　大黃六兩　枳實四枚。

2. **煮服法**：上三味，以水五升，煮取二升，分溫再服。

3. **藥解**：大黃下痰逐飲為君，厚朴消痰除滿為臣，枳實去胸脅痰痞為佐，正如大陷胸之水火交結，以下火者下其水，以見飲症不盡虛寒也。

六、支飲氣閉

（一）**症狀**　支飲不得息。

支飲留結，氣塞胸中，故不得息。

（二）**治法**　葶藶大棗瀉肺湯主之（方見肺癰）。

葶藶破結利水，大棗通肺和中，以其氣壅則液聚，液聚則氣熱結，所以與肺癰同治也。

七、支飲作嘔

（一）**症狀**　嘔家本渴，渴者為欲解，今反不渴，心中有支飲故也。

嘔本有痰，嘔盡痰去，而渴者為欲解，與傷寒服小青龍湯已渴者，寒去欲解同義，今反不渴，是積飲尚留，去之未盡也。

（二）治法　小半夏湯主之。

1. **藥味及用量**：半夏一升　生薑半斤。

2. **煮服法**：上二味，以水七升，煮取一升半，分溫再服。

3. **藥解**：用半夏散結勝濕，生薑散氣止嘔，《千金方》更加茯苓佐之，即與治卒嘔吐，心下痞，膈間有水眩悸者，同法也。

第二節　水飲所在

前言四飲，或膈間，或腸間，或脅下，或肢體，或胸中，皆不能盡飲之為病也，凡五臟有偏虛之處，則飲乘之，可以歷指其所在，有如下列。

1. 水在心，心下堅築短氣。

唐容川曰：心中堅築，即堅實凝結之謂，停飲水則不化氣，阻其呼吸而短氣，全書有飲而短氣者甚多矣。

2. 水在肺，吐涎沫，欲飲水。

3. 水在脾，少氣身重。

4. 水在肝，脅下支滿，嚏而痛。

5. 水在腎，心下悸。

第三節　留　飲

凡水飲留而不散者，皆名留飲。

留飲者何，即痰飲之停留者也，試分列如下。

● 第一項　心下留飲

夫心中有留飲，其人背寒，冷如掌大。

唐容川曰：心中之系在背，心下者，胸膈也，膈有留飲，由膈而走向背後，著於心系之後，故冷只如掌大，正應心之部分也。與胸痺之心痛徹背者，義可參觀。

● 第二項　脅下留飲

留飲者，脅下痛引缺盆，咳嗽則轉甚。足少陽之經，自缺盆而入脅裡，足厥陰之經，自小腹而布脅肋。脅下痛引缺盆者，缺盆穴考，飲阻少陽之經，經氣不舒，故痛引缺盆，咳嗽則經脈振動，是以痛甚。

缺盆雖為十二經之道路，而肺為尤近，故肺病列痛，其穴在肩下橫長缺中，屬足陽明經。

● 第三項　胸中留飲

胸中有留飲，其人短氣而渴，四肢曆節痛。

飲者濕類也，流行關節，故四肢曆節痛也。

● 第四項　留飲脈象

脈沉者有留飲。經曰脈得諸沉，當責有水，故脈沉者
為水飲。

● 第五項　留飲欲去症

（一）**脈象**　病者脈伏。

留飲堵塞竅隧，胃氣不得轉輸，故脈伏不顯。

（二）**症狀**　其人欲自利，利反快，雖利，心下續堅
滿，此為留飲欲去故也。

若留飲既下，胃氣受傷，必欲自利，自利而反快者，
中焦所塞兼通也。通而復積，故續堅滿，必更用藥盡逐
之，欲去者，審其利後反見快。

（三）**治法**　甘遂半夏湯。

1. **藥味及用量**：甘遂大者三枚　半夏十二枚（以水一升，
煮取半升，去滓）　芍藥五枚　甘草如指大一枚（炙）。

2. **煮服法**：上四味，以水二升，煮取半升，去滓，以
蜜半升，和藥汁，煎取八合，頓服之。

3. **藥解**：欲直達其積飲，莫若甘遂快利，用之為君。
欲和脾胃，除心下堅，又必以半夏佐之，然芍藥停濕，何
留飲用之。甘草與甘遂相反，何一方並用？蓋甘草緩甘遂
之性，使不疾速，徘徊逐其所留，芍藥治木鬱土中，而成
堅滿，反佐半夏以和胃消堅也。雷公炮炙法，有甘草湯浸
甘遂者矣。

第四節 伏飲劇症

留飲去而不盡者，皆名伏飲，伏者，伏而不出也，隨其痰飲之或留或伏，而用法以治之，始為精義，今試言之。

由胃而上胸脅心肺之分者，驅其還胃，或下從腸出，或上從嘔出，而不至於伏匿。若由胸膈而外出肌膚，其前者或從汗出，其濁者無可出矣，必有休匿肌膚，而不勝驅者，並由胸膈或深藏於背，背為胸之腑，更無出路。豈但驅之不勝驅，且有挾背間之狂陽壯火，發為癰毒者，伏之艱於下出，易於釀禍如此。

膈上病痰，滿喘咳吐，發則寒熱，背痛腰疼，目泣自出，其人振振身劇，必有伏飲。

唐容川曰：膈上痰滿喘咳吐，此是有飲之常症，非久伏之飲，所獨見之症也。

但尋常新飲，雖病滿喘咳吐，而不傷背痛腰疼，不必目泣自出，不必振振身，唯有久伏之病飲者，則每一發作，不但滿喘咳吐而已也，必兼見寒熱背痛腰疼，為飲所伏之痰，目泣自出，為竅道久疏之驗，振振身，為膜內筋節，有伏邪牽引也，故斷為伏飲，者出動劇也。

劇者，變症零雜也。

第五節　短　氣

● 第一項　苦喘短氣

肺飲不弦，但苦喘短氣。

李云：弦為肝脈，故肺飲不弦，肺飲之在中者，苦喘短氣，肺邪迫塞也。

● 第二項　微飲短氣

（一）**症狀**　夫短氣有微飲，當從小便去之。

微飲而短氣，由腎氣水邪停蓄，致三焦之氣，升降呼吸不前也。

（二）**治法**　苓桂朮甘湯主之，腎氣丸亦主之。

1. 苓桂朮甘湯。（見前）

2. 腎氣丸。（見前）

3. **前兩湯藥解**：苓桂朮甘湯，主飲在陽呼氣之短，腎氣丸主飲在陰吸氣之短，蓋呼者主心肺，吸者入腎肝，茯苓入手太陰，桂枝入手少陰，皆清新之劑，治其陽也，地黃入足少陰，山茱萸入足厥陰，皆重濁之劑，治其陰也。

第六節　瘦人病水飲

（一）**症狀**　假令瘦人臍下有悸，吐涎沫而顛眩，此水也。

瘦人本無痰濕，今顛眩吐涎，明是水積膈下而致。

（二）**治法** 五苓散主之。

1. **藥味及用量**：澤瀉一兩一分　豬苓　茯苓　白朮各三分　桂枝二分

2. **製法**：上五味為末，白飲，服方寸匕，日三服，多服暖水，汗出癒。

3. **藥解**：蓋欲使表裡分消其水，非挾有表邪而兩解之謂，經曰：諸有水者，腰以下宜利小便，腰以上，當發汗乃癒。臍下悸，下焦有水也，鹹走腎，淡滲泄，澤瀉之鹹，二苓之淡，所以伐腎邪而泄伏水，吐涎沫而顛眩，上焦有水也。辛能散，甘能發，桂枝辛能解肌，白朮味甘能發汗，是以多飲暖水取汗。多飲暖水取汗者，亦桂枝湯啜粥以助藥力之法也。

第七節　膈間蓄水

（一）**症狀** 卒嘔吐，心下痞，膈間有水，眩悸者。

　　嘔逆痰飲，為胸中陽氣不得宣散，眩亦上焦陽氣不得升發所致，悸為心受水凌也。

（二）**治法** 小半夏加茯苓湯主之。

1. **藥味及用量**：半夏一升　生薑半斤　茯苓四兩。

2. **煮服法**：上三味，以水七升，煮取一升五合，分溫再服。

3. **藥解**：於小半夏湯方加茯苓三兩，半夏用以去水，生薑用以止嘔，茯苓用以利水，三味相伍，止嘔而治水飲，水去則神安，而悸癒矣。

第八節 腸間有水氣

（一）**症狀** 腹滿，口舌乾燥，此腸間有水氣。

水積腸間，則肺氣不宣，氣鬱成熱而為腹滿，津液遂不上行，而口舌為之乾燥。

（二）**治法** 己椒藶黃丸主之。

1.**藥味及用量**：防己 椒目 葶藶 大黃各一兩。

2.**製法**：上四味末之，蜜丸梧子大，先食，飲服一丸，日三服，稍增，口中有津液。

日三服者，小服而頻示緩治之意，稍增者，大概可漸增至五丸至十丸。

3.**加法**：渴者加芒硝半兩。

4.**藥解**：用防己、椒目、葶藶，利水散結氣，而葶藶尤能利腸，然腸胃受水穀之氣者，邪實腹滿，非輕劑所能治，必加大黃以瀉之，若口中有津液而仍作渴者，此痰聚於血分，必加芒硝以驅除之，原渴則甚於口舌乾燥，加芒硝，佐諸藥，以下腹滿而救脾土也。再藥用防己，不言木漢防己也。漢防己瀉血中濕熱，而利大腸之氣，椒目椒之核，尤能利水，古謂椒目治腹滿十二種水氣，觀此益信。

第九節 附錄《外台》治痰水方

（一）**症狀** 心胸中有停痰宿水，自吐出水後，心胸間虛，氣滿，不能食，消痰氣，令能食。

此由上中二焦氣弱，水飲入胃，脾不能轉歸於肺，肺不能通調水道，以致停積為痰為水，吐之則下氣因而上逆，積於心胸，是謂虛，氣滿不能食，先當補益中氣。

（二）治法　茯苓飲。

1. 藥味及用量：茯苓　人參　白朮各三兩　枳實二兩橘皮二兩半　生薑四兩。

2. 煎煮法：上六味，以水六升，煮取一升八合，分溫三服，如人行八九里進之。

3. 藥解：陳元犀云：人參乃水飲症之大忌，此云反用之，蓋因自吐出水後，虛氣作滿，脾弱不運而設也。

季按：以人參、白朮下逆氣行停水，以茯苓逐積消氣滿，以枳實調氣開脾胃，而宣揚推布，發散凝滯，賴陳皮、生薑為使也。

第十節　痰飲咳嗽

虛損咳嗽在肺痿門，與痰飲咳嗽不同，須知。

● 第一項　咳家有水之證

（一）脈症合參　咳家其脈弦，為有水。

脈弦為水，峻而脈弦，知為水飲浸於肺也。

（二）治法　十棗湯主之（見前）。

此湯逐水氣，自大小便去，水去則肺寧而咳癒。

● 第二項　咳煩心痛

（一）**症狀**　夫有支飲家，咳煩，胸中痛者，不猝死，至一百日，或一歲。

胸中支飲，擾亂清道，趙氏所謂動肺則咳，動心則煩，搏擊陽氣則痛者是也。

（二）**治法**　宜十棗湯（見前）。

以經久不去之病，而仍與十棗攻擊之藥者，豈非以支飲不去，則其咳煩胸痛，必無止期，與其事敵以苟安，不如悉力一決之，猶或可圖也，然亦危矣。

● 第三項　數歲不已之咳

久咳數歲，其脈弱者可治，實大數者死。其脈虛者必苦冒，其人本有支飲在胸中故也，治屬飲家。

● 第四項　咳不得臥

（一）**症狀**　咳逆倚息不得臥。

按《金匱》治咳敘之痰飲之下，以咳必因於痰飲，而五飲之中獨膈上支飲，最為咳嗽根底，外邪入而合之因嗽，即元外邪，而支飲漬於肺中，自足令人咳嗽不已。況支飲久蓄膈上，其下焦之氣，逆衝而上，尤易上下合邪也，夫以支飲之故，而令外邪可上，不去支飲，則咳終無寧宇矣，故曰咳嗽不得臥。

（二）**治法**　小青龍湯主之（見上）。

此明外內合邪之症，為小青龍為的對耳，然用小青龍

湯，其中頗有精義，須防衝氣自下而上，重增濁亂，其咳不能堪矣。

● 第五項　誤服小青龍湯之變症

（一）**症狀**　青龍湯下已，多唾口燥，手足厥逆，氣從小腹上衝胸咽，手足痹，其面翕熱如醉狀，因復下流陰股，小便難，時復冒者。

只緣真元素虧，縱有合劑，不能逞迅掃之力，所以餘邪得以久持，致有如斯變症也。多唾，飲上溢也；口燥，津液份也；手足逆冷，衛中陽氣耗也；氣從少腹上衝胸咽，陰火逆也；手足痹，營血虛也；其面翕然如醉狀，陽明胃熱也；小便難，陰火下流膀胱也；時復冒，太陽餘邪未散也。

（二）**脈象**　寸脈沉，尺脈微。

合言之脈沉微者，裡氣弱也，分言之寸脈沉，水未去也，尺脈微，下元驟虛也。

（三）**治法**　與茯苓桂枝五味甘草湯，治其氣衝。

1. **藥味及用量**：桂枝　茯苓各四兩　五味子半升　甘草三兩（炙）。

2. **煮服法**：上四味，以水八升，煮取三升，去滓，分溫再服。

3. **藥解**：陳元犀云：仲師五味必與乾薑同用，獨此方不用者，以誤服青龍之後，衝氣大動，取其靜以制動，故暫停不用也。

● 第六項　衝止更增咳胸滿

（一）**症狀**　衝氣即低，而反更咳胸滿者。

今氣衝雖下，而反更咳胸滿者，則知下焦衝逆之氣既伏，而肺中伏匿之寒飲續出也。

（二）**治法**　苓甘五味薑辛湯。

1. **藥味及用量**：茯苓四兩　甘草　乾薑　細辛各三兩五味子半升。

2. **煮服法**：上五味，以水八升，煮取三升，去滓，溫服半升，日三服。

3. **藥解**：此因水在膈間不散，又嫌桂枝偏於走表，再變前方，去桂加乾薑、細辛，以治其咳滿，咳滿即止。

● 第七項　咳滿止更發渴衝

（一）**症狀**　咳滿即止，而更復渴，衝氣復發者，以細辛、乾薑為熱藥也，服之，當遂渴，而渴反止者，為支飲也。支飲者，法當冒，冒者必嘔，嘔者，復內半夏以去其水。

服之咳滿即止，而更復渴，衝氣復發，則知陰火上逆，為乾薑、細辛熱藥所動故也。若服之時遂渴，移時而渴反止者，則為其人素有支飲也。支飲者，法當冒，冒者，是因飲逆胸中，作嘔而冒，非陽虛為飲所阻不升之冒也，故仍以本方，復加半夏以去其水。

（二）**治法**　苓甘五味薑辛半夏湯。

1. **藥味及用量**：茯苓四兩　甘草　細辛　乾薑各二兩半

夏 五味各半升。

2. 煮服法：上六味，以水八升，煮取三升，去滓，溫服半升，日三服。

3. 藥解：尤在涇曰：衝氣為麻黃所發者，治之如桂、苓、五味、甘草，從其氣而道之矣。其為薑，辛所發者，則宜甘淡鹹寒，益其陰以引之亦自然之道也。若更用桂枝，必扞格不下，即下亦必復衝所以然者，傷其陰故也。

● 第八項　咳家形腫

（一）症狀　水去嘔止，其人形腫者，加杏仁主之，其症應內麻黃，以其人遂痺，故不內之。若逆而內之者，必厥，所以然者，以其人血虛，麻黃發其陽故也。

徐忠可云：形腫，謂身腫也，肺氣已虛，不能遍佈，則滯而腫，故以杏仁利之，氣不滯則腫自消也。其症應納麻黃者，水腫篇云：無水虛腫者，謂之氣水，發其汗則自己，發汗宜麻黃也。

以其人遂痺，即前手足痺也，咳不應痺而痺，故曰逆，逆而內之，謂誤用麻黃，則陰陽俱虛而厥，然必之意，尚未明，故曰所以必厥者，以其人因而虛不能附氣，故氣行澀而痺，更以麻黃藥發泄其陽氣，則亡血復汗，溫氣去而寒氣多，焉得不厥，正如新產亡血復汗，血虛而厥也。

（二）治法　苓甘五味加薑辛半夏杏仁湯。

1. 藥味及用量：茯苓四兩　甘草三兩　五味子半升　乾薑三兩　細辛三兩　半夏半升　杏仁半升（去皮尖）。

2. **煮服法**：上七味，以水一斗，煮取三升，去滓，溫服半升，日三服。

● 第九項　咳家面熱如醉

（一）**症狀**　若面熱如醉，此為胃熱上衝薰其面，加大黃以利之。

前四變隨症加減施治，猶未離本來繩墨，至第五變，其症頗似戴陽，而能獨斷陽明胃熱，乃加大黃以利之者，從脈不從證也。

（二）**治法**　苓甘五味加薑辛半夏大黃湯。

1. **藥味及用量**：茯苓四兩　甘草三兩　五味半升　乾薑三兩　細辛三兩　半夏半升　杏仁半升　大黃三兩。

2. **煮服法**：上八味，以水一斗，煮取三升，去滓，溫服半升，日三服。

3. **藥解**：尤在涇曰：水飲有挾陰之寒者，若面熱如醉，則為胃熱隨經上衝之症，以胃之脈上行於面故也。即於消飲藥中，加大黃以下其熱，與衝氣上逆，其面翕熱如醉者不同，衝氣上行者，病屬下焦陰中之陽，故以酸溫止之。此屬中焦陽明之陽，故以苦寒下之。

第十三章
消渴小便不利淋病脈證並治

第一節 消 渴

厥陰之為病，消渴，氣上衝心，心中疼熱，飢而不能食，食則吐蚘，下之不肯止。

消渴者，飲水多而小便少也，厥陰邪勝，則腎水為之消，故消而且渴，其渴不為水止也。心中疼熱者，肝火上乘，肝氣通於心也，飢不欲食者，木邪橫肆，胃土受制也，食則吐蚘者，胃中飢，蚘嗅食臭則出也。下之利不止者，邪在厥陰，下之徒傷陽明，木益乘其所勝，是以食則吐蚘，下之則不止耳。

● 第一項 消渴脈象

（一）**寸口診榮衛** 脈浮而遲，浮即為虛，遲即為勞，虛則衛氣不足，勞則榮氣竭。

浮主表，浮則衛氣虛，遲主裡，遲則榮氣竭。今寸口得浮而遲，則肺氣不能宣化精微，治節百脈，致榮衛虛竭，此上消脈也。

（二）**趺陽診陽明** 趺陽脈浮而數，浮即為氣，數即為消穀而大堅，氣盛則溲數，溲數即堅，堅數相搏，即為消渴。

跌陽胃脈，《內經》曰三陽結謂之消，胃與大腸，謂
之三陽，以其熱結於中，則脈浮而數，《內經》又曰中熱
則胃中消穀，是數即消穀也。氣盛，熱氣盛也，穀消熱
盛，則水偏滲於膀胱，故小便數而大便硬，胃無津液，則
成消穀矣，此中消脈也。

● 第二項　男子消渴

（一）**症狀**　男子消渴，小便反多，以飲一斗，小便
亦一斗。

腎主藏精以施化，若精泄無度，火泄不已，則肺氣傷
燥而思水，水入於胃，不得肺氣之化，不復上歸下輸，腎
病則氣不約束調布，豈不飲一斗，而出一斗乎。此屬下
消。

（二）**治法**　腎氣丸主之（見前）。

● 第三項　水氣不化之渴

（一）**脈象**　浮。

唐容川曰：膀胱化水，下出為小便，化氣外出於皮
毛。主周身之表，故脈浮，應太陽膀胱經也。

（二）**症狀**　小便不利，微熱，消渴者，宜利小便，
發汗。

（三）**主治**　五苓散主之（見前）。

痰飲，用桂枝者，以火交於水，而化膀胱之氣，氣化
則水行汗解矣。

此方大要在輸散，水散則津液灌溉，而渴自己耳。

● 第四項　消渴變症

渴欲飲水，水入則吐者，名曰水逆，五苓散主之。

熱渴飲水，熱已消而水不行，則逆而成嘔，乃消渴之變症，曰水逆者，明非消渴而為水逆也，故亦宜五苓散去其停水。

● 第五項　熱渴

（一）**症狀**　渴欲飲水不止者。

熱渴飲水，水入不能消其熱，而反為熱所消，故渴不止。

（二）**治法**　文蛤散主之。

1.**藥味及用量**：文蛤五兩。

2.**杵服法**：上一味，杵為散，以沸湯五合，和服方寸匕。

3.**藥解**：文蛤治傷寒以冷水噀灌，意欲飲水，反不渴者，是治表之水寒，今治裡熱，而渴飲水不止者，亦取其咸寒退火，有益水潤燥之功，一味而兩得之，若治火移熱於肺，傳為鬲消者尤宜。

● 第六項　肺熱消渴

（一）**脈象**　浮。

唐容川曰：趺陽脈浮為胃熱。

（二）**症狀**　發熱渴飲水，小便不利者。

渴欲飲水，熱在裡也。裡有熱則能消水，反停留而小

便不利。

（三）**治法**　豬苓湯主之。

1. **藥味及用量**：豬苓（去皮）　茯苓　阿膠　滑石
澤瀉各一兩。

2. **煮服法**：上五味，以水四升，先煮四味，取二升，
去滓，納膠烊消，溫服七合，日三服。

3. **藥解**：此節豬苓湯症，是症發於肺經，肺主皮毛，
而先見發熱，是肺有熱也。肺熱津不布，故渴欲飲也。外
熱上渴，肺既受傷，不能通調水道，因而水道不利，是先
病肺之虛熱也。但當滋肺經之虛熱為主，故用膠與滑石。

● 第七項　肺胃熱甚之消渴

（一）**症狀**　渴欲飲水口乾舌燥者。

此金被火刑，熱傷肺氣，不能化生津液，滋臟腑而潤
口舌也，易言之，即肺胃熱感傷津也。

（二）**治法**　白虎加人參湯主之。（前湯見暍門）

第二節　淋　病

● 第一項　肝移熱於膀胱

淋之為病，溺孔艱澀如粟粒，阻梗而不利也，小腹弦
急，痛引臍中。

《內經》曰：膀胱不利為癃，不利則熱鬱於膀胱，煎
熬便溺，小便則如粟狀，即今之石淋是也。夫肝主疏泄，
癃閉則失其疏泄之性，故小腹弦急，而痛引臍中，易言

之，即肝移熱於膀胱，因肝熱甚，失其疏泄之令而然也。

● 第二項　淋家忌汗

淋家不可發汗，發汗必便血。

膀胱蓄熱則為淋，發汗以迫其血，血不循經，結於下焦，又為便血。

● 第三項　小便不利兼消渴

（一）**症狀**　小便不利，有水氣，其人苦渴者。

此下焦陽弱氣冷不行之症也。其人苦渴，則是水偏結於下，而燥火獨聚於上也。

（二）**治法**　栝蔞瞿麥丸主之。

1. **藥味及用量**：薯蕷　茯苓各三兩　栝蔞根二兩　附子一枚（炮）　瞿麥一兩。

2. **末煉及服法**：上五味末之，煉蜜丸如梧子大，飲服二丸，日三服，不知，增至七八丸，以便小利，腹中溫為知。

3. **藥解**：此腎氣丸之變劑也，以附子益陽氣，茯苓、瞿麥，行水氣，觀方後云，腹中溫為知，可以類推矣。更以薯蕷，栝蔞根除熱生津液也。夫上浮之焰，非滋不息，下積之陰，非暖不消，而寒潤辛溫，並行不悖，此方為良法矣，欲求變通者，須於此三復焉。

● 第四項　小便不利由血滯

小便不利，隨症擇用三方如下。

按小便不利與不通異，不利者雖少，少利亦不快之謂

也。不通者，甚不通利之謂也，即小便閉是也，故仲景於後三證，謂之不利。而不謂之不通也。

（一）蒲灰散

1. **藥味及用量**：蒲灰七分　滑石三分。

2. **杵別及飲服法**：上二味，杵為散，飲服方寸匕，日三服。

3. **藥解**：蒲，香蒲也。寧原云：香蒲去濕熱，合滑石為清利小便之正法也。又按蒲灰治瘀血，滑石利竅也。

查《藥徵》載蒲灰諸家本草無所見焉，是蓋香蒲草機上織成者，《別錄》方家燒用是也，李時珍本草蒲蓆附方載此方。

（二）滑石白魚散

1. **藥味及用量**：滑石　亂髮（燒）　白魚各三分。

2. **杵製及飲服法**：上三味，杵為散，飲服方寸匕。

3. **藥解**：《別錄》云：白魚升胃下氣，去水氣，血餘療轉胞小便不通，合滑石為滋陰益氣，以利其小便者也。

（三）茯苓戎鹽湯

1. **藥味及用量**：茯苓半斤　白朮二兩　戎鹽彈丸大一枚。

2. **煎服法**：上三味，先將茯苓、白朮煎成，入戎鹽再煎，分溫三服。

3. **藥解**：綱目戎鹽即青鹽，從兩域來，氣味鹹寒，入腎，治白濁遺精，勞淋，小便不禁，以潤下之性而就利之職，為驅除陰分水濕之法也。

季雲按：戎鹽條治，須溫水洗去塵淨曬乾入藥。

第十四章
水氣病脈證並治

師曰：病有風水，有皮水，有正水，有石水，有黃汗。試述如下。

第一節　風　水

（一）**定義**　風水者謂水從外邪而成，邪在經絡，當從風治之是也。

（二）**脈象**　其脈自浮。

浮為風。

（三）**外證**　骨節疼痛惡風。

骨節疼痛惡風等證，全是太陽中風之證，特有水邪在內，故名之曰風水。

● 第一項　風水與他症辨

唐容川曰，此節當分數小節讀如下。

（一）**脈象**　脈浮而洪，浮則為風，洪則為氣，風氣相搏。

首言浮則為風，洪則為氣，浮洪之脈，則風氣常相搏而不解也。

（二）**泄風**　風強則為癮疹，身體為癢，癢者為泄風，久為痂癩。

次言風若不同氣相摶，則其風單發而為癮疹，身體為癢，癢者為泄風，泄風之名，見《內經》，如今之風痰等是，泄風久則變為痂癩，此風強者，終不與氣摶，故為泄風痂癩而終不為風水也。

黃坤載云：紅斑半出，出而不透，隱見於皮膚之內，是為癮疹。

又泄風者，風之半泄而未透也，泄風不癒，營血鬱熱不宣，久而肌肉腐潰則為痂癩。

（三）內水 氣強則為水，難以俛仰。

次言若氣強而風不強者，亦不相摶，氣即胃中所化之陽，而能復化為水，故氣著漆石，仍化為水為摶也。是以氣風強則單為水症，腫脹難以屈伸，此內水也，由積氣而生，非風與水合之證也。

（四）風氣 風氣相擊，身體洪腫，汗出乃癒。惡風則虛，此為風水。

此言唯風氣相維繫者，即謂風與氣相摶也，氣即為水，風與水水氣相合而發於皮膚，則身體洪腫，必須汗出而風與水氣俱得外泄乃癒。若惡風而汗不出，則衛陽虛而水氣不得外泄，此所以成其風水之症也。此是正論風水。

（五）黃汗 不惡風者，小便通利，上焦有寒，其口多涎，此為黃汗。

不惡風而汗出者，又曰黃汗，與風水有別矣。

● 第二項　風水變症

（一）脈象 寸口脈沉滑者，中有水氣。

沉者，就下之性，滑者，流衍之象，故沉滑者，中有水也。

（二）症狀

1. 面目腫大有熱名曰風水。

面腫曰風，風鬱於經則熱，故面目腫大有熱，名曰風水。

2. 視人之目窠上微擁，如蠶新臥起狀，其頸脈動，時時咳，按其手足上陷而不起者，風水。

水者，陰也，目下亦陰也，腹者，至陰之水居，故水在腹者，必使目下腫也。頸脈，人迎脈也，水邪干上則頸脈動，水之本在腎，水之標在肺，故時時咳也。亦主胃氣上逆也。以手按其腹，隨手而起，此屬水脹，如按水囊者，必隨手而起，今風水搏於手足跗屬肌肉之間，按而散之，猝不能聚，故陷下而不起也。

● 第三項　風水似各症

一、脈象似太陽

太陽病脈浮而緊，法當骨節疼痛，反不疼，身體反重而酸，其人不渴，汗出即癒，此為風水。

其人本太陽病，其脈見浮而緊，浮則為外感，緊則為寒。法當骨節疼痛，乃身體不疼，反重而酸，則外感之邪雖在太陽，而水氣內潯，故不疼而重，但前言外證骨節疼痛，此又言不疼反重，何也？要知前條所言外感風邪重，而內傷水氣輕，故脈浮而身疼。

此條所言外感寒邪輕，而內傷水氣重，故脈緊而身

重。重而且酸者，濕中挾熱也。不渴者，內濕甚也，名曰
風水，夫復何疑，發汗去其寒邪，同於袪風治表，但同中
不無少異也。

二、風水似皮水

惡寒者，此為極虛發汗得之。渴而不惡寒，此為皮
水。

汗生於氣，氣生於精，精氣若不足，輒發其汗，風水
未散，而營衛之精，先從汗散遂致虛極不能溫腠理，故惡
寒。既汗似不宜惡寒，乃復惡寒，明是人為汗虛，故曰此
為極虛發汗得之。若前症更有渴而不惡寒者，渴似風水，
然不惡寒則非風水矣，故又別之曰，此為皮水。

皮水者，不因於風，原腠理緻密，故不惡寒，要之渴
而不惡寒，為皮水，與不渴而惡寒，為風水者，異也，此
其類似之點也。

三、風水似黃汗

身腫而冷，狀如周痺，胸中窒不能食，反聚痛，暮躁
不得眠，此為黃汗。

周痺為寒濕痺其陽，皮水為水氣淫於膚，故痛而不腫
者，曰周痺。腫而不痛者，曰皮水。黃汗之為證，亦有似
風水者。

風水病之外感寒邪，或亦不能食，然胸中則不窒也，
胸中窒而不能食，是上焦先有寒以塞礙之，與驟感之外寒
不能食，不相似也。反聚痛於胸中者，風水病之痛，當在
骨節，此痛在胸，是內因外因之分，又與外寒之痛，不相
似也。暮躁不得眠者，乃內有陰寒，兼挾水濕也，暮夜陰

盛，躁擾求陽，陽徵求之不得，故愈躁擾而不得眠，與風水之挾熱，但作瘰疹痂癩，不離表分者，又不相似也。此所以別之曰黃汗。黃汗者何？脾土之色發於外也。

四、風水似肺脹

痛在骨節，咳而喘，不渴者，此為肺脹，其狀如腫，發汗即癒。

風水痛在骨節，肺脹小痛在骨節。然風水，有風邪在表則惡風；肺脹，乃寒邪在裡，則不惡風也。寒濕在裡，故上衝而咳、而喘、而不渴。此三者似與水氣病無異，但水氣病有水邪，而肺脹病專為寒濕作脹，無水邪之停蓄，故曰如腫。如腫者何？似腫非腫之謂也。亦宜發汗者，濕邪內盛，唯汗可以外泄，非必風寒在表，方可發汗也。濕在內，汗出而不傷正，亦有故無殞之理也，此又與風水皮水病，治異而同也。

趙以德曰：言脾脹恐肺字之誤，《靈樞》曰：肺主動，病則肺脹滿，膨膨而喘咳是也。就此而論，仍主肺脹為近是。

五、總　論

然諸病此者，渴而下利，小便數者，皆不可發汗。

凡諸水氣病有渴而下利者，有小便數者，皆水病中必有，應推明者也。水邪在內，應不渴，渴者必邪熱在內，隨濕上衝也，兼下利者，必寒濕下泄，而上焦津液反枯，乃上熱下寒之症也。

水邪在內，應小便不利，小便數者，陰寒下脫，元陽足以收攝其下流之勢也。凡水病中見此，熱乃假熱，寒乃

真陽，陽微陰盛，大熱可知，況又重發其汗，立亡其陽乎，故曰皆不可發汗。

● 第四項　風水兼濕

（一）**脈象**　脈浮。

風性發揚，是以脈浮，故風水脈浮，此定法也。

（二）**症狀**　身重，汗出，惡風。

水性沉著，是以身重，換言之，濕多則身必重，風重疏泄，是以汗出，病因風得，是以惡風。

（三）**治法**　防己黃耆湯主之（腹痛加芍藥。見濕病中）。

1. **藥味及用量**：防己一兩　黃耆一兩一分　白朮三兩三分　甘草五分（炙）。

2. **煮服法**：上剉每服五錢，生薑四片，大棗三枚，水盞半，煎八分，去滓，溫服，良久，再服。

3. **藥解**：朮甘燥土補中，黃耆益衛發表，防己療風腫水腫，通腠理，利水泄濕，土濕木鬱，肝氣賊脾，則病疼痛，芍藥泄木清風，故主之。

● 第五項　風水兼熱

（一）**症狀**　風水惡風，一身悉腫，不渴，續自汗出，無大熱。

前症身重則濕多，此獨一身悉腫，則風多氣強矣。

汗非驟出，續自出汗，若有氣蒸之者然，又外無大熱，則外表少而內熱多，要言之，惡風汗出，風淫所勝也。

（二）**脈象** 脈浮。

風為陽邪，脈浮為熱。

（三）**治法** 越婢湯主之。

1. **藥味及用量**：麻黃六兩　石膏半斤　生薑三兩　甘草二兩　大棗十五兩。

2. **煮服法**：上五味，以水六升，先煮麻黃，去上沫，內諸藥，煮取三升，分溫三服，惡風加附子一枚（炮），風水加朮四兩。

3. **藥解**：以麻黃發其陽，石膏清其熱，甘草和其中，薑棗以通營衛而宣陽氣也。

● 第六項　《外台》風水之補治

（一）**脈象** 風水脈浮為在表。

（二）**症狀** 其人或頭汗出，表無他病，病者但下重，從腰以上為和，以下當腫及陰，難以屈伸。

（三）**治法** 防己黃耆湯（方見風濕）。

案：仲景論風濕風水二者，但云身重汗出，脈浮惡風，防己黃耆湯主之。以明風濕相類也，今頭汗而上和，下重而陰腫，明係風濕偏勝，則當從風濕緩治，故補《外台》方論，以詳風水之變態。

防己黃耆湯症病本向外，則乘勢壯營養之氣，使水濕從表而解，是用以厚表氣，故分用於一方。

防己茯苓湯症病不向外，則通其水道，從本而解，是用以利陰氣，故分數退居茯苓下，與桂枝併。

防己黃耆湯，中焦之劑，防己茯苓湯，下焦之劑，從

本從標，猶只在太陽膀胱，此異而同者也。

第二節 皮 水

（一）**定義** 皮水者，謂水氣客於皮膚之間也。

（二）**脈象** 其脈亦浮。

皮膚屬皮，故脈亦浮也。

（三）**症狀** 胕腫，按之沒指，不惡風，其腹如鼓。

皮膚胕腫者何？主謂肺氣以行營衛，外合皮毛，皮毛病甚，則肺氣鬱也。胃脈在足，水氣乘土，則為胕腫也，按其腫上則水散，故按之陷下沒指也，不因於風，故不惡風也。

（四）**治法** 不渴，當發其汗。

外客於皮膚，內不干脾胃，故不渴也。其在皮者，汗而發之，故當發其汗，簡言之，散皮毛之邪，外氣通而鬱解矣。

● 第一項 皮水鬱營衛

（一）**定義** 皮水鬱於營衛者，謂太陰不宣，金鬱者當泄之是也。

（二）**症狀** 皮水為病，四肢腫，水氣在皮膚中，四肢聶聶動者。

（三）**治法** 防己茯苓湯主之。

1. **藥味及用量：**防己三兩 黃耆三兩 桂枝三兩 茯苓六兩 甘草二兩。

2. 煮服法：上五味，以水六升，煮取二升，分溫三服。

3. 藥解：徐忠可曰：藥亦同防己黃耆湯，但去尤加桂，苓者，風水之濕在經絡近內，皮水之濕在皮膚近外，故但以苓協桂，滲周身之濕，而不以尤燥其中氣也，不用薑、棗者，濕不在上焦之營衛，無取乎宣之也。

● 第二項　皮水致潰之證

（一）**症狀**　厥而皮水者。

水在皮膚，鬱遏陽氣不能四達，故手足厥冷，但此厥字，言症之逆，非四肢厥逆之謂也。

（二）**治法**　蒲灰散主之（見消渴）。

水在皮膚，浸淫日久，潰而出水者，當以蒲灰散敷之，以燥水也。按蒲灰者，蒲黃之質有似於灰也，趙以德《金匱衍義》亦云，或以為香蒲，或以為蒲蓆燒灰。香蒲但能消上熱，不云能利水。敗蒲蓆，《別錄》主筋溢惡瘡，亦非利水之物。唯蒲黃《本經》主利小便，且本事云，芝隱云，皆述其治舌脹神驗，不正有合於治水之腫於皮乎。

第三節　正　水

（一）**定義**　正水者，腎主水，腎經之水，自病也。《靈樞經》曰：胃足陽明之脈所生病者，大腹水腫。胃為五臟六腑之海，中央土以灌四旁，而腎為胃關，關門不

利，故聚水成病，上下溢於皮膚。此正經病，故曰正水。

（二）脈象

1. 其脈沉遲。

正水乘陽之虛，而侵及上焦，故脈沉遲，易言之，水在內則脈沉遲也。

2. 脈得諸沉，當責有水，身體腫重。水病脈出者死。

沈明宗曰：肺得諸沉，沉為氣鬱不行於表，則脈絡虛，虛即水泛皮膚肌肉，故身體腫重，當責有水，但沉為正水，乃陰盛陽鬱，脈必沉極，若陡見浮虛是真氣離根之象，故曰水病脈出者死。若風皮二水，脈浮洪，不在此例。

（三）外症　自喘。

水溢則為喘呼，故《內經》曰：水病下為跗腫腹大，上為喘呼不得臥，標本俱病也。是以外症自喘。

● 第一項　正水所成之由

1. 寸口脈浮而遲，浮脈則熱，遲脈則潛，熱潛相搏，名曰沉。

寸口者，肺脈所過也。

2. 趺陽脈浮而數，浮脈即熱，數脈即止，熱止相搏，名曰伏。沉伏相搏名曰水。

趺陽者，胃之所過也，候脾肺合病，必是二脈有變。熱而潛，則熱有內伏之勢，而無外發之機矣，故曰沉。熱而止，則有留滯之象，而無運行之道矣，故曰伏。熱留於內而不行，則水氣因之而蓄，故曰沉伏相搏，名曰水。

3. 沉則絡脈虛，伏則小便難，虛難相搏，水走皮膚，即為水矣。

熱留於內，則氣不外行而絡脈虛，熱止於中，則陽不下化而小便難，以不化之水，而當不行之氣，則唯浸淫軀殼而已。故曰虛搏相難，水走皮膚，即為水矣，此亦所謂陰氣傷者，水為熱蓄不下行者矣。

● 第二項　正水病之現狀

1. 夫水病人，目下有臥蠶，面目鮮澤，脈伏，其人消渴。

徐忠可曰：此為正水言之，謂凡水病人，脾胃為水氣所犯，故目之下包，曰窠，胃脈之所至，脾脈之所主，病水則有形如臥蠶，水氣主潤，故面目鮮華而潤澤，不同於風躁也。

脈伏，即沉也，其人消渴，水在皮膚，內之真氣耗，耗則渴，然非驟至之熱，故直消渴，不若偶渴病水也。又《金鑑》云目下窠，太陰也，目下微腫，水也。

2. 病水腹大，小便不利，其脈沉絕者，有水可下之。

陳修園云：此言正水病腹大，小便不利，脈道被遏而不出，其勢已甚，子和舟車神祐等丸，雖為從權救急之法，然虛人不堪姑試，余借用真武湯溫補腎中之陽，坐鎮此方以制水，又加木通、防己、川椒目以導之，守服十餘劑，氣化水行，如江河之沛然莫禦矣，此本論中方外之方也。

● 第三項 正水分診法

（一）寸口 寸口脈沉而遲，沉則為水，遲則為寒，寒水相搏。

寸口屬肺，肺脈沉遲，則為寒水，泛於上焦，遂發水腫矣。

（二）趺陽 趺陽脈伏，水穀不化，脾氣衰則鶩溏，胃氣衰則身腫。

趺陽是足上胃脈，診脾胃者，脾主化穀，胃主化水，脾胃氣虛，則水穀不化，而鶩溏身腫之病成矣。

（三）少陽 少陽脈卑。

少陽脈診於足躋前，少陽三焦，起於臍下關元，即胞宮血海也，少陽脈卑陷，則知其病在血海，其血不行也。關元在臍下三寸，此穴當人身上下四旁之中，故又名大中極，乃男子藏精，女子蓄血之處，小腸募也，足之陰陽明任脈之會。

（四）少陰 少陰脈細。

少陰脈診於足之太谿，本診腎與膀胱，今其脈細，亦是血少，脈為血管，血少故細，腎與膀胱血少，則水道不活動，胞室血濇則壅水，故男子小便不利，女子血經不通，觀經屬血分，血分滯則阻水，血從氣化，亦為水病，雖在水而實發於血，知血分之能致水，則氣血之理明矣。（上錄唐容川）

太谿在足內踝後五分跟骨上動脈陷中男子婦人病有此脈，則生，無此脈則死。

● 第四項　正水誤治之經過

（一）問　問曰：病者苦水，面目身體四肢皆腫，小便不利。脈之不言水，反言胸中痛，氣上衝咽，狀如炙肉，當微咳喘，審如師言，其脈何類。

水病至面目身體四肢皆腫，而小便不利，水勢亦甚矣，乃病者似不苦水，反苦胸痛氣衝，疑水病中所應有之變證，故問脈形何類。

（二）答　師答如下：

1. 寸口脈沉而緊，沉為水，緊為寒，沉緊相搏，結在關元。

寸口脈沉而緊，沉為水盛，緊為寒凝，沉緊相搏，水寒結在任脈之關元。

2. 始時尚微，年盛不覺，陽衰之後，榮衛相干，陽損陰盛，結寒微動，腎氣上衝，喉咽塞噎，脅下急痛。

始時病氣微，年方盛壯，雖有結寒，不知不覺也，及乎年邁陽衰之後，榮衛俱虛，兩相干礙，其陽則損，其陰亦盛，關元結寒，乘其陽虛而動，腎中陽氣不能以勝陰塞，隨而上衝，是以咽喉陰塞，狀如炙肉，水寒木鬱，故肋下急痛。

3. 醫以為留飲而大下之，氣擊不去，其病不除。

彼時溫腎瀉寒，病無不去，乃醫者求其本因寒水，結在關元，見其標症，面目身體四肢皆腫，小便不利，以為水飲而大下之，不治其本，病氣不除，皆相擊不去。

4. 復重吐之，胃家虛煩，咽燥欲飲水，小便不利，水穀不化，面目手足浮腫。

重複吐之，是誅伐無過，傷其中氣矣，胃家乃虛而煩，吐傷上焦之陽，而陰大乘之，故咽燥欲飲水因而脾胃氣衰，邪留血分，致小便不利，水穀不化，胃氣不強，水氣乘肺，面目手足浮腫。

5. 又與葶藶丸下水，當時如小差。

又以葶藶丸下水，雖非治本之劑，然標病既盛，先治其標，故亦能小差，當時水從小便少為宣泄，實未差也，故亦能小差，當時水從小便少為宣泄，實未差也。

6. 食飲過度，腫復如前，胸脅苦痛，象如奔豚，其水揚溢，則浮咳喘逆。

飲食不節，傷其脾胃，水氣氾濫，腫復如前，風木鬱衝，胸脅苦痛，象如奔豚，升突，其邪上騰揚溢胸膈，壅其肺氣，故咳嗽喘逆俱作。

7. 當先攻擊衝氣，令止，乃治咳。

咳非病之本也，病本在腎，故曰當攻擊衝氣令止，如痰飲門，苓桂朮甘湯是也。

8. 咳止其喘自差。

咳止喘雖不治而自癒也。

9. 先治新病，病當在後。

謂先治其衝氣，而後治其水氣也。

原病根甚深，不能驟除，故須先去暴病，則原病可治，故曰先治新病，病當在後。

● 第五項　裡水即正水

（一）**定義**　魏念庭曰：裡水者即正水也。裡水即一身面目黃腫脈沉小便不利之症也。

（二）**症狀**

1. 裡水者，一身面目黃腫，小便不利，故令病水。

腹裡有水，一身面目盡黃，皮腫，其人小便應不利，蓋利則不致病水，今既裡有水，而漫無出路，所以為水病。

2. 假如小便自利，此亡津液，故令渴也。

（三）**脈象**　其脈沉。

裡水，水從裡積，與風水不同，故其脈不浮而沉，簡言之，脈沉者，水積於中，而形著於外矣。

（四）**治法**　越婢加朮湯主之（方見中風），甘草麻黃湯亦主之。

1. 藥味及用量：甘草二兩　麻黃四兩。

2. 煮服法：上二味，以水五升，先煮麻黃，去上沫，內甘草，煮取三升去滓，溫服一升，重複汗出，不汗，再服，慎風寒。

3. 藥解：甘草麻黃湯，即越婢湯之變法，病氣本輕，但需開發肺氣於上，則膀胱氣化行矣，以麻黃發其陽，甘草以和之，則陽行而水去，即有裡熱，不治自清耳，且以防質弱者不堪石膏也，易言之，甘草、麻黃亦內助土氣，外行水氣之法也。

（五）**本症裡字補解**　唐容川曰：上文裡水，一身面

目黃腫，下文黃汗，水從毛孔入得之，曰入曰裡，皆指膜腠言，膜上之膏，是脾之物，故能發黃，此等字義，唐宋後多失解也。

第四節 石 水

（一）**定義** 石水者，乃水積少腹胞內，堅滿如石，經曰：陰陽結邪，多陰少陽，曰石水。大奇論曰：腎肝並沉為石水。

（二）**脈象** 其脈自沉。

此因陰之盛，而結於少腹，故脈沉。

（三）**外症** 腹滿不喘。

此水非不散於皮膚，上不凌於心肺，但結於腹中而為腹滿，故不喘也。

（四）**症脈** 合參水之為病，其脈沉小，屬少陰，浮者為風，無水虛脹者，為氣，發其汗即已。

喻嘉言曰：此論少陰正水之病，其脈自見沉小，殊無外出之意，若脈見浮者，風發於外也，無水虛脹者，手太陰鬱不行而為虛脹也，風氣之病，發其汗則已。

（五）**治法** 脈沉者宜麻黃附子湯，浮者宜杏子湯（方未見）。

謂脈沉無他症者，當效傷寒例治之也。

1. **藥味及用量**：麻黃二兩 甘草二兩 附子一枚。

2. **煮服法**：上三味，以水七升，先煮麻黃，去上沫，內諸藥，煮取二升半，去滓，溫服八合，日三服。

3. 前兩湯藥解：用麻黃、附子、甘草，盪動其水，以救腎邪。若見外症喘滿，知水氣在上而不在下，即於前方除去附子，而加杏仁以救肺邪，此治金水二臟之正法也。

林倍曰：杏子湯未見恐是麻黃杏仁甘草石膏湯。

第五節　黃　汗

（一）**定義**　黃汗者，病水身黃，其汗沾衣，色正黃如柏汁。此病得於汗出入水中浴，水從汗孔入所致，兼由陽明胃熱，故見於外也。

（二）**脈象**　其脈沉遲。

黃汗脈亦沉遲，與正水石水水邪在內無異也。

（三）**外症**　身發熱，胸滿，四肢頭面腫，久不癒，必致癰膿。

發熱胸滿，四肢頭面腫者，正屬足陽明經脈之症也，熱久在肌肉，故化癰膿。

● 第一項　黃汗之的症

1. 黃汗之病，兩脛自冷。

此言黃汗之症，陽氣不得下通，身熱而脛冷，為黃汗之的據。

2. 假令發熱，此屬歷節。

假令字，反對上文，則發熱字，正對脛冷，是言兩脛發熱也，兩脛發熱，則屬歷節，而非黃汗也，此為榮血阻滯其氣也。

3. 食已，汗出，又身常暮臥盜汗出者，此勞氣也。若汗出已，反發熱者，久久其身必甲錯，發熱不止者，必生惡瘡。

若盜汗既出後，熱仍不息，反發熱者，是郁氣不能盡泄，榮滯不得暫安，久久榮血凝濇，沖氣薰灼，而為乾血，身必甲錯，血為氣蒸則化膿，故發熱，若不止，而不盜汗者，則氣更不得泄，必蒸為瘡，惡此出汗是榮氣，此發熱為乾血，或惡瘡，皆非黃汗之發熱出汗也。

4. 若身重，汗出已輒輕者，久久必身，即胸中痛。

此乃申明黃汗之症也，曰：若黃汗是濕病必身重，得汗出已，其濕略泄，則身輒輕，便知其病在濕鬱。久久身，者，陽氣欲通而不得通也，即胸中鬱而不開則痛，與小柴胡之胸痛，皆是鬱而不開之例。

5. 又從腰以上必汗出，下無汗，腰髖（髖音坤一曰髀兩股間也）弛痛，如有物在皮中狀，劇者不能食，身疼重，煩躁，小便不利，此為黃汗。

又從腰以上汗出，下無汗云者，即是鬱而不通，身熱而兩脛自冷之例也，腰股骨弛痛，如有物在皮中狀者，皆是陽不達於下也，下無汗，故如有物在皮中，即《傷寒論》如蟲行皮中同例，劇則不能食，身疼痛，小便不利者，皆氣不通達，為黃汗之症也。

治法　桂枝加黃耆湯主之。

1. 藥味及用量：桂枝　芍藥各三兩　甘草　黃耆各二兩
生薑三兩　大棗十二枚

2. 煮服法：上六味，以水八升，煮取三升，溫服一

升，須臾啜稀粥一升餘，以助藥力，溫覆，取微汗，若不汗，更服。

3. **藥解**：風能勝濕，桂枝、生薑，以散水邪，土能勝水，甘草、大棗以益脾土，酸以收之，甘以緩之，黃耆、芍藥之甘酸，以收斂其營衛，溫覆取微汗而解也，輔以熱粥而發微汗，以泄經絡中之鬱熱也。

● 第二項　黃汗之問答

（一）**問**　問曰：黃汗之為病，身體腫，發熱，汗出而渴，狀如風水，汗沾衣，色正黃如柏汁，脈自沉，何從得之？

黃汗屬濕，故身體腫；屬風，故發熱，汗出而渴。狀如風水者，謂面目浮腫也，汗沾衣，色正黃如柏汁。謂汗出黏黃也，脈自沉者，謂從水得之也。

（二）**答**　師曰：以汗出入水中浴，水從汗孔入得之。

李氏曰：按汗出浴水，亦是偶舉一端言之，大約黃汗由脾胃濕久生熱，積熱成黃，濕熱交蒸而汗出矣，汗出之色黃，而身不黃，與發黃之症不同。

（三）**治法**　宜耆芍桂枝苦酒湯主之。

1. **藥味及用量**：黃耆五兩　芍藥　桂枝各三兩

2. **煮服法**：上三味，以苦酒一升，水七升合和，煎取三升，去滓，溫服一升，當心煩不止者，以苦酒阻故也，云苦酒阻者，欲行而不遽行，久積藥力乃自行耳，故曰服至六七日乃解。

3. **藥解**：用耆、桂助三焦之衛氣，以達於腠理，用芍酒和脾土之營氣，以達於膏油，則膜油間之鬱濕解而黃汗已。

第六節 水病兼宿症

1. **陽脈當伏，今反緊，本自有寒，疝瘕，腹中痛，醫反下之，下之即胸滿短氣。**

水邪乘土，則土敗，故水症者趺陽脈當伏，今反緊者，緊為寒，脾喜溫而惡寒，寒聚於中，則結成疝瘕，而腹中作痛，天寒疝當溫之，醫反下之，則虛其胃，寒氣乘虛上乘，則胸滿而短氣也。

2. **趺陽脈當伏，今反數，本自有熱，消穀，小便數，今反不利，此欲作水。**

趺陽脈當伏，今反數，數為熱，經曰：熱則消穀，而大便必堅，小便即數。今小便反不利，則水無從出，故欲作水也。

第七節 水病初成責在衛

寸口脈弦而緊，弦則衛氣不行，即惡寒，水不沾流，走於腸間。

寸口，肺脈也，弦而緊，形寒飲冷傷肺也。惡寒者，陽氣頹敗，陰水氾濫，停瘀而不沾流，故走於腸間，瀝瀝有聲也。

陳修園云：此言水病之初成，責在衛氣，以寸口主乎

衛氣也。弦而緊者寒氣外乘，陽氣被抑，水之所由成也。

第八節　客水成腫之問答

（一）問　問曰：病下利後，渴飲水，小便不利，腹滿陰腫者，何也？

病下利，則脾衰而津液竭，故渴而引飲，而水又不能制水，故小便不利，脾惡土濕，故腹滿，腎主水，故陰腫。

（二）答　答曰：此法當病水，若小便自利及汗出者，自當癒。

此為病水無疑，若小便利則水行，汗出則水散，雖不藥而只自癒矣。

第九節　五臟之水

1. 心水者，其身重而少氣，不得臥，煩而躁，其人陰腫。

心水不應陰腫，以腎脈出肺絡心，主五液而司閉藏，水之不行，皆本之於腎，是以其陰亦腫也。

2. 肝水者，其腹大不能自轉側，脅下腹痛，時時津液微生，小便續通。

足厥陰之脈，過陰器，抵少腹，挾胃屬肝，絡膽，布脅肋，今水客於經，傷其生發之氣，肝臟之陽，故病如此，然肝在下主疏泄，雖受水鬱，終有時而津可微生，則

小便得以暫通也。

3.肺水者，其身腫小便難，時時鴨溏。

肺水者，肺主皮毛，行營衛與大腸合，今有水病，則水充滿皮膚，肺本通調水道，下輸膀胱為尿溺，今水不得自小便出，反從其合，與糟粕混成鴨溏也。

4. 脾水者，其腹大，四肢苦重，津液不生，但若少氣，小便難。

脾主腹，而氣行四肢，脾受水氣則腹大，四肢重，津液生於穀，穀氣運於脾，脾濕不運，則津液不生而少氣，小便難者，濕不行也。

5.腎水者，其腹大，臍腫，腰痛不得溺。陰下濕，如牛鼻上汗，其足逆冷，面反瘦。

腎者胃之關，關門不利，令聚水而生病，故腹大臍腫也。腰為腎之外候，故腰痛；膀胱為腎之府，故令不得溺也。浸漬於睪囊而為陰汗，流注於下焦而為足冷，夫腎為水臟，又被水邪，則上焦之氣血，隨水性而下趨，故其人面反瘦。

第十節　水病治療大法

師曰：諸有水者，腰以下腫，當利小便，腰以上腫，當發汗乃癒。

沈目南云：此以腰之上下分陰陽，即風皮正水之兩法門也。

腰以下主陰，水亦屬陰，以陰從陰，故正水勢必從於

下部先腫，即腰以下腫。然陽盛氣鬱，決瀆無權，水逆橫流，疏瀹難緩，利小便則癒，經所謂潔淨府是也。腰以上主陽，而風寒襲於皮毛，陽氣被鬱，風寒皮二水，勢必起於上部先腫，即腰以上腫，當開其腠理，取汗通陽則癒，經所謂開鬼門是也。

第十一節　血分古診法

（一）寸口　寸口脈沉而數，數則為出，沉則為入，出則為陽實，入則為陰結。

寸是言手之三部，沉為陰結，謂血結於內，則陽欲出而不得出矣。

（二）**跌陽**　跌陽脈微而弦，微則無胃氣，弦則不得息。

跌陽是言足上胃脈，弦則不得息，謂肝脈應弦，必肝血凝結，氣不得陽，故不得息。

（三）**少陰**　少陰脈沉而滑，沉則為裡，滑則為實，沉滑相搏，血結胞門，其瘕不瀉，經絡不通，名曰血分。

少陰是診足之太溪脈，沉應裡而滑應實，實結在裡，則為血結胞門，其瘕結不得泄利，則經絡不通而水腫，腫由於血滯，故曰血分也。

第十二節　血分水分之區別

（一）問　問曰：病有血分水分者，何也？

（二）答　師答如下：

1. 經水前斷，後病水，名曰血分，此病難治。

2. 先病水，後經水斷，名曰水分，此病易治，何以故，去水，其經自下。

水分者，因水而病及血分也病，水病淺而易行，故曰易治。

第十三節　氣分專證

（一）寸口診斷　師曰：寸口脈遲而澀，遲則為寒，澀則為血不足。

寸口脈主榮衛，遲而澀，遲為陽虧，寒也，澀為陰虧，血不足也。

（二）趺陽診斷　趺陽脈微而遲，微則為氣，遲則為寒也。

（三）症狀：

1. 寒氣不足，則手足逆冷。

2. 手足逆冷，則榮衛不利。

3. 榮衛不利，則腹滿腸鳴，相逐氣轉，膀胱榮衛俱勞。

手足為諸陽之本，真氣不到，則逆冷，陽氣起於四肢，以貫周身，而調榮衛，逆冷則榮衛不利，不利則真氣乏而虛氣橫溢，反似有餘，乃腹滿腸鳴，相逐氣轉，而膀胱榮衛，無真氣以統之，皆疲勞睏乏，故曰俱勞。

4.陽氣不通即身冷。

膀胱之太陽無主,則陽氣不通而身冷。

5.陰氣不通即骨痛。

榮衛之陰氣太虛,則陰氣不通而骨疼,不通者虛極而不能行,與有餘而壅者不同,而須知。

6.陽氣前通則惡寒。

陽先行而陰不與俱行,則陰失陽而惡寒。

7.陰氣前通則痺不仁。

陰先行而陽不與俱行,則陽獨滯而痺不仁也。

8.陰陽相得,其氣乃行,大氣一轉,其氣乃散。

蓋陰與陽常相須也,不可失也,失則氣機不續,而邪仍著,不失則上下交通,而邪不容故,曰陰陽相得,其氣乃行,大氣一轉,其氣乃散。

9.實則失氣,虛則遺溺,名曰氣分。

氣既痞塞,則實者失氣,邪從大便而泄。虛者遺溺,邪從小便而泄。

● 第一項　氣分結病

（一）**症狀**　氣分心下堅,大如盤,邊如旋杯。

氣分清陽之位,而獨邪痞塞,心中堅大如盤,邊如旋杯,此下焦陰邪,逆填陽位,必緣土敗而水侮也,簡言之,日積月累,如鐵石之難破也。

（二）**治法**　桂甘薑棗麻附細辛湯主之。

1.**藥味及用量**:桂枝　生薑各三兩　甘草二兩　大棗十二枚　麻黃二兩　細辛二兩　附子一枚(炮)。

2.**煮服法**：上七味，以水七升，先煮麻黃，去上沫，納諸藥，煮取二升，分溫三服，當汗出，如蟲行皮中即癒。

既結之陽，復敢於周身，乃有是象。

3. **藥解**：方中麻黃、桂枝、生薑以攻其上，附子、細辛以攻其下，甘草、大棗補中焦以運其氣，庶上下之氣交通而病可癒。所謂大氣一轉，其結乃散也。

● 第二項　氣分積水

（一）**症狀**　心下堅大如盤，邊如旋盤，水飲所作。

作字即起字之義。肺主一身之氣，而治節行焉，今氣分心下堅大如盤，邊如旋杯，水飲所作，形容水飲入積胸中不散，傷其氤氳之氣，乃至心下堅大如盤，遮蔽大氣，不得透達，只得旁邊轆轉，為旋杯之狀，正舉室洞之位，水飲占據為言也。

（二）**治法**　枳實白朮湯主之。

1.**藥味及用量**：枳實七枚　白朮二兩。

2.**煮服法**：上二味以水五升，煮取三升，分溫三服，腹中軟，既當散也。

3. **藥解**：上節用桂枝去芍藥加麻黃附辛以通胸中陽氣，陽主開，陽盛則有開無塞，而水飲之陰，可見消耳。若胸中之陽不虧，當損其有餘，則用枳、朮二味，開其痰結，健其脾胃，陽分之邪辟矣。

人但知枳實太過，而用白朮和之，不知痰飲所積，皆由脾不運化之故，苟非豁痰利水，則徒用枳實無益耳。

第十五章
黃疸病脈證並治

第一節　黃疸初時之病因

（一）**脈象**　寸口脈浮而緩，浮則為風，緩則為痺。

其脈因風生熱，故浮，因濕成痺，故緩。此而行《內經》開鬼門潔淨府之法。俾風挾之熱，從肌表出。濕蒸之黃，從小便出，而裡分消為有據也。開鬼門者何，謂發其汗也，潔淨府者何，謂利小便也。

（二）**症狀**　痺非中風，四肢苦煩，脾色必黃，瘀熱以行。

此係風熱內陷，入於脾經，必見脾濕合熱之色，而發黃也。瘀熱以行一瘀字，便見黃皆發於血分。

第二節　穀　疸

（一）**趺陽**　趺陽脈緊而數，數則為熱，熱則消穀，緊則為寒，食即為滿。

趺陽胃脈也，徐洄溪曰：脈緊而數，則有熱兼有寒，故用藥亦當寒熱兼顧。

（二）**尺脈**　尺脈浮為傷腎，趺陽脈緊為傷脾。

尺脈以候腎，浮為風，則傷腎。

（三）**症狀**　風寒相搏，食穀即眩，穀氣不消，胃中苦濁，濁氣下流，小便不通，陰被其寒，熱流膀胱，身體盡黃，名曰穀疸。

第三節　女勞疸

額上黑，微汗出，手足中熱，薄暮即發。膀胱急，小便自利，名曰女勞疸；腹如水狀，不治。

女勞之疸，唯言額上黑，不言身黃，簡文也，腎色黑，與膀胱為表裡，膀胱之脈上額，腎虛則黑色見於額也。然黑為北方陰晦之色。乃加於南方離明之位。以女勞無度，而脾中之濁陰，下趨入腎，水土互顯之色，乃至微汗，亦隨火而出於額。心之液皆外亡矣。手足心熱，內傷皆然。日暮，陽明用事，陽明主闔，收斂一身之濕熱，疾趨而下膀胱，其小便自利，大便黑，時溏，又是膀胱蓄血之驗，腹如水狀。實非水也。正指蓄血而言。故為不治。

（一）**症狀**　黃家日晡所發熱，而反惡寒，此為女勞得之。膀胱急，少腹滿，身盡黃，額上黑，足下熱，因作黑疸，其腹脹如水狀。大便必黑，時溏，此女勞之病，非水病也。腹滿者難治。

程林曰：腹滿者，正以申腹脹如水。腎反乘脾之義。

女勞疸額上黑。謂身黃加以額黑也。此必先有胃熱脾寒之濁氣，下流入腎，蓋以女勞無度而後成之。其由來自非一日。

《肘後》謂因交接入水所致，或有所驗。

然火炎薪燼，額色轉黑，雖不入水，其能免乎。故脾中之濁氣，下趨入腎，水土互顯之色。但於黃中見黑滯耳。

徐忠可曰：額者，心之部也。腎邪重則水勝火。黑為水色，而見於火部也。手勞宮屬心，足湧泉屬腎，腎虛而水火不相濟，則熱中者，概言手足也。

日晡即申時，此時氣血注膀胱，然前曰薄暮，此曰日晡，乃統申酉時言之。酉時氣血注腎也，以發熱知陰虛生熱，以惡寒知腎中虛極，不任客寒，以日晡所發，知衛氣並腎與膀胱，而腎虛又不任熱，故曰此為女勞得之。

（二）治法　硝石礬石散主之。

1. **藥味及用量**：硝石（熬黃）　礬石（燒）等分。

細研入罐，火煅半日，色如輕粉者為枯礬，硝石治五臟積熱。但必煉之如膏，方能治病。

2. **服法**：上二味為散，大麥粥汁和服方寸匕。日三服。病隨大小便去，小便正黃，大便正黑，是其候也。

張路玉用硝石和礬朱神麴和丸。大麥粥汁。服十丸至二十丸。在虛不勝攻，勢不獲已之時用之。亦死中求活之一法門也。

3. **藥解**：此治女勞疸之急方也。夫男子精動，則一身之血俱動，以女勞而傾其精，血必繼之，故因女勞而尿血者，其血尚行，猶易治也。因女勞而成疸者，血瘀不行，非急去膀胱少腹之瘀血，萬無生理，故曰難治，乃取皂礬以滌除瘀垢。硝石以被積散堅，二味相胥，銳而不猛，此方之妙用也。

女勞疸治以硝石白礬者，一取出地之初陽，升散腎中之鬱陰。一取歸地之元陰，專補腎中之虛陽也。

尤在涇曰：硝石鹹寒除熱，礬石除痼熱在骨髓，骨與腎合，用以清腎熱也。大麥粥和服，恐傷胃也。

《本草述》載：白礬化痰，主用齒痛喉痺，棉裹生含咽之。但白礬只療風熱之痰，不療寒濕之痰。

鄒潤安云：浣豬腸者，以礬揉之，取其殺涎滑也。醃蒿苣者，以礬拌之，取其劫黏汁也。攪濁水者，礬屑摻之。則滓自澄而下墜。製採箋者，礬汁刷之。則水不滲而之也，凡一切花瓣，漬之以礬，則花中苦水盡出。花之色香不損。凡欲木石相連者，熬礬之，則搖曳不動，蓋緣礬之物，得火則烊，遇水則化。得火則烊，故能使火不入水中為患；遇水即化，故能護水，使不受火之患，是其質郤。雙縮於陰陽，其功實側重於治水，此其於淖澤，則澄而清之，於沉濁則劫而去之，因善於陰中固氣，水中禦火矣。仲景之用礬，於礬石湯，比之焊木石，於礬石丸，比之殺涎滑，於侯氏黑散，比之澄濁淖，於硝石礬石散，比之刷采箋。是知神聖用意，亦只在人情物理間，非必別求奧妙也。

今製煆乾汁者，謂之枯礬，不煆者為生礬。

《本草述》云：交接勞復，卵腫，或改縮入，腹痛欲絕，礬石一分，硝三分，大麥粥清服方寸匕。日三，熱毒從二便出，此與女勞黃疸治同。但分兩及製法有異，蓋知白礬之奏功於腎如是。猶可以酸澀固脫盡之邪。

（三）女勞疸與陰疸之區別 喻嘉言云：陰疸一症，

唯羅謙甫茵陳附子乾薑甘草湯一方。

附子 半夏 草蔻 白朮 陳皮 生薑 澤瀉 枳實 茵陳

治用寒涼藥過當，陽疸交陰之症，今人但云陽疸色明，陰疸色晦，此不過氣血之分，辨之不清，轉足誤人。如酒疸變黑，女勞疸，額上黑，豈以其黑，遂謂陰疸可用附子、乾薑乎。

夫女勞疸者，真陽為血所壅閉，尚未大損。瘀血一行，陽氣即通也。

陰疸則其陽衰微不振，一任濕熱與濁氣敗血，團結不散，必復其陽，錮結始閉。償非離照當空，幽隱胡由畢達矣，學者試以全卷方編中究心焉。思過半矣。

（四）**醫案** 長洲張氏曰：黃疸症中唯黑疸最劇，良由酒後不禁。酒濕流入髓臟所致。土敗水崩之兆，始病形神未槁者，尚有濕熱可攻，為去疸之嚮導，若病久肌肉消爍，此真元告匱不能回榮於竭澤也。

有伶人病黑疸，投以硝石礬石散作丸，晨夕各進五丸，服至四日少腹攻絞，小便先下瘀水，大便繼下溏黑，至十一日瘀盡，次與桂、苓、歸、芍之類，調理半月而安。

第四節 酒 疸

症狀 心中懊憹而熱，不能食，時欲吐，名曰酒疸。

黃坤載云：酒之為性，最動下濕，而生上熱。醉醒之

後，往往煩渴飲冷，傷其脾陽，久之而脾陽頹敗，下濕愈
滋，上熱彌盛，遂生懊憹煩熱嘔吐不食之症。將來必病酒
疸。醫者去其上焦之濕熱，而昧其下焦之濕寒，涼瀉不
已，熱未去，而寒愈增。土崩陽絕，則人亡矣。酒家之
病，成於飲食之生冷，酒家之命，殞於藥餌之寒涼，此千
古之冤枉，而人無知者，良可衰已。

● 第一項　酒黃疸

　　夫病酒黃疸必小便不利，其候心中熱，足下熱，是其
症也。
　　唐容川曰，酒味厚入血分，一入於胃，則上薰心包，
故必心中熱。心中懊憹，心中如啖大蒜狀，皆是酒薰心包
之故。
　　包絡與三焦相為表裡，包絡移熱於三焦，則決瀆不
清，而小便不利。足下熱，亦是血分之熱，與女勞疸之手
足心熱同義也。

● 第二項　酒疸先後吐下法

　　酒黃疸者，或無熱，靜言了了，腹滿欲吐，鼻燥，其
脈浮者，先吐之，沉弦者，先下之。
　　《金匱》治酒疸，用或吐或下之法，言雖錯出，義實
一貫。蓋酒之積，熱入膀胱，則氣體不行，必不便小利，
積於上焦，則心中熱，積於小焦，則足下熱。其無心中足
下熱者，則靜言了了而不神昏，但見腹滿，欲吐，鼻燥，
三症。可知膈上與腹中陰陽交病，須分光後治之。故當辨

症之浮沉，以定吐下之先後。

接酒入胃而不傷心，則無心熱，故神不昏而其言清朗也。

● 第三項　酒疸吐法

酒疸，心中熱，欲吐者，吐之癒。

但心中熱，欲嘔吐，則病全左上焦，吐之即癒，何取下為哉。

● 第四項　酒疸治法

（一）**症狀**　酒黃疸，心中懊憹，或熱痛。

酒熱內結，心神昏亂，而作懊憹，及痛楚者，則不可不下。

（二）**治法**　梔子大黃湯主之。

1. **藥味及用量**：梔子十四枚　大黃一兩　枳實五枚　香豉一升。

2. **煮服法**：上四味，以水六升，煮取二升，分溫三服。

3. **藥解**：以梔子、香豉，治其心中懊憹，大黃蕩滌實熱，枳實破結，除停，去宿垢也。但此乃劫病之法，不可久用，久久下之，必脾肺之陽氣盡傷不能統領其陰血，其血有日趨於敗而變黑耳。

4. **湯名變治**：此即枳實梔子豉湯之變名也。大病後，勞復發熱，服枳實梔子豉三味，覆令微汗，使餘熱從外而解。若有宿食，則加大黃，從內而解。此治酒疸之脈沉弦

者。用此方以下之，其脈浮，當先吐者，則用梔於豉湯，可不言而喻也。

蓋酒疸傷胃發黃，為無形之濕熱，故宜梔子豉湧之。與谷疸之當用茵陳蒿者，涇渭自殊，即此湯亦自治酒食並傷之豉熱，故可用下。觀枳實梔子豉湯之加大黃，亦是因宿食而用也。

更有梔子柏皮湯，治身黃發熱一症，又以苦燥利其滲道也。合此比例，而推治黃之法，無餘蘊也。

● 第五項　酒疸久為黑疸

酒疸下之，久久為黑疸。目青，面黑，心中如啖蒜韭狀。大便正黑，皮膚爪之不仁。其脈浮弱，雖黑微黃，故知之。

酒疸之黑，非女勞疸之黑，女勞疸之黑，為腎氣所發，酒疸之黑，為敗血之色。因溺之濕熱傷脾胃，脾胃不和，陽氣不化，陰血不運，若更下之，久久則運化之用愈耗矣，氣耗血積，敗腐瘀濁，氣越肌面為黑，味變於心，咽作嘈雜，心辣如啖蒜韭狀。營血衰而不行，痺於皮膚，爪之不仁，輸於大腸，便如漆黑，其目黃脈浮，皆血病也。雖黑微黃者，謂雖黑當微黃，必不如女勞疸之色，純黑也。

第五節　黃疸病因濕熱

師曰：病黃疸，發熱，煩喘，胸滿口燥者，以病發

時，火劫其汗，兩熱相得，然黃家所得，從濕得之，一身盡發熱而黃。肚熱，熱在裡，當下之。

程氏云：濕淫於內，則喘煩胸滿，熱淫於內，則發熱口燥。以火劫汗，反致兩熱相搏，不知黃家之病，必得之濕熱瘀於脾上，故一身盡發熱而黃，正以明火劫之誤也。若肚有熱，則熱在裡，即當下之以去其濕熱。

兩熱相得者，謂以火劫之，以熱遇熱，相得不解，則發黃矣。

第六節 黃病收成之現象

1. 脈沉，渴欲飲水，小便不利者，皆發黃。

黃疸由於水土之熱濕，若合於手陽明之燥金，則熱濕燥三氣，相搏成黃，其人必渴而飲水。有此則去濕藥中，必加潤燥，乃得三焦氣化行，津液通，渴解而黃退，渴不解者，燥有未除耳，然非死候也，何又云疸而渴者難治。則更慮其下泉之渴，不獨云在中之津液矣。

徐洄溪云：利小便，為治黃總決，須知。

2. 腹滿，舌痿黃，躁不得睡，屬黃家（痿當作萎，舌苔色正黃無間色，熱盛也）。

腹滿裡證也，乃有腹滿而加身萎黃，躁不得眠，瘀熱外行，此發黃之漸也。故曰屬黃家。

尤在涇曰：脾之脈連舌本。散舌下，腹滿舌痿，脾不行矣。脾不行者有濕。躁不得臥者有熱，熱濕相搏，則黃疸之候也。

第七節 黃疸瘉有定期

黃疸之病，當以十八日為期。治之十日以上瘉，反劇為難治。

沈明宗氏曰：此取陽病陰和，陰病陽和為大綱也。十八乃三六陰數之期也。十日，二五，陽土之數也。黃疸乃濕熱鬱蒸，陽邪亢極，脾陰大衰。故治之須候一六二六三六陰氣來複製火之期。而為定期，若至十日以上，土陰氣復則當瘉，而反劇者，乃脾陽亢極，陰氣化減，故為難治，此雖非正解，亦可互相發明。

俞震車云：震按《金匱要略》云，病疸當以十八日為期，治之十日以上瘉，反劇者，為難治，然余生平所驗，分毫不差，有先因他病而後黃者，有先發黃而後現他病者。必於半月一月之內，退盡其黃，則他病亦可治，設或他病先瘉，而黃不能退，至一年半載仍黃者，必復現他病以致死。大抵酒傷乃有鬱結，與胃脘痛，皆發黃之根基。而泄瀉、腫脹、不食，乃發黃之末路，若時行病發黃，亦多死。

諺所謂瘟黃也，唯元氣實者，審其為瘀血，為濕熱，逐之清之，得黃退，熱亦退，乃可無虞。

古人醫案，俱未有說及久黃者，可為余言之一症（見古今醫案按）。

第八節 黃疸難治與可治

疸而渴者，其疸難治，疸而不渴者，其疸可治，發於陰部。其人必嘔，陽部，其人振寒而發熱也。

疸為濕熱固結，阻其津液往來之道。故以渴與不渴，證津液之通與不通也。

嘔為腸胃受病，振寒發熱，經絡受傷，於此可證其表裡陰陽而治也。發於陰部，其病在裡，濕盛土鬱，胃氣上逆，必作嘔吐，發於陽部，其病在表，濕旺經鬱風寒外襲，必發熱而惡寒也。

（一）**症狀** 穀疸之為病，寒熱不食，食即頭眩，心胸不安，久久發黃為穀疸。

穀疸之病，濕盛而感風寒，鬱其榮衛，則病寒熱。濕土鬱滿，不甘飲食，食下不消，濁氣上逆，即頭目眩暈，而心胸不安，久而穀氣瘀濁，化而為熱，熱流膀胱，發為穀疸。

（二）**治法** 茵陳蒿湯主之。

1. **藥味及用量**：茵陳蒿六兩　梔子十四枚　大黃二兩。

2. **煮服法**：上三味以水一斗，先煮茵陳，減六升，納二味，煮取三升，去滓。分溫三服，小便當利，尿如皂角汁狀，色正赤，一宿腹減，黃從小便去也。

3. **藥解**：主以茵陳蒿湯者，茵陳，稟冬令寒水之氣，寒能勝熱，佐以梔子苦味瀉火，色黃入。胃挾大黃以滌胃腸之鬱熱，使之屈曲下行，則穀疸之邪，悉從二便而解矣。

穀疸三症，止出一方，蓋陽明病一至，發黃則久暫皆宜開鬱餘煩。故此方實為主方，若陰黃則後人以附子合茵陳，乃此方之變也。

第九節 黃家表裡治法

（一）**脈象症狀** 諸病黃家，但利其小便，假令脈浮者。

知濕不在裡而在表，又當以汗解之。設表濕乘虛入裡，而作癃閉，又當利其小便也，故下條云，黃疸病，茵陳五苓散主之。法在心，可拘泥乎。

（二）**治法** 宜桂枝加黃耆湯主之（方見水氣病中）。

宜桂枝、生薑以發表除風，甘草、大棗以益脾勝濕。芍藥以收其榮，黃耆以斂其衛。則在表之邪，自不能容，當從微汗而解也。

第十節 瘀血發黃治法

（一）**症狀** 諸黃。

諸黃雖多濕熱，然經脈久病，不無瘀血阻滯也。疸病皆由濕熱鬱蒸，日久陰血必耗，不論氣分血分，皆宜兼滋其陰。

（二）**治法** 豬膏發煎主之（並治婦人陰吹）。

1. **藥味及用量**：豬膏半兩（通二便除五疸） 亂發

（如雞子大三枚洗淨，各四兩消瘀血，利小便）。

2. **煮服法**：上二味，和膏中煎之，發消藥成，分再服。病從小便出，久煎發消，陰從陽用，且導陽入陰，俾小便得利，而濕熱得消。

3. **藥解**：此治瘀血發黃之緩劑也。《肘後云》以此治女勞疸。身目盡黃，發熱惡寒，少腹滿，小便難，以大熱大寒女勞，交接入水所致。用髮灰專散瘀血。和豬膏煎之，以潤經絡腸胃之燥，較硝石礬石散，雖緩急輕重懸殊，而消瘀之旨則一也。

第十一節 黃疸實證通治法

（一）**症狀** 黃疸。

（二）**治法** 茵陳五苓散主之。

1. **藥味之用量**：茵陳末十分　五苓散五分

2. **煮服法**：上二味和，先食飲方寸匕，日三服。

3. **藥解**：沈氏曰：此黃疸小便閉塞氣分，實證通治之方也。蓋胃為水穀之海，營衛之源。風入胃家氣分，風濕相蒸，是為陽黃，濕熱流於膀胱，氣鬱不化，則小便不利，當用五苓散宣通表裡之邪。茵陳開鬱而清濕熱，則黃自退矣。

古人論黃疸，有濕黃，有熱黃。濕黃者，色如薰黃，熱黃者，色如橘色。更有陰黃有陽黃，陽黃者，大黃佐茵陳，陰黃者，附子佐茵陳，此用五苓散佐者，因濕熱鬱成燥也，明矣。

第十二節 黃疸有裡無表治法

（一）**症狀** 黃疸腹滿，小便不利而赤，自汗出，此為表和裡實，當下之。

疸色黃見於表矣。乃腹滿，小便不利，且赤，裡熱可知，黃疸最難得汗，乃自汗，且表從汗解，故曰此為表和裡實。實者，邪也，有邪則宜去。

（二）**治法** 宜大黃硝石湯（徐泂溪曰黃疸變腹滿者最多，此方乃下法也。有囊在腹中包裹黃水，藥不能入，非決破其囊或提其黃水出淨，必不除根）。

1. 藥味及用量：大黃四兩　黃柏四兩　硝石四兩　梔子十五枚。

2. 煮服法：上四味，以水六升，煮取二升，去滓。內硝更煮取一升，頓服。

3. 藥解：用大黃、硝石，解散在裡血結，黃柏專去下焦濕熱，梔子輕浮，能使裡熱從滲道而泄也。

第十三節 黃疸假熱治法

（一）**症狀** 黃疸病，小便色不變，欲自利，腹滿而喘，不可除熱，熱除必噦。

便清自利，內無熱徵，則腹滿非裡實，喘非氣盛矣。雖有疸熱，亦不可以寒熱攻之。熱氣雖除，陽氣則傷必發為噦。噦，呃也，魏念庭謂：胃陽為苦寒之藥所墜，欲升

而不能者是也。

（二）**治法** 噦者小半夏湯主之（見痰飲）。

小半夏湯溫胃止噦，噦止，然後得理中髒，使氣盛而行健則喘滿除，黃病去，非小半夏能治疸也。

第十四節 黃家腹痛

（一）**症狀** 諸黃腹痛而嘔者。

邪正相擊在裡，則腹滿氣逆。在上則嘔，上猶表也，故屬半表半裡。

（二）**治法** 宜柴胡湯（即小柴胡湯，見嘔吐）。

尤在涇曰：以小柴胡散邪氣，止痛嘔，亦非小柴胡能治諸黃矣。

第十五節 虛黃治法

（一）**症狀** 男子黃，小便自利。

男子黃，陽氣虛也。黃者，土之色。陽氣虛而土色外呈，中無濕熱，故小便自利。此為虛也。因無膀胱急症故也。

（二）**治法** 當與虛勞小建中湯（見虛勞中）。

小建中者，建其脾也。《內經》曰，勞者溫之，損者益之。故溫以桂枝、生薑，益以膠飴大棗，使芍藥以收陰血而益脾陰。佐甘草，以和諸藥而暖肌肉，此建中之大略也。然單言男子，謂婦人血瘀發黃，尚有桃仁承氣湯法

也，苟屬虛黃，亦宜以此湯加當歸、益母草之類也。

第十六節 附錄諸黃治法

（一）瓜蒂湯 治諸黃（方見渴症中）。

瓜蒂能解上焦鬱熱。故黃疸之由上焦鬱者宜之。

且瓜蒂主吐，吐亦有發散之義，附此以見治黃疸亦有用吐法耳。

周揚俊曰：古方多用此治黃，或作散，或吹鼻，皆取黃水為效，此治水飲鬱熱在膈上者，何也？蓋瓜蒂，吐劑也。《內經》曰：在上者因而越之。仲景云：濕家身上疼而黃，內藥鼻中，是亦邪淺之故也。

（二）《千金》麻黃醇酒湯（治黃疸）。

1. 藥味及用量：麻黃三兩。

2. 煮服法：上一味，以美酒五升，煮取二升半，頓服盡，冬月用酒，春月用水煮之。

3. 藥解：此為黃疸之因寒而鬱熱在營血者言。謂麻黃能發營中之陽，加之以醇酒，則徹上徹下之陰邪，等於見，故附此以補營熱之治。

《藥微》載醇酒乃美酒，故云以美清酒煮，《漢書》師古註：醇酒不澆，謂厚酒也。按厚酒者，酒之美者也，故曰美清酒。

第十六章
驚悸吐衄下血胸滿瘀血病脈證治

第一節 驚 悸

寸口脈動而弱，動即為驚，弱則為悸。

驚自外物觸入而動屬陽，陽變則脈動，悸自內恐而生屬陰，陰耗則脈弱，是病宜和平之劑。補其精氣，鎮其神靈，尤當處之以靜也。

第二節 衄 血

● 第一項 衄由火升

師曰：尺脈浮，目睛暈黃，衄未止。暈黃去，目睛慧了，知衄今止。

尺以候腎，腎虛則相火擾其陰血，從膀胱而生，故脈浮也。腎之精上營瞳子。膀胱之脈下額中，二經有不歸經之血，故暈黃，黃退則血亦散，所以知衄止也。

慧了者，清爽也，須知。

● 第二項 四時衄血

1. 從春至夏衄者太陽。
2. 從秋至冬衄者陽明。

血從陰經並衝任而出者，則為吐，從陽經並督脈而出
者則為衄。故衄病皆在陽經。但春夏陽氣浮，則屬太陽，
秋冬陽氣伏，則屬陽明為異耳。

所以然者，就陰陽言，則陽主外，陰主內，就三陽
言，則太陽為開，陽明為闔。少陽之脈，不入鼻頰，故不
主衄也。

● 第三項　衄家忌汗

衄家不可汗，汗出，必額上陷。脈緊急，直視不能
眴，不得眠。

足太陽經主表，上巔入額，貫目睛，衄在上，絡脈之
血已脫，若更發汗，是重竭津液，津液竭則脈枯，故額上
陷，脈緊急。牽引其目，視不能合也。無血陰虛，故不得
眠，又按目與額，皆陽明部分也。

● 第四項　吐衄

（一）症狀　病人面無血色，無寒熱。

面者，血之華也，血充則華鮮。若有寒熱，為傷其血
而致。今無寒熱，無外感也，則是因血脫而然矣。

（二）脈症合參

1.脈沉弦者衄。

衄因外感，脈必浮大，陽氣重也，衄因內傷，脈當沉
弦，陰氣屬也，雖與前尺脈浮不同，其為陰之不靖一也。

2.脈浮弱，手按之絕者，下血。

脈止見浮弱，按之絕無者，是無陰也，無陰，知血下

過多，而陰脈不充也。

煩咳者，血從上溢。而心肺焦燥也。然此條不言脈者，浮弱二字揭之也。

3. 煩咳者，必吐血。

總之以上三項，皆起於真陽不足，血無所統。故血證人大概苦寒不如甘溫，而補肺不如補腎，何也？腎得補而真陽自生。此腎氣凡為虛損之實也。又補腎不如補脾，脾得補而中氣健運。此建中湯為《金匱》所重也。

第三節 吐 血

● 第一項 吐血死證

夫吐血，咳逆上氣，其脈數而有熱，不得臥者，死。

此金水之臟不足故也。水不足，則火獨光而金傷矣。夫陰血之安養於外者，皆腎水主之也。腎水虛，則不能安靜。而血被火逼，遂溢出血，出則五臟內外之陽，皆失其配，失配之陽，無根之狂陽也。有升無降，炎爍肺金，而為咳逆上氣，肺腎之陰，有絕無復耳。脈數身熱，陽獨勝也，不能臥，陰已絕也。陰絕則陽不能獨生，故曰死。

季雲按：徐洄溪謂吐血不死，咳嗽必死，殆本於此。

● 第二項 酒客吐血

夫酒客咳者，必致吐血。此因極飲過度所致也，酒性大熱，傷胃，胃氣不守，亂於胸中。中焦之血，不佈於經絡，因熱射肺為咳，隨氣溢出也。此即《千金》所謂由傷

胃吐血也。

● 第三項　亡血因虛寒而得

寸口脈弦而大，弦則為減，大則為芤，減則為寒，芤則為虛，寒虛相搏，此名曰革。婦人則半產漏下，男子則亡血。

此條已見虛勞病中，仲景復舉之者，蓋謂亡血之證，有從虛寒得之者耳。

此節文同虛勞，未言失精二字者，專為亡血發論也。

● 第四項　亡血禁發汗

亡血不可發其表。汗出即寒慄而振。

血亡則陽氣孤而無偶，汗之則陽從汗越，所以不發熱而反寒慄也。營行脈中，衛行脈外，營虛則筋空而為之振，衛虛則不溫腠理而寒慄。

● 第五項　瘀血

1.病人胸滿唇痿，舌青，口燥，但欲漱水，不欲咽，無寒熱，脈微大，來遲，腹不滿，其人言我滿，為有瘀血。

凡內外諸邪，有血相搏，積而不行者，即為瘀血。血積則津液不布。是以唇痿，舌青，口燥，但欲漱水，以潤其燥。血為陰邪，且內無熱，故不欲咽也。

脈大為熱，遲為寒，今無寒熱之病，而微大者，乃氣並於上，故胸滿也。遲者，血積膈下也，積在陰經之隧

道，不似氣積於陽之肓膜，然陽道顯，陰道隱。氣在肓膜者，則壅脹顯於外，血積隧道，唯閉塞而已，故腹不滿，因閉塞自覺其滿，所以知瘀血使然也。

徐忠可曰：今腹外皮膚不滿，自覺氣脹不快，而曰我滿有滯也，非瘀血而何？又黃坤載曰：心開竅於舌，青為肝色。舌青者，木枯而火敗也。

2. 病者如有熱狀，煩滿，口乾燥而渴，其脈反無熱，此為陰伏，是瘀血也，當下之。

血陰也，配於陽，氣得之以和，神得之以安，咽得之以潤。經脈得之以行，身形之中，不可斯須離也。今因血積，神無以養則煩，氣無以和則滿，口無以潤則燥，腸胃無以澤則渴。是皆陽失所配，營衛不行，津液不化，而為是證也，非陽之自強而生熱比。故曰如有熱狀，脈反無熱，陰邪不能鼓擊其脈，故為陰伏。當下之者，謂熱入於此。必膠滯血瘀，非下之不為功也。

● **第六項　驚悸下血**

（一）**症狀**　火邪者。

此但舉火邪二字。而不詳其證。據《傷寒論》云：傷寒脈浮，醫以火迫劫之。亡陽必驚狂起臥不安。又曰：太陽病以火薰之不得汗，其人必燥，到經不解，必圊血，名曰火邪。仲景此條，殆為驚悸下血，備其證款。

（二）**治法**　桂枝去芍藥加蜀漆牡蠣龍骨救逆湯。

1. 藥味及用量：桂枝三兩（去皮）　甘草二兩（炙）
龍骨四兩　牡蠣五兩　生薑三兩　大棗十二枚　蜀漆三兩（洗

去腥）。

2. 煮服法：上為末，以水一斗二升，先煮蜀漆，減二升，內諸藥，煮取三升，去滓，溫服一升。

3. 藥解：桂枝湯，去芍藥之酸。加蜀漆之辛，蓋欲使火氣與風邪，一時並散，而無少有留滯。所謂從外來者，驅而出之於外也。龍骨、牡蠣則收斂其浮越之神與氣爾。

● 第七項　心下悸

（一）症狀　心下悸

此形寒飲冷，經脈不利，水停心下而致動悸也。但悸與驚不可不辨。驚有結邪，神明不能堪，故脈動悸為陰邪所困，而心氣不足，故脈但弱。

（二）治法　半夏麻黃丸主之。

1. 藥味及用量：半夏　麻黃各等分。

2. 末煉法：上二味末之，煉蜜和丸，小豆大，飲服三丸，日三服。每服三丸，日三服，以漸去之。靜伏之邪，非可驟卻耳。

3. 藥解：用麻黃以散營中血，半夏以散心下水，與傷寒水停心下，用小青龍湯無異。

用丸不用湯者，取緩散水，不取急汗也。

● 第八項　吐血不止

（一）症狀　吐血不止者。

夫水者，遇寒則堅冰潛於地中，遇風則洶湧起伏於平陸。人之吐血，皆風火使然。茲云不止者，大約是諸涼止

血藥皆不應矣。以見氣寒血脫，當用溫藥。

（二）治法　柏葉湯主之。

1. **藥味及用量**：柏葉　乾薑各三兩　艾三把（氣味苦辛溫三把，六兩為正）。

2. **煮服法**：上三味，以水五升，取馬通汁一升，合煮取一升，分溫再服。《千金》加阿膠三兩，亦佳。馬通者，白馬尿也。

3. **藥解**：柏葉性輕質清，氣香味甘，稟西方金氣，可制肝木之逆。則血有所藏。薑、艾、葉之溫，可火反歸陰，而宿藏於下。用馬通汁破宿血，養新血，用以降血逆，尤屬相宜，使無馬通，童便亦得。

4. **柏葉湯與瀉心湯治血辨**：二湯為治吐血兩大法門。亦仲景示人。一寒一熱之治法也。故氣寒血脫當溫，柏葉湯主之。氣熱血迫當清其血，瀉心湯主之。

第四節　便　血

● 第一項　遠血

（一）**症狀**　下血，先便後血，此遠血也。

經言大腸小腸，皆屬於胃，又云陰絡傷則血內溢。今因胃中寒邪，並傷陰絡，致清陽失守，迫血下溢，遂成本寒標熱之患。

唐容川曰：先便後血為遠血，謂其血在胃中。去肛門遠，故便後始下，因名遠血，即古謂陰結下血也。

（二）**治法**　黃土湯主之（亦止吐血衄血）。

1. **藥味及用量**：甘草三兩　乾地黃三兩　白朮三兩　附子（炮）三兩　阿膠三兩　黃芩三兩　灶中黃土半斤（氣味辛溫一名伏龍肝）。

2. **煮服法**：上七味，以水八升，煮取三升，去滓，分溫二服。

3. **藥解**：取白朮附子湯之溫胃助陽。去散陰絡之寒。其間但去薑、棗之辛散。而加阿膠、地黃以固護陰血。其妙尤其黃芩佐地黃，分解血室之標熱，灶土領附子直溫中土之本寒，使無格拒之虞。

黃土名湯，明示此症係中宮不守，血無所攝而下也。佐以附子者，以陽氣下陷，非此不能舉也。使黃芩者，以血虛則生火，故用黃芩以清之。仲景此方，原主溫暖中宮，所用黃芩，乃以濟附子之性，使不燥烈，免傷陰血。

普通子謂：此症必細數無力，唇淡口和，四肢清冷，用理中湯加歸、芍，或歸脾湯，十全大補湯。

時醫多用補中益氣湯以升提之。皆黃土湯之意。

● 第二項　近血

（一）**症狀**　下血，先血後便此近血也。

此方在狐惑例中。治脈數，無熱，微煩，默默但欲臥，汗出，初得之三四日，目赤如鳩狀。七八日，目四眥黑，全是濕熱傷血，菀化為膿之候。此先血後便，乃小腸熱毒流於大腸，為火剋金之象也。

（二）**治法**　赤小豆當歸散主之（見狐惑篇）。

以赤小豆之清熱利水為君，且浸令芽出，以發越蘊積

之毒，使丙丁之火，疾趨水道而降。佐以當歸，司統握之權，使血有所歸，而不至於散漫也。

便血症，六淫皆能致病。非黃土湯、當歸散所能統治，試詳列如下：

1. 若純下清血者，風。

2. 暗晦色紫者，寒。

3. 色如煙塵者，濕。

4. 鮮紅光澤者，熱。

5. 糟粕相雜者，夾食積。

6. 遇勞即發者，屬內傷。

7. 後重便減，為濕毒。

8. 便黑光亮，為瘀血。

9. 便紫帶青，乃積寒內蓄傷臟。

10. 清血四射如濺，為腸風。

11. 時下晦暗瘀濁，為臟毒。

12. 肛門腫墜，滴血淋漓，為血痔。

13. 下血加雞肝，如爛肉，屬中蠱。

症狀繁多，而治之之法，不外清解濕熱，調和血氣，熱則清之，寒則溫之，溫則化之，痞則行之，妄則攝之，下陷舉之。故便血一症，凡屬六淫皆能致病，非上二方所能概括也（上錄曹炳章）。

第五節　吐血衄血

（一）**症狀**　心氣不足，吐血衄血。

心氣不足，言陰津不足，非心血不足也。心主血，心氣不足，而邪乘之，則迫血妄行，故有吐衄之患。

（二）治法　瀉心湯主之。

1. 藥味及用量：大黃一兩　黃連二兩　黃芩一兩。

2. 煮服法：上三味，以水三升，煮取一升，頓服之。

3. 藥解：以大黃導蘊結之火，芩連瀉心下之熱，夫炎上作苦，故《內經》曰：苦先入心。三黃之苦，以泄心之邪熱也。

（三）醫案

民國十四年，季雲治財政部戴亮集侄患衄血，一衄則盈盆盈碗，面無人色。余診之，脈數而芤。曰此陽明燥氣所致也。蓋陽明主闔，秋冬陰氣，本應收斂，若有燥火傷其脈絡，熱氣浮越，失其主闔之令，逼血上行，循經脈，而出於口，其澄口渴氣喘，鼻塞孔張，目眩發熱，或由酒火，或由六氣之感，總是陽明燥氣，合邪而致衄血。蓋陽明本氣原燥病入此經，無不化而為燥。

治法總以平燥氣為主，逐法瀉心湯加鮮生地一兩，花粉，枳實，白芍、甘草等藥兩劑而癒。

第十七章
嘔吐噦下利病脈證治

第一節 吐 證
● 第一項 胃反之問答

（一）問 問曰：病人脈數，數為熱，當消穀引食，而反吐者，何也？

凡脈陽盛則數，陰盛則遲，其人陽氣既微，何得脈反數，脈既數，何得胃反冷，此不可不求其故也。

（二）師答如下：

1. 以發其汗，令陽氣微，膈氣虛，脈乃數，數為客熱。不能消穀，胃中虛冷故也。

2. 脈弦者，虛也。胃氣無餘，朝食暮吐，變為胃反。寒在於上。醫反下之，令脈反弦，故名曰虛。

蓋脈之數，由於誤用辛溫發散。而遺客熱，胃之冷，由於陽氣不足，而生內寒，醫不達常通變，見其脈數，反予寒劑，瀉其無幸。致上下之陽俱損，其脈遂從陰而變為弦。

● 第二項 胃反兼脾傷

趺陽脈浮而濇，浮則為虛，濇則傷脾。脾傷則不磨，朝食暮吐，暮食朝吐，宿穀不化，名曰胃反。脈緊而濇，其病難治。

脾氣運動，則脈不澀，胃氣堅固，則脈不浮。今脈浮，是胃氣虛，不能腐熟水穀。脈澀，是脾血傷，不能消磨水穀，所以陽時食入，陰時反出，陰時食入，陽時反出，蓋兩虛不能參合，故莫由精輸，下入大小腸也。

● 第三項　反胃因於營衛虛

寸口脈微而數，微則無氣，無氣則營虛，營虛則血不足，血不足，則胸中冷。

唐容川曰：胸中冷，指心包絡血不溫通而言。

● 第四項　嘔屬飲證

1.先嘔卻渴者，此為欲解。

嘔則飲去，飲去則陽氣回，津液猶未布，故渴耳。雖渴，終以邪去正回而必解也。

2.先渴卻嘔者，為水停心下，此屬飲家。

先渴卻嘔者，即前痰飲條中，小半夏茯苓湯之證也。

3.嘔家本渴，今反不渴者，心下有支飲故也。此屬支飲。

支飲者，水飲循經，屈曲支行，其形如腫是也。支飲而渴，故曰此屬支飲。飲咳篇云：嘔家本渴，渴為欲解，今反不渴，心下有支飲故也。小半夏湯主之。

● 第五項　欲吐禁下

病人欲吐者，不可下之。

欲吐者，陰邪在上也。若下之，不唯逆其陽氣，反傷

無故之陰，變化莫測，豈獨反胃而已（欲字作吐而未吐之義）。

● 第六項　嘔因胃熱

（一）病因　食已即吐者。

胃素有熱，食復入之，兩熱相沖，下得停留，故食已即吐也。

（二）治法　大黃甘草湯主之。

1. 前藥味及用量：大黃四兩　甘草一兩。

2. 煮服法：上二味，以水三升，煮取一升，分溫再服。

3. 藥解：用大黃下熱，甘草和胃，逆而抑之。引令下行，無速於大黃。

● 第七項　嘔出癰膿

夫嘔家有癰膿，不可治嘔，膿盡自癒。

經云：熱聚於胃口而不行。胃脘為癰，胃脘屬陽明經，陽明氣逆則嘔。故膿不自咳出，而從嘔出，此癰之在胃脘上口者也。若過半中，在肺之下者，膿則不從嘔出，而從大便出矣。

第二節　噦　證

噦而腹滿，視其前後，知何部不利，利之即癒。

噦者，無物有聲之謂也。腹滿為實，實則氣上逆而作

噦。故必審其症，視其前後何部不利而利之，則滿去而噦止。

● 第一項　噦逆因胃虛熱

（一）**症狀**　噦逆者。

中焦氣虛，則下焦之風水，得以上乘。穀氣因之不宣，變為噦逆。《金鑑》曰：噦，即乾嘔也，因其有噦噦之聲，而無他物，故不曰乾嘔，而曰噦逆，屬氣上逆為病也。

（二）**治法**　橘皮竹茹湯主之。

1. **藥味及用量**：橘皮二斤　竹茹二升　大棗三十枚　生薑半斤　甘草五兩　人參一兩。

2. **煮服法**：上六味，以水一斗，煮取三升，溫服一升，日三服。

3. **藥解**：用橘皮升降中氣，人參、甘草補益中焦，生薑、大棗宣散逆氣。竹茹以降肝膽之風熱，且疏逆氣而清胃熱故用以為君。

此伊聖經方。扁鵲丁香柿蒂散，即從此方套用也。

● 第二項　似喘似嘔似噦證

（一）**症狀**　病人胸中似喘不喘，似嘔不嘔，似噦不噦，徹心中憒憒然無奈者。

此即胸痺門之症，編者誤也。蓋陽受氣於胸中，以布氣息，今陰乘陽位，阻其陽氣布息。呼吸往來之道，若喘，若嘔，若噦，心舍神者也。聚飲停痰，則炎熾不寧，

徹心憒亂，無可奈何也。徹者，通也，謂胸中之邪既重，因而下及於心，使其不安。

（二）**治法** 生薑半夏湯主之。

1.**藥味及用量**：半夏半升　生薑汁一升。

2.**煮服法**：上二味，以水三升，煮半夏，取二升，內生薑汁，煮取一升半，小冷，分四服，日三夜一，嘔止，停後服。

3.**藥解**：用半夏、生薑之辛溫，以燥飲散寒，則陽得以布，氣得以調，而胸始曠也。其用橘皮、吳萸，及加竹茹、人參，皆此例也。

● 第三項　胃反嘔吐

（一）**症狀** 胃反嘔吐。

朝食暮吐，宿穀不化，名曰胃反。胃反但吐不嘔，無吐不離乎嘔，故曰胃反嘔吐。

（二）**治法** 大半夏湯主之。

1.**藥味及用量**：半夏二升（洗）　人參三兩　白蜜一升

2.**煮服法**：上三味，以水一斗二升，和蜜，揚之二百四十遍，煮藥。取二升半，去滓，溫服一升，餘分再服。

揚之水者，佐蜜以潤上脘之燥也，揚水二百四十遍者，使速下矣。

3.**藥解**：用半夏之燥熱，即入人參以補胃氣也。蜜者，性滯滋濕，用之何哉。以之上脘燥，故食難入，雖食亦不得下中脘。用之以潤胃燥耳。故服法多煮白蜜，再嘔家不宜甘味，此用白蜜者，以胃反自屬脾虛，經所謂甘入

脾，歸其所喜也。

● 第四項　胃反因水飲

（一）**症狀**　胃反，吐而渴飲水者。

津液竭而渴也，故欲飲水以潤之。

（二）**治法**　茯苓澤瀉湯主之。

1. **藥味及用量**：茯苓半斤　澤瀉四兩　甘草二兩　桂枝二兩　白朮三兩　生薑四兩。

2. **煮服法**：上六味，以水一斗，煮取三升，內澤瀉，再煮去滓，取二升半，溫服八合，日三服。

3. **藥解**：方即五苓散去甘草、生薑也，澤瀉者，不唯利膀胱之溺，亦能引桂薑之幸，入膀胱，用布水精於諸經，故凡渴欲飲水者，多用行水之劑，豈獨防其水停而已哉，正欲行水布散經脈，滋潤表裡，解其鬱熱耳。茯苓之淡行其上，澤瀉之鹹行其下，白朮、甘草之甘布其中，桂、薑之辛升其道，通其氣，導其水，以令四布而和營衛也。桂枝是火炎於水以化氣，氣化則水行矣。

● 第五項　吐後熱渴

（一）**症狀**　吐後，渴欲飲水而貪飲者。

此症貪飲，與上症欲飲水，豬苓散之思水不同。夫貪飲者，飲水必多，多則淫溢上焦，必有溢飲之患，貪者，恣意飲之之謂也。

（二）**治法**　文蛤湯主之

1. **藥味及用量**：文蛤五兩　麻黃三兩　甘草三兩　生薑

三兩　石膏三兩　杏仁五十個　大棗十二枚。

2. **煮服法**：上七味，以水六升，煮取二升，溫服一升，汗出即癒。

3. **藥解**：是方即大青龍湯，去桂加文蛤也。大青龍主發散風寒而感，今是證初不言外邪，而用取汗，何哉？蓋因陽明經中有實熱，所以貪飲，故用麻黃、杏仁，開發腠理，甘草、薑、棗調和營衛，石膏解利鬱熱，文蛤直入少陰，散水止渴，為太陽少陰二經，散邪滌飲之聖藥，故又主風寒脈緊，頭痛之疾，日兼主微風脈緊頭痛者，以麻、杏、甘、石，本擅祛風發表之長耳。經云，開鬼門，潔淨府，此一方兩得之。

● 第六項　嘔而思水

（一）**症狀**　嘔吐而病在膈上，後思水者，解，急與之。

嘔而思水者，水飲達干胸中也，病在膈上，嘔吐之後，而思水飲，是病去而津亡也，其病當解，宜急與之水，水入而津液可復也。但痰飲雖去，而上濕猶存，渴欲飲水者，恐其復致停瘀也，急當用飲以散水飲。

（二）**治法**　豬苓散主之。

1. **藥味及用量**：豬苓　茯苓　白朮等分。

2. **煮服法**：上三味，杵為散，飲服方寸匕，日三服。

3. **藥解**：用豬苓之味淡，從膈上散其所積之飲，更以白朮利水生津，位水精四布，而嘔自除矣，易言之，即崇土而逐水也。

● 第七項　嘔因虛寒

（一）**脈象**　嘔而脈弱。

谷入於胃，長氣於陽，脈道乃行。今胃不安於穀而成嘔，嘔則陰氣不資於脈，故脈弱。

（二）**症狀**　小便復利，身有微熱，見厥者，難治。

脈弱則陽氣虛，不能充於內外。下焦虛，則小便自利。上焦虛，則濁氣上升。逼迫其浮陽於外，外雖假熱，內實真寒，證成厥逆，頃刻決離而不返矣。治之誠難。唐容川曰：嘔者小便不利，身熱者，不見厥，今兩者俱見，則是上下俱脫之形，故難治。

（三）**治法**　四逆湯主之。此為虛寒而嘔者，出其方治，非四逆湯不能挽回也。

1. **藥味及用量**：附子一枚　乾薑一兩半　甘草二兩（炙）

2. **煮服法**：上三味，以水三升，煮取一升二合，去滓，分溫再服，強人可大附子一枚，乾薑二兩。

3. **藥解**：《神農經》曰：療寒者以熱藥。《內經》曰：寒淫於內，治以甘熱。四逆湯者，辛甘大熱之劑也。故用附子以回陽散厥，乾薑以止寒去嘔，甘草以調和血脈。

● 第八項　嘔而發熱

（一）**症狀**　嘔而發熱者。

嘔而發熱，邪在半表半裡，逆攻而上也，雖非傷寒之

邪，而病勢則一，故欲止其嘔，必解其邪。

（二）治法　小柴胡湯主之。此湯為和解少陽之法也。

1. **藥味及用量**：柴胡半斤　半夏半斤　黃芩三兩　人參三兩　甘草三兩　大棗十二枚　生薑半斤。

2. **煮服法**：上七味，以水一斗二升，煮取六升，去滓，冉煎，取三升，溫服一升，日三服。

3. **藥解**：此邪氣逆於表而作嘔，亦如桂枝湯，鼻鳴乾嘔相類，故以小柴胡湯解表，邪熱去而嘔亦去。

4. **本湯與大柴胡湯止嘔辨**：嘔而腹滿，是有裡也，主之大柴胡湯，攻裡以止嘔也。

今嘔而發熱，是有表也，主之小柴胡湯，和表以止嘔也。

● 第九項　嘔而腸鳴

（一）**症狀**　嘔而腸鳴，心下痞者。

是證由陰陽不分，水火糾結，塞而不通，留結心下為痞，於是胃中空虛，客氣上逆為嘔，下走為腸鳴也。

（二）**治法**　半夏瀉心湯主之。用是湯分解陰陽，水生火降，則留著散，虛者實也。

1. **藥味及用量**：半夏半升（洗）　黃芩三兩　乾薑三兩　人參三兩　黃連一兩　大棗十二枚　甘草三兩（炙）。

2. **煮服法**：上七味，以水一斗，煮取六升，去滓，再煎，取三升，溫服一升，日三服。

3. **藥解**：用黃芩、黃連以瀉心熱除痞，半夏、乾薑以

散逆止嘔，《內經》曰：脾胃虛則腸鳴，又曰中氣不足，腸為之苦鳴。人參、甘草用以補中而和腸胃。《金鑑》曰：嘔而腸鳴，腸虛而寒也；嘔而心下痞，胃實而熱也。茲證並見之。乃下寒上熱，腸虛胃實之病也，故主以半夏瀉心湯。

● 第十項 嘔而胸滿

（一）**症狀** 嘔而胸滿者。

胸中，陽也，嘔而胸滿，陽不治而陰乘之也。

（二）**治法** 吳茱萸湯主之。

1. **藥味及用量**：吳茱萸一升 人參三兩 生薑六兩 大棗十二枚。

2. **煮服法**：上四味，以水五升，煮取三升，溫服七合，日三服。

3. **藥解**：《傷寒論》用是方治食穀欲嘔之陽明證，以中焦有寒也，茱萸能治內寒，降逆氣，人參補中益陽，大棗緩脾，生薑發胃氣，且散逆止嘔。逆氣降，胃之陽行，則胸滿消矣，此脾臟陰盛逆胃，與夫肝腎下焦之寒，上逆於中焦而致者，即用以治之，故乾嘔，吐涎沫，頭痛，亦不出是方也。

第三節 乾 嘔

● 第一項 乾嘔吐涎沫

（一）**症狀** 乾嘔吐涎沫，頭痛者。

上焦有寒，其口多涎，上焦即有寒邪，格陽在上，故主頭痛。頭者諸陽之會，為陰寒之邪，上逆而痛。

（二）**治法**　吳茱萸湯主之。（方見前）

用是溫裡散寒，與上條嘔而胸滿者，病異藥同，以同是厥陰乘於土故也。

● 第二項　乾嘔吐逆

（一）**症狀**　乾嘔吐逆，吐涎沫。

乾嘔吐逆吐涎沫者，由客邪逆於肺，肺主收引，津液不布，遂聚而為涎沫也，易言之，乾嘔無物，只有涎沫，虛邪非實邪可知矣。

（二）**治法**　半夏乾薑散主之。

1. **藥味及用量**：半夏　乾薑各等分。

2. **杵服法**：上二味，杵為散，取方寸匕，漿水一升半，煮取七合，頓服之。

3. **藥解**：半夏之辛以散逆，乾薑之熱以溫脾，煎以漿水者，借其酸溫，以通關利膈也。

《金鑑》曰：乾嘔吐酸苦，胃中熱也，乾嘔吐涎沫，胃中寒也。主之半夏乾薑散，溫中止嘔也。

● 第三項　嘔噦厥冷

（一）**症狀**　乾嘔噦手足厥者。

此乃胃中為痰飲阻塞，遏抑清陽，不得流布四末，故手足厥逆也。

《金鑑》曰：乾嘔噦，猶言乾嘔即噦也，東垣以乾嘔

為輕，噦為重，誠仲景措辭之意也。

（二）**治法** 橘皮湯主之。

此為噦之不虛者，而出其方治也，與之元氣敗而噦，
為腎虛欲絕者異也。

1. **藥味及用量**：橘皮四兩　生薑半斤。

2. **煮服法**：上二味，以水七升，煮取三升，下咽，即
癒。

3. **藥解**：橘皮能降逆氣，生薑為嘔家之聖藥，故用此
開痰利氣，且用小劑以和之也。

● 第四項　乾嘔而利

（一）**症狀** 乾嘔而利者。

乾嘔者，無物嘔出也，中焦不和，則氣逆於上而作
嘔，迫於下而為利。

《金鑑》曰：乾嘔者，胃氣逆也，若下利清穀，乃腸
中寒也，今下利濁黏，是腸中熱也。

（二）**治法** 黃芩加半夏湯主之。

1. **藥味及用量**：黃芩三兩　甘草一兩（炙）　芍藥二兩
半夏半斤　生薑二兩　大棗十二枚。

2. **煮服法**：上六味，以水一斗，煮取三升，溫服一
升，日再，夜一服。

3. **藥解**：用半夏、生薑，入上焦以止嘔，甘草、大
棗，入中焦以和解，黃芩為藥，入下焦以止利，如是，則
正氣安而邪氣去，三焦和而嘔利止。易言之，即用黃芩湯
以治其利，合半夏生薑湯，以治乾嘔也。

第四節　下　利

夫六府氣絕於外者，手足寒，上氣，腳縮，五臟氣絕於內者，利不禁，下甚者，手足不仁（此條解釋可參考金匱真解）。

● 第一項　下利清穀

下利清穀，不可攻其表，汗出必脹滿（見太陰篇）。

此是先溫其裡，乃攻其表之義，見誤表其汗，則陽出而陰氣彌滿，胸腹必致脹滿耳。

● 第二項　下利失氣

下利失氣者，當利其小便。

下利失氣者，謂氣陷於大腸，鬱滯窘迫，久利則有之。但利小便以導氣前行，則腸自寬而利自止。

● 第三項　下利脈絕

下利後，脈絕，手足厥冷，晬時脈還，手足溫者生，脈不還者死。

脈絕不唯無陽，而陰亦亡矣，晬時脈還，乃脈之伏者復出耳。故仲景用灸法，其方即通脈四逆湯。

服後，利止脈出，則加人參以補其亡血，若服藥晬時，脈仍不出，其為脈絕可知。晬時者，周十二時，子午陰陽相生也，若脈還，手足溫，其陽復而生，如不還，則

陽絕必死矣。

● 第四項　下利之順脈

少陰負趺陽者，為順也。

負，敗也，少陰腎脈，趺陽胃脈，胃者本剋腎水，而水盛反得侮土，以土生於火而剋於水，火盛則土能剋水，而少陰負，火敗則水反侮土，而趺陽負。

尤在涇曰：下利為土負水勝之病，少陰負趺陽者，水負而土勝也，故曰順。

第五項　脈定下利輕重

下利憑脈如下：

1.脈沉弦者下重。

沉弱者陰脈，陰盛則寒，寒則令人下重。

2.脈大者為未止。

《內經》曰，脈大則病進。故為未止。

3.脈微弱數者，為欲自止，雖發熱，不死。

微弱者，寒邪去，數者陽氣復，是為欲止也。

《內經》曰：腸澼便血，脈懸絕，身熱者死，今脈微弱而不懸絕，雖發熱亦不死也。

蓋言痢證忌脈大，以微弱為邪輕，痢證忌發熱，而脈微弱，故不死。

● 第六項　下利厥喘

下利手足厥冷無脈者，灸之不溫，若脈不還，反微喘

者，死。

下利厥冷無脈，陰亡而陽亦絕矣。灸之所以引既絕之
陽，乃厥不回，脈不還而反微喘，殘陽上奔，大氣下脫，
故死。

● 第七項　下利清穀

（一）**脈象**　下利脈沉而遲。

沉者，候尺中也。遲者，命門火冷也。

（二）**症狀**　其人面少赤，身有微熱，下利清穀者，
必鬱冒汗出而解，病人必微厥，所以然者，其面戴陽，下
虛故也。

面少赤，身微熱者，陰盛，而格陽在上在外也。

若其人陽尚有限，其格出者，終必復返，陽返而陰未
肯降，必鬱冒少頃，然陽盛而陰出為汗。陰出為汗，陰邪
從外解，自不下利矣。

陽入陰出，儼然有龍戰於野，其血玄黃之象，病人能
無微厥乎。季雲授下利清穀者，其所下之穀食，氣不臭，
色不變，即完穀不化也，此為裡寒，宜四逆湯，若下利氣
臭色變，則又多屬於熱，須知。

● 第八項　下利微熱而渴

下利有微熱而渴，脈弱者，今自癒。

微熱而渴者，胃陽復也。脈弱者，邪氣衰也，正復邪
衰，故今自癒，此亦言痢證之脈。

● 第九項　下利汗出

下利脈數，有微熱汗出，今自癒，設脈緊為未解。

寒則下利，脈數有微熱，則裡寒去，汗出則表氣和，表裡俱和，故今自癒，設復緊者，知寒邪尚在，是為未解也。

此亦申明痢證之脈。

● 第十項　下利膿血

下利脈數而渴者，今自癒，設不差，必圊膿血，以有熱故也。

此又申明痢證之脈也，脈數而渴，則寒邪去，而利當止。經曰，若脈不解，而不止，必挾熱而便膿血，此有熱陷於下焦，使血流腐而為膿也。

● 第十一項　下利脈弦

下利，脈反弦發熱，身汗者，自癒。

脈弦為寒，發熱則陽氣復，汗出則寒邪去，故知自癒。

● 第十二項　下利候尺寸

下利寸脈反浮數，尺中自澀者，必圊膿血。

寸脈浮數，為熱有餘，尺脈自澀，為血不足，以熱有餘則挾熱而便膿血。

● 第十三項　下利屬虛寒

（一）症狀　下利後，腹脹滿，身體疼痛者，先溫其裡，乃攻其表。

下利腹脹滿，裡有寒也，身體疼痛，表有邪也，然應先溫其裡，而後攻其表。

（二）治法　溫裡宜四逆湯，攻表宜桂枝湯。

1. 四逆湯。（見前）

2. 桂枝湯藥味及用量：桂枝三兩　芍藥三兩　生薑三兩甘草二兩　大棗十二枚。

3. 桂枝湯煮服法：上五味，㕮咀，以水七升，微火煮取三升去滓，適寒溫服一升，服已。須臾服熱稀飯一升，以助藥力，溫復令一時許，遍身微似有汗者益佳，不可令如水流漓，病必不除，若一服汗出病差，停後服。

4. 四逆、桂枝兩湯合解：四逆用生附，則寓發散於溫補之中，桂枝有甘芍，則兼固裡於散邪之內，仲景用法之精如此。

● 第十四項　下利便膿血

（一）症狀　下利便膿血。

下利而便膿血，下焦滑脫矣。無後重之意，乃為虛利。

（二）治法　桃花湯主之。

1. 藥味及用量：赤石脂一升（一半全用，一半篩末）　乾薑一兩　粳米一升。

2. **煮服法**：上三味，以水七升，煮米令熟，去滓，溫服七合，內赤石脂末方寸匕，日三服，若一服癒，勿再服。

3. **藥解**：滑脫即不可用寒藥，故取乾薑、石脂之辛澀，以散邪固脫，而佐粳米之甘，以益中虛，蓋治下必先因中，中氣不下墜，則滑脫自止，此從治法也。

季雲按：太陰下痢純血，身必發熱。太陰為至陰濕土，非溫燥不宜，兼之以淡滲為是。胃苓湯加楂炭炒黑，乾薑為宜。

又陽證下血，溢出鮮血，火性疾速而鮮明。

陰證下血，則下紫黑如豚肝。其色黯黑，色黯而不鮮，腹喜就濕，手按腹痛乃止。

● 第十五項　熱　利

（一）**症狀**　熱利下重者。

程云：熱利下重，則熱客於腸胃，非寒不足以堅下焦，故加一熱字，別以上之寒利。

（二）**治法**　白頭翁湯主之。

此為熱利之後，重出其方法也，辨證全在後重，而裡急亦在其中。

1. **藥味及用量**：白頭翁二兩　黃連三兩　黃柏三兩　秦皮三兩。

2. **煮服法**：上四味，以水七升，煮取三升，去滓，溫服一升，不癒，更服。

3. **藥解**：下利膿血，裡急後重，積熱已深，故主以白

頭翁湯，大苦大寒，寒能勝熱，苦能燥濕，濕熱去下重自除矣。

（三）附錄朱丹溪邪壓下之後重，與虛滑不收之後重辨。

1. 後重本因邪壓大腸，不能升上而重墜。用大黃檳榔者，乃瀉其所墜之邪也。

2. 久利與通盪之後，而後重仍在者，知太陽虛滑，不能自收而重。是以用御米穀、訶子、五倍子，收其血而固其滑也。

3. 合辨如下：

（1）大腸為邪壓下之重，其重至圊後不減。

（2）虛滑不收之重，其重至圊後隨減。以此辨之百發百中也。

季雲按：後重者，謂肛門下墜，裡急謂腹內急迫，唯其裡急後重，故數至圊而不能便。

● 第十六項　裡熱下利

（一）**症狀**　下利後，更煩，按之心下者濡，為虛煩也。

更煩者，是陽復而有內熱也，心下濡而不滿，則為虛煩，與陽明誤下胃虛膈熱之證頗同，故俱用吐法也。簡言之，按之心下濡，則中無阻滯，故曰虛煩。

此節亦是痢證。

（二）**治法**　梔子豉湯主之。

1. **藥味及用量：**梔子十四枚　香豉四合（裹綿）。

2. 煮服法：上二味，以水四升，先煮梔子，得二升半，納豉，煮取一升半，去滓，分二服，溫進一服，得吐則癒。

3. 藥解：香豉、梔子，能撤熱而除煩，得吐則熱從上出而癒，即高而越之之意也。

4. 本證煩與承氣證煩辨：承氣證之煩，心中硬滿，是謂實煩，若按之心下濡者，是謂虛煩。

● 第十七項　裡寒下利

（一）**症狀**　下利清穀，裡寒外熱，汗出而厥者。

下利清穀，必寒勝於內，而格陽於外，故為裡寒外熱，汗出則外熱去，而亡陽，亡陽則厥也。

（二）**治法**　通脈四逆湯。

1. 藥味及用量：附子大者一枚（生用）　乾薑三兩（強人可四兩）　甘草二兩（炙）。

2. 煮服法：上三味，以水三升，煮取一升二合，去滓，分溫再服。

3. 藥解：厥甚者，脈必絕，附子辛熱，用以復脈回陽，下利清穀者，胃必寒，用以溫胃止利。甘草甘平，以用佐薑、附之熱而回厥逆。

通脈四逆，即四逆加乾薑一倍，所謂進而求陽，以收散亡之氣也。

● 第十八項　下利肺痛

（一）**症狀**　下利肺痛者。

　　趙氏曰：大腸與肺合，大抵胸中積聚，則肺氣不利，肺有所積，大腸亦不固，二害互為病，大腸病，而氣塞於肺者痛，肺有所積，亦痛，痛必通用。

　　（二）治法　紫參湯主之。

　　1. 藥味及用量：紫參半斤　甘草三兩。

　　2. 煮服法：上二味以水五升，先煮紫參取二升，內甘草，煮取一升半，分溫三服。

　　3. 藥解：喻氏曰：後人有疑此非仲景之云者，夫詎知腸胃有病，其所關全在肺氣，即程氏疑是腹痛，本草紫參唯苦寒，能通血氣治心腹積聚，寒熱邪氣，療腸胃中積熱，九竅可通，佐以甘草，解百毒，奠中土，使中土有權，而肺金受益，腸胃通暢，而肺氣自安，肺氣安則清肅之令行矣，何有肺痛下利之病哉。

● 第十九項　氣利

　　（一）症狀　氣利。

　　李氏曰：氣利者，下利氣虛下陷而滑脫也。

　　（二）治法　訶黎勒散主之。

　　1. 藥味及用量：訶黎勒十枚（煨）。

　　2. 煮服法：上一味為散，粥飲和，頓服。

　　3. 藥解：訶黎勒性澀斂，能溫胃固腸，粥飲和者，假穀氣以助胃，頓服者，藥味並下，更有力也。

　　《金鑑》曰：氣利所下之氣穢臭，所利之物稠黏，則為氣滯不宣，或下利，或利之皆可也。

　　若所利之氣不臭，所下之物不黏，所謂氣陷腸滑，故

用訶黎勒散以固腸，或用補中益氣以舉陷亦可。

● 第二十項　下利之補治

（一）《千金翼》　小承氣湯：治大便不通，噦，數譫語。（方見上）

此即前下利譫語，有燥屎之法。

（二）**外台**　黃芩湯：治乾嘔下利。

黃芩三兩　人參三兩　乾薑三兩　桂枝一兩　大棗十二枚　半夏半升。

上六味以水七升，煮取三升，分溫三服。

尤在涇曰：此與黃芩加半夏生薑治同，而無甘草、芍藥、生薑，則溫裡益氣之意居多，凡中寒氣少者，可於此取法焉。

第十八章
瘡癰腸癰浸淫病脈證並治

第一節 瘡 癰

1. 諸浮數脈，應當發熱，而反灑淅惡寒，若有痛處，當發其痛。

發熱而脈見浮數，症脈相應也，脈見浮數，而反灑淅惡寒，是火鬱不得發越，若有痛處，而飲食如常，必發癰膿之候。

2. 師曰：諸癰腫，欲知有膿無膿，以手掩腫上，熱者為有膿，不熱者為無膿。

癰腫之候，膿不成則毒不化，而毒不聚則膿不成，故以手掩其腫上，熱者，毒已聚，則有膿，不熱者，毒不聚則無膿也。

第二節 腸 癰

● 第一項 小腸癰之始發

（一）**症狀脈象** 腸癰之為病，其身甲錯，腹皮急，按之濡，如腫狀，腹無積聚，身無熱，脈數，此為腸內有癰膿。

詳腸癰始發，症未昭著，但以腹之皮急，按之如腫，

或身有塊壘，便為真候，蓋腹無積聚，身無熱句，為沉寒固結。

（二）治法　薏苡附子敗醬散主之。

1. **藥味及用量**：薏苡仁十分　附子二分　敗醬五分。

2. **杵煎及服法**：上三味，杵為散，取方寸匕，以水二升，煎減半，頓服，小便當下。

3. **藥解**：此散主治，專以破散沉寒為務也。周禹載曰：附子辛散以破結，敗醬苦寒而排膿，務令膿化為水。仍從水道而出，將血病解而氣以開矣。

敗醬一名苦菜，治暴熱大瘡，多生土牆及屋瓦上，閩人誤為蒲公英。

● 第二項　大腸癰

（一）症狀

腸癰者，少腹腫痞，按之即痛如淋，小便自調，時時發熱，自汗出，復惡寒。

腫則形於外，痞則著於內，少腹即已痞腫，則腸癰已成，故按之即痛也，如淋者，以小腹為厥陰經脈所過，厥陰脈循陰器，故少腹按而痛引陰莖，有如淋狀，而小便則自調也。

（二）脈象

1. **脈遲緊者，膿未成，可下之，當有血。**

脈遲緊者，則熱聚而肉未腐，故宜下之，以清其腫瘍，脈得沉緊，必指尺脈言為熱伏血凝之象，與遲緊為寒者異。

2.脈洪數者，膿已成，不可下也。

毒已聚而榮氣腐，云不可下者，謂雖下之，而亦不能消之也。

尺脈見洪數，血變之熱，已灼薰下焦而成膿矣。

（三）治法　大黃牡丹湯主之。

1. **藥味及用量**：大黃四兩　牡丹一兩　桃仁五十個　冬瓜仁半升　芒硝三合。

2. **煮服法**：上五味以水六升，煮取一升，去滓，再煎沸，頓服之。有膿當下，如無膿，當下血。

3. **藥解**：王晉三曰：肺與大腸相表裡，大腸癰者，肺氣下結於大腸之頭。其道遠於上，其位近於下，治在下者，因而奪之也，故重用大黃、芒硝，開大腸之結，桃仁、丹皮，下將敗之血，至於清肺潤腸，不過瓜子一味而已。服之當下血，下未化膿之血也。如冬瓜仁《別錄》治腹內結聚，潰膿血，專於開痰利氣，為內癰脈遲緊，膿未成之專藥。

第三節　瘡瘍之脈

問曰：寸口脈微而澀，法當亡血，若汗出，設不出汗者云何？

答曰：若身有瘡，被刀斧所傷，亡血故也。

微澀之脈，為血不足，得之者，非亡血則汗出，以血汗異名同類故也，若不汗出，則被刀斧而成金瘡，亡其營血，脈亦微澀。

第四節　金　瘡

（一）**症狀**　病金瘡者。

金瘡者，金刃所傷而成瘡者，經脈斬絕，榮衛沮弛，治之者，必使經脈復行，榮衛相貫而後已。

（二）**治法**　王不留行散主之。

1.藥味及用量：王不留行十分　蒴藋細葉十分　甘草十八分　桑東南根白皮十分　黃芩二分　川椒三分　厚朴二分　乾薑二分　芍藥二分

2.燒杵及服法：上九味王不留行、蒴藋、桑皮三味，燒灰存性，勿令灰過，個別杵篩，合治之為散，服方寸匕，火瘡即粉之，大瘡但服之，產後亦可服。如風寒桑東根勿取之，前三物，皆陰乾百日。

3.藥解：王晉三曰：金刃傷處，封固不密，中於風則倉卒無汗，中於水則出青黃汁。風則發痙，水則濕爛，王不留行疾行脈絡之血，灌溉周身，不使其湍激於傷處。桑根皮泄肌肉之風水，蒴藋葉釋名接骨草，滲筋骨之風水，三者皆燒灰。欲其入血去邪止血也，川椒祛瘡口之風，厚朴燥刀痕之濕，黃芩退肌熱，赤芍散惡血。乾薑和陽，甘草和陰，用以為君者，欲其入血退腫，生肌也。風濕去陰陽和，肌肉生，瘡口收，此治金瘡之大要。小瘡粉大瘡治內以安外也。產後亦可服者，行瘀血也，若有風寒，此屬經絡客邪，桑皮止利肺氣，不能逐外邪，故勿取，前三物皆陰乾百日，存其陰性，不可日曝及火炎也。

第五節 排膿散方

（一）**排膿散方** 枳實十六枚　芍藥六分　枯梗二分

上三味，杵為散，取雞子黃一枚，以藥散與雞黃相等，糅和令相得，飲和服之，日一服。

血從氣化而為水，即成膿矣，氣即是水，氣行即血行，水行則膿行，故用枳實開利其氣，即是排膿，膿由血化，故兼利血而用芍藥。其用雞子黃，則以血即腐而去者，必多排去其膿，是去其氣分之實，即當補其血分之虛，故用雞子黃。

（二）**排膿湯方** 甘草二兩　桔梗三兩　生薑一兩　大棗十枚

上四味以水三升，煮取一升，溫服五合，日再服。

此亦行氣血和榮衛之劑，方中取桔梗、生薑之辛，又取大棗、甘草之甘，辛甘發散為陽，令毒從陽化，而出排方之妙也。

第六節 浸淫瘡

1.浸淫瘡從口起流向四肢者可治。

浸淫瘡者，熱邪而兼濕邪，客於皮膚，浸淫傳染也。《靈樞》癰疽發於足上下，名曰四淫。四淫者，瘡之淫洗於四肢，即浸淫之謂也。

熱毒從口流向四肢者，毒散於外故可治，易言之，以

外走為輕可治。

2. 從四肢流來入口者，不可治。

從四肢流來入口者，毒結於內，故不可治。易言之，從外走內為重，不可治。

3. 浸淫瘡黃連粉主之。

浸淫瘡義，如臟腑經絡篇中，黃連粉末見，大意以此為濕熱浸淫之病，故取黃連一味為粉，粉之。苦以燥濕，寒以除熱也。

第十九章
趺蹶手指臂腫轉筋陰狐疝蚘蟲病脈證治

第一節 趺蹶刺法

師曰：病趺蹶，其人但能前，不能卻，刺腨入二寸，此太陽經傷也。

病趺蹶，但能前，不能卻，足趺硬直，足前走，而不能後移也，緣筋脈受寒濕，縮急不柔。是以不能後卻，陽明行身之前，筋脈鬆和，則能前步，太陽行身之背，筋脈柔濡，則能後移。

今能前，不能卻，是病不在前，而在後，太陽經傷也。腨各承筋，即小腿肚，本屬陽明。太陽脈過此，故刺之。

第二節 手指臂腫

（一）**症狀** 病人常以手指臂腫動，此人身體瞤瞤者。

手指臂者，手三陽三陰經之所循，手之三陰，自胸入手，手之三陽，自手走頭。

經氣通暢則不腫，經絡壅阻不能流行，則氣血蓄積，

結而為腫，氣壅而莫泄，故鼓舞而為動也，動則振搖而不寧。此其胸中有瘀濁阻隔，經脈氣道不通，故至於此。

魏念庭曰：病人常以手指臂腫動者，非暫時浮腫，或出於一時風熱外襲也。若此人身體瞤瞤者，風熱不止外襲，乃內蓄風熱之證也。風蓄於經絡之間，熱滯於營衛之分，不治，必為風痺矣。

（二）治法　藜蘆甘草湯主之（方未見）。

藜蘆性毒，以毒攻毒。吐久積風痰，殺蟲，通肢節，除癇痺也。助用甘草者，取甘潤之意，以其能解百毒也。方雖未見，其意不過如是耳。

第三節　轉　筋

（一）症狀　轉筋之為病，其人臂腳直，脈上下行，微弦，轉筋入腹者。

其人臂腳硬直，不能屈伸，其脈上下直行，微帶弦象者，此厥陰肝經之病也。肝主筋，筋脈得濕，則攣縮而不翻轉也。

（二）治法　雞矢白散主之。

1. 藥味：雞矢白

2. 服法：雞矢白為末，取方寸匕，以水六合，和，溫服。

3. 藥解：雞矢白者，氣味微寒，雄雞所便也，雞為木畜，其屎反利脾氣，故取治是病，且以類相求，則尤易入也。

4. 附論：徐靈胎曰：膨者有物積中，其證屬實，緣膨之為病，因腸胃衰弱，不能運化，或痰或血，或氣或食，凝結於中，以致臟腑脹滿，治之當先下其結聚。

然後補養其中氣，則腸胃漸能克伐矣。《內經》有雞矢醴方，即治法也，後世治膨之方，亦多見效。唯臟氣已絕，臂細臍凸，手心及背平滿，青筋繞腹，種種惡侯齊現，則不治。

（三）醫案

程觀泉治菜傭某，初患腹脹，二便不利，余用胃苓之屬稍效，渠欲求速功，更醫。目為臟寒生滿病，猛進桂、附、薑、萸，脹甚，腹如抱甕，臍突口乾，溲滴如墨。揣無生理，其兄同來，仍為懇治，余謂某曰，爾病因濕熱內蘊，致成單腹脹，被熱藥吃壞，似非草木可療，吾有好藥丸，汝勿嫌穢可乎。某泣曰，我只今圖癒疾，焉敢嫌穢。令取乾雞矢一升，炒研末，分作數次，每次加大黃一兩，五更清酒煎服，有效再商，某歸依法製就，初服腸鳴，便瀉數行，腹脹稍舒，再服腹軟，脹寬，又服數日，十癒六七，更用理脾末藥，而瘳。眾以為奇，不知此本《內經》方法，何奇有之，余治此症，每用此法，效者頗多，視禹功神祐諸方，其功相去遠矣。

第四節　陰狐疝

（一）症狀　陰狐疝氣者。偏有大小，時時上下。

睪丸上下，有若狐之出入無時也，故曰狐疝。雖或墜

下則囊大，收上則囊縮，實則收上為疝退，墜下為疝發也。但當今其收上，勿使墜下，則癒。常見有手揉始收者，有臥後得溫暖始收者，可知是寒也。

（二）**治法** 蜘蛛散主之。

1. **藥味及用量**：蜘蛛十四枚（熬焦） 桂枝半兩。

2. **服法**：上二味為散，取八分，一匕，飲和服，日再服。蜜丸亦可。

3. **藥解**：蜘蛛有毒，服之能令人利，合桂枝辛溫入陰，而逐其寒濕之氣也。

（三）**附錄證同藥異之狐案**

吳渭泉治達架部。久患疝氣，其狀如丸，臥則入小腹，行立則出小腹，入囊中，每發必躺數日才安。余按方書云，狐晝出穴而溺，夜則入穴而不溺，此疝出入上下往來，正與狐相類。經云，肝所生病為狐疝也，當用逐氣流經疏導之藥，外打一針，環以布綿包裹為帶鉤，時鈐之。免其出入不常，亦妙法也。

荔枝核三兩 山楂 川楝子各二錢 木香 枳殼 小茴香 吳萸各一錢。

長流水煎，空腹服。

第五節 蚘 蟲

● 第一項 蚘蟲之問答

（一）**問** 問曰：病腹痛有蟲，其脈何以別之？

（二）**答** 師曰：腹中痛，其脈當沉若弦，反洪大，

故有蚘蟲。

腹痛，脈多浮，陽氣內閉也；或弦者，邪氣入中也；若反洪大，則非正氣與外邪為病，乃蚘動而氣厥也，然必兼有吐涎心痛諸證。如下節所云，乃無疑耳。

痛在於腹，則脈沉弦。今蟲動於膈（膈，膜也，膈上為宗氣之所聚，是為膻中），則脈洪大，以此別之。

● 第二項　臟躁蚘痛

（一）**症狀**　蚘蟲之為病，令人吐涎、心痛，發作有時，毒藥不止者。

徐忠可曰：此論蚘痛之不因寒者也，故其證獨心痛吐涎，而不吐蚘，然其痛發作有時，謂不恆痛也，則與虛寒之綿綿而痛者，遠矣。毒藥不止，則必治氣治血，攻寒逐積之藥俱不應。

（二）**治法**　甘草粉蜜湯主之。

1. 藥味及用量：甘草二兩　粉一兩（氣味辛寒）　白蜜四兩

2. 煮服法：上三味，以水三升，先煮甘草，取二升，去滓，內粉蜜，攪令和，煎如薄粥，溫服一升，差，即止。

3. 藥解：凡蟲在腹中，初旬頭向上、中旬向中、下旬向下，服藥當於四五日時，則易效也。蚘得甘則頭向上，若毒藥不能止，則從其性而引之，伏其毒以殺之，故引以白蜜甘草之甘，殺以鉛粉之辛，亦始同而終異也。

白粉即白鉛粉能殺三蟲。

（三）附錄下蟲簡便方

凡小兒甘肥過度，或糖食甜物太多，乃至濕熱久停而成積，積久生蟲，時發腹痛，以手摸之，腹內有塊，或有一條梗起，外證，面白唇紅，六脈浮洪，其病時作時止，痛止即能飲食者，蟲痛無疑。又有腹痛，一痛即死者，亦是蟲證，欲去此蟲，無如苦楝根皮，誠天下打蟲第一神方。其法於月初旬，蟲頭向上之時行之。先夜掘苦楝根，須取每年結子者，方是母樹，其根浮於上面者有毒，不可用，專取土中者，淨洗泥土，以刀刮其紅皮，止取白皮四五錢，兒大者六七錢，切碎聽用，次早以油煎雞蛋，令兒嗅之，以行其頭向上而求食。

另於別室，以水一盞，濃煎苦楝皮湯一小杯，不可使兒聞其藥味，一聞其氣，蟲即潛伏矣。俟藥熟，以雞蛋與兒食，即服藥，半日不可飲食，俟蟲下後，方飲食之。服藥後，兒似困頓，萬萬放心，蟲下後，精神如舊，仍當急為健脾，虆蟲不復生，永無患矣。

● 第三項　臟寒蚘厥

（一）**症狀**　蚘厥者，其人當吐蚘，今病者靜而復時煩，此為臟寒。蚘上入膈，故煩。須臾復止，得食而嘔，又煩者，蚘聞食臭出，其人當自吐蚘。

蚘厥，蚘動而厥，心痛吐涎，手足冷也。蚘動而上逆，則當吐蚘，蚘暫安而復動，則病亦靜而復時煩也。然蚘之所以時安而止者，何也，蟲性喜溫，臟寒則蟲不安而上膈，蟲喜得食，臟虛則蚘復上而求食。

（二）治法　蚘厥者，烏梅丸主之。

1. 藥味及用量：烏梅三百個（氣味酸溫平澀）　細辛六兩
乾薑十兩　黃連一斤　附子六兩（炮）　川椒四兩（去汗）
桂枝六兩　當歸四兩　人參　黃柏各六兩。

2. 搗製及服法：上十味，異搗篩，合治之，以苦酒漬
烏梅一宿，去核，蒸之五升，米下飯熟，搗成泥，和藥，
令相得，內臼中，與蜜杵二千下，丸如梧子大，先食飲，
服十丸，日三服，稍加至二十丸。禁生冷滑臭等食。

3. 藥解：蚘得酸則止，得苦則安，得甘則動於上，得
辛則伏於下。稟至酸之味者，烏梅，故用之以安胃。凡藥
之辛者，能殺蟲，蜀椒乾薑細辛是也。藥之苦者，能安
胃，黃連黃柏是也。當歸入營，桂枝走衛，附子出入營衛
而溫臟寒。

第二十章
婦人妊娠病脈證並治

第一節　妊　娠

● 第一項　婦人得平脈

（一）**脈象**　師曰：婦人得平脈，陰脈小弱，其人渴不能食，無寒熱，名妊娠。

平脈者，言其無病之脈也，唯陰脈小弱，以其營氣不足耳。凡感邪而陰氣不足者，則必惡寒發熱。今無寒熱妨於食，且知妊娠矣。陰脈小弱者，初時胎氣未盛，而陰方受蝕，故陰脈比陽脈小弱。以渴不能食無寒熱七字，為妊娠之確切。

（二）**症狀**　於法六十日當有此證，設有醫治逆者，卻一月，加吐下者，則絕之。

妊娠血聚氣搏，經水不行，至六十日始凝成胎。斯時營氣並於胎元，而胃氣不足，津液少布，故其人渴。

設有醫以他治，反加吐下者，此為惡阻，則絕之，謂絕止醫治，候其自安，不可用藥，更傷其胃氣也。

（三）**治法**　桂枝湯主之。

1. **藥味及用量**：桂枝三兩（去皮）　白芍三兩　炙甘草三兩　生薑三兩　大棗十二枚（擘）。

2. **煮服法**：上五味哎咀以水七升，微火煮取三升，去

滓，適寒溫，服一升，服已，須臾，啜熱稀粥一升餘，以助藥力，溫覆令一時許，遍身漐漐微似有汗者，益佳，不可令如水流漓，病不必除，若一服汗出病瘥，停後服，不必盡劑。若不汗，更服依前法，又不汗，後服小促其間，半日許，令三服盡，若病重者，一日一夜服，周時觀之，服一劑盡，病證猶在者，更作服，若汗不出者，乃服至二三劑，禁生冷、黏滑、肉麥、五辛、酒酪、臭惡等物。

3. 藥解：徐氏云：桂枝湯外證得之，為解肌和榮衛，內證得之，為化氣調陰陽也。今妊娠初得，上下本無病，因子室有礙，氣溢上下，故但以芍藥一味，固其陰氣，使不得上溢，以桂甘薑棗，扶下焦之陽，而和其胃氣，但令上焦之陽氣充，能禁相侵之陰氣足矣，未嘗治病，正所以治病也。否則，以渴為熱邪而解之，以不能食，為脾不健而燥之，豈不謬哉。

● 第二項　癥病懷胎

（一）症狀

1. 婦人宿有癥病，經斷未及三月，而得漏下不止，胎動在臍上者，為癥痼害。

宿有癥痼，謂婦人行經時，遇冷則餘血留而為癥，然癥病婦人恆有之，或不礙子宮，則仍行經而受孕，雖得血聚成胎，胎成三月而經始斷，斷未三月而癥病復動，遂漏下不止，癥在下，迫其胎，故曰癥痼害。

2. 妊娠六月動者，前三月經水利時胎也。

所以臍上升動不安，洵為真胎無疑，若是鬼胎，即屬陰

氣結聚，斷非動於陽位之理，今動在臍上，是胎已六月也。

3. 下血者，後斷三月衃（衃者誯，每日湊集之血始凝而來痞也）也，所以血不止者，其癥不去故也，當下其癥。

知前三月經水雖利，而胎已成，後三月經斷，而血積成衃，是以血下不止。

（二）主治 桂枝茯苓丸主之。

1. 藥味及用量：桂心 茯苓 丹皮 桃仁（去皮尖熬）芍藥等分

2. 煉製及服法：上五味末之，煉蜜和丸，如兔屎大，每日食前服一丸，不知，加至三丸。

3. 藥解：用桂心、茯苓、丹皮、桃仁，以散其衃，芍藥以獲其營，則血方止而胎得安。

按桂枝氣味俱薄，僅堪走表，必取肉桂之心，方有去癥之功，安常所謂桂不傷胎，勿疑有礙於妊，觀下節子臟閉，用附子湯，轉胞用腎氣丸，俱用桂、附，《內經》所謂有故無殞是也。

● 第三項　胎脹少腹如扇

（一）症狀 婦人懷妊六七月，脈弦發熱，其胎愈脹，腹痛惡寒者，少腹如扇。

妊娠脈弦為虛寒，虛陽散外故發熱。陰寒內逆，故胎脹腹痛。惡寒其內無陽，子臟不能司閉藏之令，故陰中覺寒氣習習如扇也，痛而惡寒不在陽部之背與頭項，而在陰部之腹。

附錄大腹、少腹之部位。

1. 大腹在臍之上脘。

2. 下腹乃太陰坤土，陽明中土之所屬。

3. 小腹在於臍下，乃少陰水臟，膀胱水府之所屬也。

4. 小腹兩旁曰少腹，乃厥陰肝臟，膀胱血海之所居也。

5. 子臟即子宮也。

（二）**治法** 當以附子湯溫其臟。

1. **藥味及用量**：附子三枚（去皮） 茯苓三兩 人參二兩 白朮四兩 芍藥三兩

2. **煮服法**：上五味，以水八升，煮取三升，去滓，溫服一升，日三服。

3. **藥解**：用附子以溫其臟，則胎自安，世人皆以附子為墮胎百藥長，仲景獨用以為安胎聖藥，非神而明之，莫敢輕視也。

● 第四項　胞阻

胞阻是指胞中之血與惡阻，與阻胃中之水有別。

（一）**症狀**

1. **師曰：婦人有漏下者，有半產後因續下血者，有妊娠下血者。**

行經與結胎，皆坤土所資。蓋陰陽抱負則不泄，坤土堤防則不漏。若宿有瘀濁容於衝任，則陰自結不得與陽交合，故有時漏下半產不絕也。所謂漏下者，非經期而下血，如器漏水滴是也。

2. **假令妊娠腹中痛，為胞阻。**

凡妊娠胎氣，陽精內成，陰血外養，今陰血自結，與胎阻隔，不得相合，獨陰在內，作腹中痛，下血，皆陰陽失於抱負，坤土失於堤防也。

假令二字，承上文而言，假令妊娠而下血腹中痛者，此為胞阻也。

（二）**治法**　膠艾湯主之。

此為調經止漏，實為養血之良方。

1. **藥味及用量**：乾地黃六兩　川芎二兩　當歸三兩　阿膠　甘草各二兩　芍藥四兩　艾葉三兩

2. **煮服法**：上七味，以水五升，清酒三升，合煮取三升，去滓，納膠，溫服一升，日三服，不差，更服。和以甘草，行以酒勢，使血能循經養胎，則無漏下之患矣。

3. **藥解**：芎、歸宣通其陽血，芍、地宣通其陰血，阿膠血肉之質，同類以養之，甘草緩中解急，此方調經止血，安胎養血，然加減又必從宜。

按膠艾湯治血氣之亂，為崩中漏下，胎動滑胎，經多經少，千古婦人女子之聖藥。

（三）**醫案**　季雲治童太太胎動不安，勢甚危急，余法膠艾湯加味治之，一服而妥，方用：

熟地五錢　川芎四分　當歸三錢　阿膠三錢　炙甘草二錢　芍藥一錢　艾葉五錢　縮砂仁一錢　香附一錢　淡黃芩一錢　老蘇梗七分　菟絲子一錢　白朮三錢。

● 第五項　懷妊痛

（一）**症狀**　婦人懷妊娠腹中痛。

此與胞阻痛者不同，因脾土為木邪所剋，穀氣不舉，濕淫下流，以滯陰血而痛也。

陳修園云：疠痛者，微苦而綿綿也，乃脾虛反受水凌，欲求伸而不得，救綿綿作痛。

（二）治法　當歸芍藥散主之。

1. **藥味及用量**：當歸　川芎各二兩　芍藥一斤　茯苓白朮各四兩　澤瀉半斤。

2. **杵製及服法**：上六味，杵為散，取方寸匕，酒和，日三服。

3. **藥解**：君以芍藥，瀉肝利滯，佐以芎、歸，補血止痛，苓、澤滲濕、益脾，則知內外六淫，皆能傷胎成痛，不獨濕也。酒和者藉其勢以行藥也。

● 第六項　妊娠嘔吐

（一）症狀　妊娠嘔吐不止。

此即後世所謂惡阻病也，先因脾胃虛弱，津液留停，蓄為痰飲也，至二月之後，濁陰上衝，中焦不勝其逆，痰飲逐湧，中寒乃起也。

（二）治法　乾薑人參半夏丸主之。

1. **藥味及用量**：乾薑　人參各一兩　半夏一兩。

2. **末糊及服法**：上三味末之，以生薑汁糊為丸，梧子大，飲服十丸，日三服。

3. **藥解**：此治胃有寒飲。取半夏味辛降逆，辛則性烈，以直通其阻隔，婁全善、薛立齋謂：為治惡阻之良方。高鼓峰謂：與參、朮同用，不獨於胎無礙，且大有健

脾安胎之功，陳修園每用六君子湯輒效。日三服者，藥力相續，而腹痛自止也。

若胃熱上衝而嘔吐，《千金》於此方以生薑易乾薑，加茯苓、麥冬，重加鮮竹茹作湯，甚效。

● 第七項　妊娠小便難

（一）**症狀**　妊娠小便難，飲食如故。

此小便難者，膀胱熱鬱，氣結成燥，病在下焦，所以飲食如故也。

（二）**治法**　當歸貝母苦參丸主之。

1. 藥味及用量：當歸　貝母　苦參各四兩。

男子加滑石半兩。

2. 煉製及服法：上三味末之，煉蜜丸如小豆大，飲服三丸，加至十丸。

3. 藥解：用當歸以和血潤燥，貝母以清肺開鬱，苦參以利竅逐水，入膀胱以除熱結也。

貝母主淋漓邪氣，《神農本草》有明文。苦參苦寒無毒主溺有餘瀝。

仲景書濕熱生蟲者，苦參湯洗之，係攝水之效，本丸主之者，乃利水效矣。

苦參能止溺有餘瀝，又能止淚，則是收攝水氣之物。何以又曰逐水，究竟為利水乎，為攝水乎，夫苦參非利水，亦非攝水，而正與利水攝水同，使水不為患他處，是功同攝，使水為脾統領，復其輸瀉之道，是功同利。

● 第八項　妊娠有水氣

（一）症狀　妊娠有水氣，身重小便不利，灑淅惡寒，起即頭眩。

膀胱者，內為胞室，主藏津液，氣化出溺，外利經脈，上行至頭，為諸陽之表，今膀胱氣不化水，溺不得出，外不利經脈，所以身重灑淅，惡寒頭眩，但利小便，則水去而經氣行，表病自癒也。

（二）治法　葵子茯苓散主之。

1. **藥味及用量**：葵子一升　茯苓五兩。

2. **杵製及服法**：上二味杵為散，飲服方寸匕，日三服，小便利則癒。

3. **藥解**：用葵子直入膀胱，以利癃閉，佐茯苓以滲水道也。

凡物之生，各有至理，葵多子性滑，多子者歸腎，性滑者利竅，又其花向日而傾，反顧其本，故仲景於妊娠有水氣小便不利頭眩，用葵子茯苓散，夫他物利水，徑情直行，豈復反顧，則當防其導胎下墜，且小便不利，在極下，頭眩在極上，焉能聯絡為一，一味之用，具此兩義，其精善有如此者。

冬葵子甘寒無毒，主利小便，療婦人乳難內閉。

● 第九項　妊娠常服之劑

婦人妊娠，宜常服當歸散主之。

1. **藥味及用量**：當歸　黃芩　芍藥　川芎各一斤　白

术半斤。

2. 杵製及服法：上五味，杵為散，酒飲服方寸匕，日再服，妊娠常服，即易產，胎無疾苦，產後百病悉主之。

3. 藥解：君黃芩自無燥熱之患，故丹溪稱芍芩、白术為安胎之聖藥，以安胎之法，唯以涼血利氣為主也。

此以涼補為安胎法也。且瘦人多火，火盛則耗血傷筋，宜用當歸散。

趙以德云：《內經》曰：陰搏陽搏謂之有子，尺脈擊者，由子宮之氣血，相搏而形於脈也，故妊娠之脈。不可以靜，靜則凝澀，澀則虧少而虛，皆不能與化胎之火相合，要其胎孕生化，必先和其陰陽，利其氣血，常服養胎之藥，非唯安胎易產，且免貽後諸患。

芎、歸、芍藥之安胎補血，白术之補胃養胎，其胎外之血，因寒濕滯者，皆解之。黃芩化壯火而生氣，故為常服之劑，然常以脈象虛實加減，有病則服，否則不必也。

● 第十項　養　胎

（一）症狀　妊娠養胎。

妊娠傷胎，有因濕熱者，亦有因濕寒著，隨入臟氣之陰陽而各異也。

（二）治法　白术散主之。

1. 藥味及用量：白术四分　川芎四分　蜀椒三分（去汗）　牡蠣二分。

2. 杵製及服法：上四味，杵為散，酒服一匕，日三服，夜一服。

3. 加法如下：

（1）但苦痛者加芍藥。

（2）心下毒痛，備加川芎。

（3）心煩吐痛，不能飲食，加細辛一兩、半夏大者二十枚。服後，更以醋漿水服之。

（4）若嘔，以醋漿水服之。陳嘉謨曰：漿，酢也，炊粟米，乘熱投合水中，五六日，味酢生白花，色類漿，故名漿水。浸俗乎酸漿。程云來云：以大麥粥能調中補脾，故服之勿置，非指上藥可常服也，此解亦超，漿水甘酸，通關開胃，止渴，煎令酸，止嘔噦，調理臟腑。

復不解者，小麥汁服之。嘔不止者，由肝木妄動，用小麥養其本氣以安之。

（5）已後，渴者，大麥湯服之。大麥主消渴，益氣調中，故中氣不足而渴者用之。

（6）病雖癒，服之勿置。

4. 藥解：用白朮調胃，秦椒開痺，痺開則陽精至。牡蠣治崩，崩止則陰精固，川芎下入血海，運動胎血，破舊生新。

妊娠者，鍾陰於下，吸陽於上，故每經信乍阻，胎元尚稚，吸取不多，則陰陽交阻於上，如腦痛嘔渴，夯者見此，未免用清，殊不知削其陽正以傷其胎耳。豈若芎藭於血中出其不合盛之陽，白朮於中宮扶其不合衰之土，蜀椒以降氣下歸，牡蠣以召入陰中之為癒乎，椒之治必痛嘔相兼，始得用矣。本散痛嘔皆無，何以用之，又不知妊娠於嘔為常候，以衝脈下降，致胃氣逆上也，屢逆詎有不痛者

耶，是在明者以意消息之耳。

　　肥白人外盛內虛，虛則生寒而胎不安。白朮散溫補安，胎故宜之。

● 第十一項　心實胎傷

　　婦人傷胎懷身，腹滿不得小便，從腰以下重，如有水氣狀，懷身七月，太陰當養不養，此心氣實，當刺瀉勞宮及關元，小便微利則癒。

　　唐容川曰：仲景言先有腹滿等證，然後傷胎，特其文法倒裝，故致錯注，蓋其文法。言婦人所以傷胎者，多由懷身腹滿，小便不利，腰以下重，如有水氣，即致胎傷之證也，而所以致此證者，又由於懷身七月，太陰當養不養，肺不行水之過，夫肺又何故不行水哉，此必心氣實，致胎之傷也，能將文法分段讀，則義自明矣。故注仲景書，並當知漢人文法。且節有奧義，余再詳之曰：胎外有水衣裹之，故將產先破水衣，護胎亦全賴水衣，蓋水衣色血衣者，氣統血故也。

　　凡人之水化而下行，則為溺，水中之陽，化而上升則為氣，氣為水所化，故仍復化而為津。津者，非水而實水也，故氣出口鼻，養物復化為水，氣聚於胎，亦結為水衣，實積氣以舉胎也。若有形之水質不下行，則逼其胎之下墜，氣陷而不上升，則胎不舉，此胎所以致傷也。

　　推原水之不化，由於肺不通調，而肺不通調。又由於心火剋金，世傳胎前不宜熱者，其說實出於此，然其奧義，則知者少矣。

第二十一章
婦人產後病脈證治

第一節 產婦三病之問答

（一）問曰 新產婦人有三病。一者病痙，二者病鬱冒，三者大便難，何謂也？

（二）師答

1. 新產血虛，多汗出，喜中風，故令病痙。

痙，筋病也，血虛汗出，筋脈失養，風入而益其勁也。

2. 亡血復汗，寒多，故令鬱冒。

鬱冒，神病也，亡陰血虛，陽氣遂厥，而寒復鬱之，則頭眩而目瞀也。

3. 亡津液胃燥，故大便難。

大便難者，液病也，胃藏津液，而滲灌諸陽之津液。胃燥則大腸失其潤而便難也。

此為產後提出三病以為綱，非謂止此三病也。

第二節 鬱冒兼大便難

（一）脈象 產婦鬱冒，其脈微弱。

鬱冒雖有客邪，而其本則為裡虛，故其脈微弱也。

（二）症狀

嘔不能食，大便反堅，但頭汗出，所以然，血虛而厥，厥而必冒，冒家欲解，必大汗出，以血虛下厥，孤陽上出，故頭汗出，所以產婦喜汗出者，亡陰血虛，陽氣獨盛，故當汗出陰陽乃復，大便堅，嘔不能食。

（三）治法　小柴胡湯主之。（見嘔吐）

主此湯者，以邪氣不可不散，正氣不可不顧，唯此法為能解散客邪，而和利陰陽耳。

柴胡為樞機之劑，凡風寒不全在表，未全入裡者，皆可用。此為鬱冒與大便難之相間者，詳其病因而出其方治也。

凡元氣下脫，虛火上炎，及陰虛發燒，不因血凝氣阻為寒熱者，進此正如砒鴆矣。

第三節　產後虛中實證

（一）症狀　病解能食，七八日更發熱者，此為胃實。

病解之後，尚有餘熱在胃，所以能食，食入既多。至七八日更加發熱者，此必復傷飲食之故，故知胃有實結。

（二）治法　大承氣湯主之。

產後氣血俱虛，汗下皆禁，獨此一證。用大承氣者，乃證治之變，不當以尋常例測也，又恐其煎迫津液，故以急下救陰為務。

第四節 腹中痛

（一）**症狀** 產後腹中痛（氣因血滯為胞阻，為痛）。

此乃寒積厥陰衝脈所致。但產後腹中痛，與妊娠腹中痛不同，彼為血虛而濕擾於內，此為血虛而寒動於中也。

（二）**治法** 當歸生薑羊肉湯主之（見寒疝）。兼主腹中寒疝虛勞不足。

藥解：用辛溫以散血中之寒，助以血肉之性，大補經血，較諸補劑，功效懸殊。

羊肉主緩中，緩者急之對。急即仲景所謂：寒疝脅痛裡急。產後腹中疞痛者，藉其陽足以扶陰，而陰乃比陽，不受陽之傷也。西北彌寒，生羊豐肥。南方所生，則瘠而味劣，又能於虛勞寒冷中，補中益氣，藉其氣之生長宜於寒也。

第五節 產後腹痛

（一）**症狀** 產後腹痛煩滿不得臥。

煩滿腹痛，雖是氣滯，然見於產後，則其滯不在氣，而在血分之中也。

（二）**治法** 枳實芍藥散主之。

1. **藥味及用量**：枳實（燒令黑勿太過） 芍藥各等分。
2. **杵服法**：上二味杵為散，服方寸匕，日三服。

3. **兼主癰膿**：大麥粥下之。膿乃血所化，此能行血中之滯故也，知主癰膿，即知主產後腹滿矣。

4. **藥解**：用芍藥以利血，用枳實而必炒黑，使入血分，以行血中之氣。仲景凡治腹痛多用芍藥，以其能收陰氣之散也，以其能除血痺之痛也，以其能緩中而止急痛也。《本草》謂主邪氣腹痛多用之。腹痛，煩滿不得臥，是小承氣湯證。若在產後，則非特為氣分壅結，血分且必有留滯。破陰結，布陽氣，芍藥能利血中之氣，破熱結，墜堅氣，枳實能利氣中之氣，氣利而滿減，血利而痛已。此枳實芍藥散服制劑，更狹於小承氣，其效反有過於小承氣者，以是知為氣阻血中，乃氣之虛，非血之虛也。

總之此湯之治男子寒疝，腹中痛，脅痛，裡急，婦人腹中痛全是陰寒，結於血分。

第六節　痛著臍下

（一）**症狀**　師曰：產婦腹痛，法當以枳實芍藥散，假令不癒者，此為腹有乾血著臍下。

產婦腹痛，用上藥而不癒者，則痛非煩滿，此有乾血著於臍下，故令腹痛也。

（二）**治法**　宜下瘀血湯。

1. **藥味及用量**：大黃三兩　桃仁二十枚　蟲二十枚（熬去足）。

2. **煉製及服法**：上三味末之，煉蜜和為四丸，以酒一升，煎一丸，取八合，頓服之，新血下如豚肝。

3. **藥解**：血之燥乾凝著者，非芍藥枳實可能治，須用大黃，蟅蟲下其血閉，更加蜜以緩大黃之急也。

仲景治蓄血則用水蛭蟲也。治乾血則復加蟅蟲、蠐螬，為其能化血導血，助水蛭、虻蟲以成功，而不濟其悍，試觀鱉甲煎丸只用蟅蟲、蜣螂而置虻蟲，水蛭，則知破血之功，不在蟅蟲、蠐螬矣。

產後瘀血腹痛，仍用抵當湯內之大黃、桃仁，欲以蟲代虻蟲，水蛭，其義亦可思矣。

蟅蟲生下濕土壤中，得幽暗之氣，故其味鹹氣寒，以刀斷之，有白汁如漿，湊接即速復能行走，令人用之治跌打損傷，續筋骨，有奇效。

第七節　產後惡露不盡

（一）**症狀**　產後七八日，無太陽證，少腹堅痛，此惡露不盡，不大便，煩躁發熱，切脈微實，再倍，發熱，日晡時煩躁者，不食，食則譫語，至夜即癒。

（二）**治法**　宜大承氣湯主之。

言此以明熱不在血室，而在膀胱與胃也。

徐玉台曰：仲景云病解能食，七八日更發熱者，此為胃實，大承氣湯主之。

夫陽明經中，仲景尚再三戒人，不可輕下，而產後亡血即多，仍云承氣主之，益既為胃實，自有不得不用之理，舉一症而產後之挾食者，可類推矣。

第八節 產後中風

（一）症狀 產後風繼續，數十日不解，頭微痛，惡寒，時時有熱，心下悶，乾嘔汗出雖久，陽旦證續在者。

產後中風，至數十日之久，而頭疼寒熱等證不解，是未可卜度其虛，而不與解之散之也。

（二）治法 可與陽旦湯（即桂枝湯加黃芩）。

陽旦湯治傷寒太陽中風挾熱者，此風久而熱續在者，亦宜以此治之。

季雲按：黃芩治肺經氣分之藥，必晝甚於夜也。

黃芩為治氣分之熱為專功，大腸次之。

李東垣治肺熱如火燎，煩躁引飲，晝甚者，宜一味黃芩，以瀉脈經氣分之火。

第九節 產後面赤與喘

（一）症狀 產後中風發熱，面正赤，喘而頭痛。

上兩節是教人勿拘產後，此下共三條，又是仲景教人要照顧產後。蓋謂中風雖同，而面赤與喘，乃產後獨有也。故散風而尤要補正，幸勿忘卻產後，而以尋常中風治之也。

1. 表證者，二陽並病也，證必微汗出，不惡寒，此為陽氣怫鬱在表。

2. 裡證者，戴陽證也，證必下利清穀，手足厥逆，脈

微欲絕，身反不惡寒，此為裡寒外熱。

（二）治法　竹葉湯主之。

1. 藥味及用量：竹葉一把　葛根三兩　防風　桔梗　桂枝　人參　甘草各一兩　附子一枚（炮）　生薑五兩　大棗十五枚

2. 煮服法：上十味以水一斗，煮取二升半，分溫三服。溫覆使汗出。頸項強，用大附子一枚破之，如豆大（一本作入），上藥揚去沫，嘔者加半夏半升洗。

3. 藥解：此證太陽上行至頭表，陽明脈過膈，上循於面，二經合病，多加葛根，以葛根為陽明解肌藥也，防風佐桂枝，去二經之風，竹葉、桔梗主氣上喘，參、草和中氣，薑、棗行營衛，穀氣行則上下交濟，而汗出解矣。

此證乃陽無根而上泛，復為陰翳所累，遂以桂枝、附子、人參、甘草、大棗、生薑回其陽，用竹葉率葛根、防風、桔梗，以解其陰，蓋風所著之陰，與為陽累之陰，同自不同，然微陰。正欲解散之餘，取其陽遂透，陰遂消也。

此方淺視之為補散錯治之方，細揣之，桂枝湯合方也。

第十節　產後煩亂嘔逆

（一）症狀　婦人乳中虛，煩亂嘔逆。

乳中虛，言乳哺而乳汁去多，則陰血乏而胃中亦虛，陰乏則火擾而神昏亂，胃虛則嘔逆。

（二）治法　安中益氣，竹皮大丸方主之。

1. 藥味及用量：生竹茹　石膏各二分　桂枝　白薇各一分　甘草七分。

2. 末製及服法：上五味末之，棗肉和丸，彈子大，飲服一丸，日三，夜二服。

3. 加法：有熱倍白薇，煩喘者，加柏實一分。

4. 前丸藥解：用甘草瀉心火，石膏療煩亂，竹皮主嘔逆，桂枝和營氣，又直導諸，使無扞格之虞。煩喘者，為心虛火動，故加柏實以安之。

白薇主暴中風，身熱邪氣，寒熱痠疼，溫瘧洗洗，發作有時。一因汗出後受濕也，一因汗出熱乃盛也，故仲景於竹皮大丸中用此，而有熱者更倍之。

柏葉扁圓尖銳不一，然皆西指，婦人乳後中虛，煩亂嘔逆，則血虛而氣亂四射矣，射於心則亂，射於肺則喘。治之以柏實者，挽其西指之氣，使其灤洄而化血耳。

（三）醫案

徐玉台云：產後感冒時邪，宜溫散、不宜涼散，人人知之，而赤有不宜於溫，而宜於涼者，誤用溫，則不得不用大寒矣。歸鞠氏侄女，冬月初產無恙，至六日頭痛身熱，凜凜畏寒，予用梔豉湯，夜半熱退，逾日復熱，更醫用產後逐瘀成法，遂加煩躁。

予謂冬溫為病，清之可安。

通評虛實論曰：乳子而病熱，脈懸小者，手足溫則生，仍依時邪治例，用白虎湯而癒。

凡產後無產症，而染他病者，即當以他症治之。而丹溪大補氣血之言，卻不可拘。

第十一節 產後下利

（一）**症狀** 產後下利虛極。

產後既已血虛下利，又復胃熱，有不虛極者乎。

（二）**治法** 白頭翁加甘草阿膠湯主之。

徐玉台曰：仲景之產後不利，虛極，白頭翁加甘草，阿膠以養其正，舉一症而產後之挾虛者可類推也。

1. 藥味及用量：白頭翁 甘草 阿膠各二兩 秦皮黃連 柏皮各三兩。

2. 煮服法：上六味以水七升，煮取二升半，內膠令消盡，分溫三服。

3. 藥解：白頭翁根色紫，紫為赤黑相兼，正與熱依於骨髓同，而近根處有白毛，毛為肺所主，白又其色，是使水中之火達於金，從皮毛而解也，故曰主溫瘧狂陽寒熱，仲景於厥陰熱利產後下利皆用之，正其旨耳。

水停生火，本湯用此，皆其治也。傷寒厥陰證熱利之重者，用白頭翁湯，苦寒治熱，以堅腸胃，此產後氣血兩虛，故加阿膠、甘草，然下利者，血滯也，古人云：血行則利自止，此方豈獨治產後哉。

第十二節 產後補治各方

（一）《千金》三物黃芩湯

治婦人在草蓐自發露得風，四肢苦煩熱，頭痛者，與

小柴胡湯，頭不痛，但煩者，此湯主之。

自發露，謂自發衣露體得風，非邪非傷者，故不為自汗風病，蓋產時天機開發，雖微風亦得入之。外感之風，內虛之火，合化淫於四末，而作四肢苦煩熱，上至於頭，作頭痛，病在表裡之間，故用小柴胡湯主治少陽。

1. 藥味及用量：黃芩一兩　苦參二兩　乾地黃四兩。

2. 煮服法：上三味以水八升，煮取二升，溫服一升，多吐下蟲。

3. 藥解：此產後血虛風入而成熱之症也，故用黃芩退熱。苦參養肝，熟地補血而益腎水，則肝膽之火寧矣。

（二）附錄王孟英治產後誤溫案

金氏婦自仲夏墮胎，迄今四月有餘，惡露淋漓不斷，兩臀近復患瘡，渾身膚癢，脈數而弦，多藥罔效。亦為產後宜溫之謬說所誤也，用西洋參、銀花各二錢，生地、龜板各四錢，冬瓜皮三錢，梔炭、竹茹各一錢五分，白薇、青蒿、黃柏各一錢，甘草六分，不十帖癒矣。

（三）《千金》內補當歸建中湯

治婦人產後虛羸不足，腹中刺痛不止，吸吸少氣，或苦少腹中急，摩痛引腰背，不能食飲，產後一月，日得服四五劑為善，令人強壯宜。

產後血去，營衛俱虛，內不充於五臟，肝木妄動，作腹中刺痛，上不充於膻中，遂吸吸少氣，故少腹急引，外連腰脊，六腑不和，則不能食。

1. 藥味及用量：當歸四兩　桂枝　生薑各三兩　芍藥六兩　甘草二兩　大棗十二枚。

2. **煮服法**：上六味以水一升，煮取三升，分溫三服，一日令盡。若大虛加飴糖六兩，湯成，內之於火上，暖令飴消。若去血過多，崩傷內衄不止，加地黃六兩，阿膠二兩，合八味，湯成內阿膠，若無當歸，以芎藭代之，若無生薑，以乾薑代之。

3. **藥解**：按此即黃耆建中之變法，彼用黃耆以助外衛之陽，此用當歸以調營內之血，然助外則用桂枝，調中則宜肉桂，兩不易之定法也。

飴糖柔潤芳甘，正合脾家土德，而即以緩肝之急，仲景用飴糖多在建中湯。建中湯證，多有腹痛，此血當行不行之驗也，飴糖能治血，當行不行，為腹痛者耳。

（四）醫案

寧河劉宇民之妻患臍下疼痛，兩脅（屬肝）墜脹，喜按（主虛）呃逆不舒（主胃），氣不上升（氣弱），胃口煩悶，腰疼（主腎），白帶淋漓（脾濕）。由津至北京寓前外草廠胡同，延季雲診治，法《千金》內補當歸建中湯，並法葉天士用血肉有情之品加味治之。

當歸五錢　桂枝三錢　生薑三斤　芍藥五錢　炙草二錢　大棗四枚　黃耆四錢　製半夏三錢　小茴香三錢　白通草二錢　羊腰子一具。

服上方三劑即癒。

第二十二章
婦人雜病脈證並治

第一節 熱入血室

（一）**症狀** 婦人中風，七八日，續來寒熱，發作有時，經水適斷，此為熱入血室，其血必結，故使如瘧狀，發作有時。

中風七八日，表證已罷，經水不應斷而適斷，復見寒熱如瘧，此經行未盡，而有結血，然經既行而適斷，此為虛證，甚不可瀉。

（二）**治法** 小柴胡湯主之。

● 第一項 熱入血室之戒犯

婦人傷寒發熱，經水適來，晝日明瞭，暮則譫語，如見鬼狀者，此為熱入血室，治之無犯胃氣，及上二焦，必自癒。

傷寒，邪熱在表，故經水來而不斷，雖為熱入血室，以氣分不受邪，故晝日明瞭。

但夜則譫語，熱隨血散自癒，不可刺期門，妄犯胃氣，及用柴胡犯上二焦也。

● 第二項　血結胸刺法

婦人中風，發熱、惡寒，經水適來，得之七八日，熱除，脈遲身涼和，胸脅滿，如結胸狀，譫語者，此為熱入血室，當刺期門，隨其實而瀉之。

中風七八日，熱邪傳裡之時，因經水適來，邪乘虛而入血室，卻不入於胃腑也，經水適來而即止，必有瘀積，此為寒證，故宜刺期門以瀉之。

● 第三項　病陽明刺法

陽明病下血譫語者，此為熱入血室，但頭汗出，當刺期門，隨其實而瀉之，濈然汗出者癒。

婦人經水適來適斷，則邪熱乘之而入血室，男子陽明經下血而譫語者，亦為熱入血室，總是邪熱乘虛而入也。

第二節　婦人梅核症

（一）**症狀**　婦人咽中如有炙臠。

上焦陽也，衛氣所治，貴通利而惡閉鬱，鬱則津液不行，而積為痰涎，膽以咽為使，膽主決斷，氣主相火，遇七情至而不決，則火鬱而不發，火鬱則焰不達，焰不達則氣如焰，與痰涎聚結胸中，故如炙臠，譬如乾肉也。《千金》作胸滿心下堅，咽中帖帖如有炙臠，吐之不出、吞之不下，證雖稍異，然以鬱而致也。

（二）**治法**　半夏厚朴湯主之（一名四七湯）。

1. 藥味及用量：半夏一升　厚朴三兩　生薑五兩　蘇葉二兩。

2. 煮服法：上五味以水一斗，煮取四升，分溫四服，日三、夜一服。

3. 藥解：用半夏、生薑，辛以散結，苦以降逆，茯苓佐半夏利痰氣，紫蘇芳香，入臍以宜其氣也易。言之用半夏等藥者散鬱散痰而已。

第三節　婦人臟躁

（一）**症狀**　婦人臟躁，喜悲傷欲哭，象如神靈所作，數欠伸。臟躁者，火盛煉津，肺失其潤，心系了戾而然。

沈氏所謂子宮血虛，受風化熱者也，血虛臟躁，則內火擾而神不寧，悲傷欲哭，有如神靈，而實為虛病，前五臟風寒積聚篇，所謂邪哭使魂魄不安者，血氣少而屬於心也。

數欠伸者，經云：腎為欠為嚏。又腎病善伸，數欠顏黑，蓋五志生火，動必關心，臟陰既傷，窮必及腎也。

（二）**治法**　甘麥大棗湯主之。

1. 藥味及用量：甘草三兩　小麥一升　大棗十枚。

2. 煮服法：上三味，以水六升，煮取三升，分溫三服，亦補脾氣。

3. 藥解：用甘草緩心系之急，而潤肺燥，大棗行脾胃之津，小麥降肝火之逆，火降則肺不燥而悲自已也。

凡肺燥愁悲欲哭，宜潤肺氣，降心火為主。

第四節 婦人吐涎沫

（一）**症狀** 婦人吐涎沫，醫反下之，心下即痞，當先治其吐涎沫。

（二）**治法** 小青龍湯主之，涎沫止，乃治痞，瀉心湯主之。

小青龍湯方（見肺癰）。

瀉心湯方（見驚悸）。

第五節 婦人閉經諸病

此仲聖述月經閉止，而發種種複雜之病變也。

1. 婦人之病，因虛、積冷、結氣，為諸經水斷絕。

2. 至有歷年，血寒積結胞門，寒傷經絡。

婦人經閉諸病，無不由虛寒而成，經閉雖屬虛寒，則崩漏之屬虛熱，從可識矣。

3. 凝堅在上，嘔吐涎唾，久成肺癰，形體損分。

所以在上，則寒沫結聚而為欬，欬久熱結而為肺癰也。

4. 在中盤結，繞臍寒疝，或兩脅疼痛，與臟相連，或結熱中，病在關無，脈數無瘡，肌若魚鱗，時著男子，非止女身。

在中則寒飲結聚，而為寒疝，疝久結熱，亦為內癰，

大抵內癰皆起於結血，故中之以脈數無瘡，肌若魚鱗，昭揭病形。然此不但婦人也，男子亦有是證。總由經絡鬱閉，寒從火化所致。

5. 在下未多，經候不均，令陰掣痛，少腹惡寒，或到腰脊，下根氣街，氣衝急痛，膝、脛疼煩，奄忽眩冒，狀若厥癲，或有憂慘，悲傷多嗔，此皆帶下，非有鬼神。

在下經候，雖不調而不致斷絕，所瘀亦為不多，其證雖久，但少腹氣衝引急寒痛也，其他膝脛疼煩者，以四肢為諸陽之本，寒結於內，則在下之陽，不能上入，故膝脛反熱而痛也。

6. 久則羸瘦，脈虛多寒，三十六病，千變萬端。

7. 審脈陰陽虛實緊弦，行其針藥，治危得安，其雖同病，脈各異源，子當辨記，勿謂不然。

以久則羸瘦，脈虛多寒證之，然多寒，言屬寒者多，非絕無屬熱也。

假如羸瘦而脈數，又為陰虛多熱矣。

第六節　積血化帶之問答

（一）問曰：

婦人年五十所，病下利，數十日不止，暮即發熱，少腹裡急腹滿，手掌煩熱，唇口乾燥，何也？

（二）答曰：

此病屬帶下，何以故？曾經半產，瘀血在少腹不去。何以知之？其證唇口乾燥故知之。

下利不止，屬帶下何也？婦人年已五十，經絕胞門閉塞，衝任不復輸泄之時，積血自胞門化為帶下，無所從出。大便屬陰，故大便為下利，當即以下利治之。

（三）治法：當以溫經湯主之。

1. **藥味及用量**：吳茱萸三兩　當歸　芎藭　芍藥　人參　桂枝　阿膠　丹皮　生薑　甘草各二兩　半夏半升　麥冬一升。

2. **煮服法**：上十二味，以水一斗，煮取三升，分溫三服。

3. **藥解**：陳元犀曰：按方中當歸、芎藭、芍藥、阿膠肝藥也，丹皮、桂枝心藥也，吳茱萸肝藥亦胃藥也，半夏胃藥亦沖藥也，麥門冬，甘草胃藥也，人參補五臟，生薑利諸氣也。病在經血，以血生於心也，藏於肝也，衝為血海也。胃屬陽明，厥陰衝脈麗之也，然細繹方意，以陽明為主。

用吳茱萸，驅陽明中土之寒，即以麥門冬滋陽明中土之燥，一寒一熱，不使偶偏，所以謂之溫也，用半夏、生薑者，以薑能去穢而胃氣安，夏能降逆而胃氣順也，其餘皆相輔而成溫之之用，絕無逐瘀之品，故過期不來者，能通之，月來過多者能止之，少腹寒而不受胎者，并能治之，統治帶下三十六病，其神妙不可言矣。

季雲按此湯用麥冬者，因下焦之實，成上焦之虛也。然下焦實證，非見手掌煩熱，唇口乾燥，不可用也。蓋以有瘀血而不煩熱，是下瘀血湯，大黃䗪蟲丸證也。

第七節 月經一月再見

（一）**症狀** 帶下經水不利，少腹滿痛，經一月再見者。

此亦因瘀血而病者，經水雖不利，但一月再見之不同，皆衝任脈瘀血之病。

（二）**治法** 土瓜根散主之。

1. **藥味及用量**：土瓜根 芍藥 桂枝 䗪蟲各三兩。

2. **杵服法**：上四味杵為散，服方寸匕，日三服。

3. **藥解**：土瓜根消水飲，芍藥開血痹，桂枝通血脈，蟲破血積，更須以酒行之。

又土瓜根，即王瓜根也，氣味苦寒，王內痹，瘀血月閉。

第八節 婦人革脈

（一）**脈象** 寸口脈弦而大，弦則為減，大則為芤，減則為寒，芤則為虛，寒虛相搏，此名為革。

脈弦而大，按之減小而芤者，為表裡失血之候，以其脈弦大無力，而少徐緩衝和之氣，故謂之革，言胃氣近於革除也。

（二）**症狀** 婦人則半產漏下。

蓋弦為陽氣少，芤為陰氣虛，婦人得之，主半產漏下。

（三）治法　旋覆花湯主之（見肝著篇）。

第九節　婦人陷經漏下

（一）症狀　婦人陷經漏下，黑不解。

氣暢而血從，則百脈流動，以候天癸，苟有邪以阻之，則血不從其氣，而自陷於血海。血海者，腎主之。腎者，寒水也，其色黑，是以漏下黑矣，猶《內經》所謂結陰下血也。

（二）治法　膠薑湯主之（方缺）。

或云即是乾薑、阿膠二味煎服。

林億云：臣億等校諸本無膠薑湯方，想是前妊娠中膠艾湯。

第十節　婦人少腹滿

（一）症狀　婦人少腹滿如敦狀，小便微難而不渴，生後者，此為水與血俱結在血室也。

敦音時，按周禮注盤以盛皿。敦以盛食，蓋古器也。少腹滿如敦狀者，言少腹有形，高起如敦之狀，與《內經》脅下大如覆杯之文相同。

（二）治法　大黃甘遂湯治之。

1. **藥味及用量**：大黃四兩　甘遂　阿膠各二兩。

2. **煮服法**：上三味以水三升，煮取一升，頓服，其血當下。

3. **藥解**：用甘遂取其直達水停之處，大黃蕩滌瘀血，阿膠為血室之嚮導也。

又按此湯治水與血結於血室，於此見水能為疝瘕癥堅積聚之根，並可見泄利者，大黃不可用，甘遂仍可用，蓋其性徑情直行，不稍留戀，故非特能行停蓄氾濫之水，即徘徊瞻顧，欲行不行之水，亦並其所長矣。

第十一節　婦人經水不利

（一）**症狀**　婦人經水不利下。

經水不利下者，經脈閉塞而不下，此與前條下而不利者有別矣。故彼兼和利，而此專攻逐也。

（二）**治法**　抵當湯主之。

1. **藥味及用量**：水蛭（熬）　虻蟲（熬）各三十枚　桃仁二十枚　大黃三兩（酒浸）。

2. **煮服法**：上四味為末，以水五升，煮取三升，去滓，溫服一升。

3. **藥解**：虻蟲，水蛭之鹹。用以軟血結，桃仁、大黃之苦，用以下血結，四味為下血之駛劑。

第十二節　婦人經閉下白物

（一）**症狀**　婦人經水閉不利，臟堅癖不止，中有乾血，下白物。

子宮血積，不與氣和，故新血不至，遂成乾血堅癖，

外連子戶，津液不行，化為白物。

（二）**治法**　礬石丸主之。

1. 藥味及用量：礬石三分（燒）　杏仁一分。

2. 製法：上二味末，煉蜜為丸，棗核大，內臟中，劇者，再內之。

3. 藥解：用綠礬消堅癖，破乾血，杏仁利熱開閉，潤臟之燥，蜜以佐之，內子戶，而藥氣可直達子宮矣。設乾血在衝任之海者，必服藥以下之，內之不能去也。

第十三節　婦人腹中刺痛

（一）**症狀**　婦人六十二種風，腹中血氣刺痛。

風者善行而數變，是以百痛皆生於風，非止六十二種風也。

（二）**治法**　紅藍花酒主之。

1. 藥味及用量：紅藍花一兩

2. 煎服法：上一味以酒一大升，煎減半，頓服一半，未止再服。

3. 藥解：張隱庵曰：紅花色赤多汁，生血行血之品也，陶隱居主治胎產血暈惡血不盡，腹痛，胎死腹中，《金匱》紅藍花酒，治婦人六十二種風，又能主治咳瘡。臨川先生曰：治風先治血，血行風自滅，蓋風為陽邪，血為陰液，此對待之治也。

第十四節 婦人腹中諸疾痛

（一）**症狀** 婦人腹中諸疾痛。

此腹痛者，由中氣虛，脾土不能升運陰陽，致二氣乖離，肝木乘剋而作痛也。

（二）**治法** 當歸芍藥散主之（見妊娠）。

第十五節 婦人虛寒腹痛

（一）**症狀** 婦人腹中痛

榮不足則脈急，衛不足則裡寒，虛寒裡急，腹中則痛。

（二）**治法** 小建中湯主之（見虛勞）。

小建中專主風木勝脾之腹痛，而婦人善怒，易動肝火，木邪乘土，多有腹痛，經水妄行之疾，故以此湯主之。

第十六節 婦人轉胞之回答

（一）**問曰**：婦人病，飲食如故，煩熱不得臥，而反倚息者，何也？

（二）**師曰**：此名轉胞不得溺也，以胞系了戾，故致此病，但利小便則愈。

轉胞之病，為胞居膀胱之內，因下焦氣虛，水濕在

中，不得氣化而出，遂鼓急其胞，因轉筋不止，了戾其溺之系，水既不出，經氣遂逆，上衝於肺，故煩熱不得臥而倚息也。

季雲按：妊娠轉胞，由治壓膀胱，大抵氣虛所致，薛氏以補中益氣湯舉之，較丹溪四物四君二陳煎服探吐為穩，杭醫陳月波治鄞謝宣室人一劑而通。蓋清氣之陷，總因濁氣不降耳，升之則降矣，降之則升矣。（見冷廬醫話）

（三）**主治** 腎氣丸主之（見虛勞）。

第十七節 婦人陰寒

（一）**症狀** 婦人陰寒。

（二）**治法** 溫陰中坐藥，蛇床子散主之。

1. **藥味**：蛇床子仁

2. **裹法**：上一味末之，以白粉少許，和合相得，如棗大，綿裹內之，自然溫。

3. **藥解**：寒從陰戶所受不從表出，當溫其受邪之處，則病得癒，故以蛇床子一味，大熱溫助其陽，納入陰中，俾子宮得暖，邪自去矣。白粉即米粉，藉之以和合也。

第十八節 婦人陰中生瘡

（一）**脈象** 少陰脈滑而數者。

少陰脈滑而數者，熱結下部也。

（二）**症狀** 陰中即生瘡，陰中蝕瘡爛者。

陰中即前陰也，生瘡蝕爛，乃濕熱不潔而生慝也。

（三）**外治** 狼牙湯洗之，或以狼毒代之。

1. 藥味：狼牙三兩。

2. 煮纏及浸瀝法：上一味以水四升，煮取半升，以綿纏筋如繭浸湯瀝陰中，日四遍。

3. 藥解：用此湯以解毒殺蟲，但用一味以取專功，緣狼牙苦寒，寒能除腎熱，苦能殺蟲治瘡病。凡見頰赤中有白斑，下唇紅中白點，皆陰蝕之侯。

第十九節 婦人陰吹

（一）**症狀** 胃氣下泄，陰吹而正喧，此穀氣之實也。

陰吹正喧，婦人恆有之疾，然多隱忍不言，以故方書不載，醫不加查，《金匱》明言胃氣不清，穀氣之實，所以腹中喧響，則氣從前陰吹出，有聲如大便失氣之狀。

（二）**治法** 膏髮煎導之（見黃疸）。

導之者，服之，使病從小便而出。非用導引之謂。

（三）**證同藥異之治驗案**

張學良之夫人于鳳至，民國八年八月，產後夜多惡夢，前陰時出虛恭，心悸多驚，左膀疼痛，病數月，多醫診治未癒。季雲以張景惠之薦，承上將軍張作霖電請，並派副官劉冠豪隨行，赴遼治之，十餘藥而癒。臨行，張上將軍感念醫治微勞，贈以衣料及頭等紀念章等，他物俱

壁，僅受贈章，以資紀念。

方案如下：

百合一兩　雞子黃一個　淮小麥五錢　金石斛四錢　當歸鬚四錢　火麻仁三錢　桂心七分　生牡蠣二錢　生龍骨二錢　炙甘草一錢　炮薑二分　巴戟天三錢　柏子仁三錢　生地黃一錢半　苦桔梗五錢。

母雞左翅血一杯兌服。方中用雞子黃者，雞子稟南方之火色，入通於心，可以補離宮之火，用生者攪和，取其流通之義也，人之膽壯，則不驚。膽氣不壯，故發驚惕。龍牡鹹以鎮心，重以鎮怯。桂心、地黃、火麻、炙草、四味同用。即仲景炙甘草湯之意。肝火不息，心血不生。心不安其位，則悸動不止，故用之。古云顧陰液須投復脈，良有以也。久病入絡，故用當歸鬚，柏子仁以入絡，且柏子仁氣味甘平，主驚悸，安五臟、益氣，除風濕痺。驚則氣上，恐則氣下，悸則動中，桔梗通上中下三焦之氣，故能治之，百合味甘平，主邪氣，腹脹心痛，利大便，補中益氣，肺主氣，補肺則益氣矣。

轉矢氣則知腸胃燥熱之甚，故氣不外宣，待轉而下，若不轉失氣，則腸胃雖熱，而滲孔未至於燥。百合與雞子黃同用者，用以治百合病吐之後者，雞子黃養心胃之陰，百合滋肺氣，下潤其燥，胃為肺母，胃安則肺氣和而令行，此亦用陰和陽，無犯陽之戒，百合與地黃同用者，以百合苦寒，清氣分之熱，地黃甘潤，泄血分之藥，皆陰柔之品，以化陽剛也，肺寒魂怯，用辛溫鎮補之品，以扶肝而斂魂，心陽上越，腎陽下泄，桂枝甘草龍骨牡蠣湯治

之，小麥與炙草同用者，即仲景甘麥大棗湯。

　　用治婦人臟躁，悲傷欲哭，象如神靈所作者，以小麥為心之殼，又能養肝血故也，然不用大棗而用石斛者，以中滿忌棗，石斛味甘平，補五臟虛勞羸瘦，強陰。久服厚腸胃，然滋陰藥多，不免呆滯，故以桔梗通三焦之氣。桂枝治吐吸利關節，能引下氣，與上氣相接，則吸入之氣，直至丹田而後出，又則君火之氣，使心主之神氣，出入機關，遊行於骨節，故曰利關節也。

　　風善走而數變，《本草》巴戟天主大風，防風主除風之害，巴戟天主得風之益，益而和之，氣和即為風和，死可回生。雞左翅血兌服者繆宜亭法也。非明於生殺消長之道不可語此。

　　季雲按：全案十餘方，今僅存此，餘皆遺失。

（四）附錄陰吹不得固執《金匱》法

　　季雲按《溫病條辨》載，飲家陰吹，脈弦而遲，不得固執《金匱》法，當反用之。橘半桂苓枳薑湯主之，《金匱》謂陰吹正喧，豬膏發主之，蓋以胃中津液不足，大腸津液枯槁，氣不後行，逼走前陰，故重用潤法，俾津液充足流行，濁氣仍歸舊路矣。

　　若飲家之陰吹，則大不然，蓋痰飲盤踞中焦，必有不寐不食，不飢不便、惡水等證，脈不數而遲弦，其為非津液之枯槁，乃津液亡積聚胃口可知，故用九竅不和，皆屬於胃例，峻通胃液下行，使大腸得胃中液下行，使大腸得胃中津液滋潤，而病如失矣。此證係於治驗，故附錄於此，以開一條門徑。

半夏二兩　小枳實一兩　橘皮六錢　桂枝一兩　茯苓塊六錢　生薑六錢

甘瀾水十碗，煮成四碗，分四次，日三、夜一服，以愈為度。王孟英云：痰濕阻氣之陰吹證，實前人所未道及。

第二十節　小　兒

小兒疳蟲蝕齒方

雄黃　葶藶

上二味末之，取臘月豬脂熔，以槐枝綿裹頭四五枚，蘸藥烙之。雄黃味辛，葶藶味苦，辛苦能殺蟲故也。

附：

金匱醫案

● 栝蔞桂枝湯

無錫張宗曜治俞幼，四歲猶未斷乳。今病風濕，沙喑早回，顯係風邪被濕痰稽留，小兒陰未充旺，風動巨陰發痙。

病狀：角弓反張，脈如絃索，口痙不開，溲少而渴，身熱少汗。

診斷：督脈主一身之陽，邪入三陽，則令人腰背反折。

巢氏云：風邪傷太陽之經，復遇寒濕則發痙也。其脈策策如弦直上下者，風痙脈也。

正如《金匱》痙脈，按之弦緊直上下行句合。

再按痙濕暍篇：太陽無汗，而小便少，氣上衝胸，口噤不得語，欲作剛痙，葛根湯主之。又謂：身體強，几几然，栝蔞桂枝湯主之。

然仲聖所論者，為傷寒兼濕也。

此症來自濕邪，固幼稚食乳多濕。溫風與濕相持，不得由表而散。沙喑早回，即其端倪。遂至竄入諸陽經髓，乃為風痙。且病痙者，其邪多在太陽陽明之交。故身體強，而口噤不語也。尤宜去薑棗之辛甘溫，參用白虎以清陽明之熱，方始合拍。

處方：桂枝四分　葛根二分　芍藥一錢五分　天花粉六錢　知母二錢　石膏七錢　甘草一錢　麻黃五分。

藥解：麻黃辛散，以發太陽之邪。葛根甘平，以疏陽明之經。合花粉之酸甘，以生津液而濡經脈。桂枝兼麻黃，以解表之風邪，而通心氣。知母苦寒清燥金。芍藥製麻桂和陰斂陽。甘草、石膏，滋清陽明。使濕與風溫一齊解散。

● 葛根湯

張畹香云：香粉街俞策兄，十一月渠店夥屠越兄邀診，身熱，舌黃，喉乾，舌乾齒浮，脈浮大，患經五六日予知為陽明症。甫診畢，其家已延以傷寒名此至。爾時戚友趨擁入診，開小柴胡雜以消導藥。十二日病不去，乃邀余至。其陽明經仍在，不傳府，為疏葛根湯兩劑身即涼。

許叔微治市人楊姓者，病傷寒無汗，惡風，項雖屈而強。醫者，以桂枝麻黃各半湯與之。許曰：非其治也。是謂項強几几，葛根湯治也。三投濈濈然微汗解。翌日，項不強，肺已和矣。論曰：何謂几几，如短羽鳥之狀，雖屈而強也。謝復古謂病人羸弱，須憑几而坐，非是。此與成氏解不同。

吳謂泉云：晁棨門感冒寒邪頭痛，腰痛，惡寒，無汗，服參蘇飲而鼻乾，目赤，發熱，煩躁反盛。按脈浮大而長，此太陽陽明二經，同受寒邪，證名合病，故邪氣甚也。

《漢方新解》載：《漫遊雜記》有一五六歲之小兒，

病天行痢二日，而發驚癇直視，攣急，身冷，脈絕。醫將用三黃湯。余止之曰：癇痢之初起，其腹氣堅實，用藥發之雖危不死。今外症未散而用三黃，則痢毒鬱結，延數十日腹氣虛竭，癇再發則不可救。如今之計，唯須發散，乃以葛根湯發之。兼用熊膽（有鎮痙作用）少許，痢癒，癇亦不再發。

痙病太陽症，其手足拘攣，類似癱瘓者，以葛根湯發汗。表證既去，拘攣癱瘓，仍不休者，與大柴胡湯，四五十日則癒。

又曰：有一三十餘歲之僧，來宿浪速之寓居，驟感外邪，惡寒熱發頭痛如剮。腰背疼痛，四肢睏倦。脈洪數，飲食不進，全類傷寒。急作大劑葛根湯，一晝夜連進五帖，襲被縟以取汗，如此二三日，惡風僅減，餘症如前。

余謂其徒曰：此疫恐為大患，幸勿輕蔑。其夜五更起診，其脈如轉索來去不自由。余意以為受邪不淺，恐不能起。仍進葛根，增其用量。既經五日，其徒來告，紅痘滿面。余抵掌曰，有是哉，可無他患？翌日熱退，食進，脈平正如常，經二十日而復原。

● 大承氣湯

《漢方新解》載：有一十七歲之男子。數月前罹熱性病。諸症日漸增重，發熱便閉，發汗如雨。雖百計求醫，毫不見效。余診之，病者不能起坐，發奇聲猿響。除涕泣外，終日不言不語，全身枯燥，四肢攣屈。與之食則食，二便失禁。

　　余據脈症及腹症，與以大柴胡湯，大承氣湯，桃仁承氣湯及大黃牡丹皮湯，四方之合方。然病者拒不肯服，不得已雜食物與之，處藥三四分，經七八日雖症狀依然，未嘗著效，然其父母信余不疑，故前方得持續服用，經三月意識恢復，手足之運動亦稍覺自由，並用抵當丸約一月而獲痊癒。

　　《建珠錄》曰：京師麩屋街之賈人，近江屋嘉兵衛之子，年十有三，患天行痢，裡急後重，心腹刺痛，噤口三日，苦楚呻吟，四肢撲席，諸醫無效。先生診之，作大承氣湯飲之（每帖計十二錢）少與蒸蒸，煩熱快利如傾，即獲痊癒。

　　許叔微《傷寒九十論》載：宣和戊戌，表兄秦云老病傷寒，身熱足寒，頸項瘛瘲，醫作中風治，見其口噤故也。余診其脈，實而有力，而又腳攣，齘齒，大便不利，身燥無汗。余曰：此剛痙也。先以承氣湯下之，次以續命湯調之愈。

　　論曰：五常政大論曰：赫曦之紀，上羽與正徵同，其收齊，其病痙蓋戊太陽寒水羽也。戊大運正徵也。太遇之火，上見太陽。則天氣且剛，故其收齊而人病痙者，過氣然耳。火木遇，故年病此症多剛痙。

● 麻黃杏仁薏苡甘草湯

　　《漢藥神效方》載：多紀茝庭曰：幼科柴由元春法服言，凡下部毒腫之症（水腫），用麻黃杏仁薏苡甘草湯有奇效。嘗試之，一人得效，後屢用之，無不應效。云，時

還讀我書續錄。

按用麻黃、杏仁、薏苡各五分，甘草一錢。

以上四味，用水一盞半，煎成六分。溫服。

請再參照淋痛尿閉妙方項下。

陳修園云：腫脹氣壅於上，臥則喘息有聲，師古人開鬼門之法，責諸手太陰一經，方列後。

製麻黃八分　杏仁三錢（去皮尖）　薏苡仁四錢　甘草八分。

葉天士治某哮喘，先寒後熱，不飢不食，繼浮腫，喘嗆，俯不能仰，仰臥不安，古人以先喘後脹，治肺，先脹後喘治脾。今由氣分鬱，以致水道阻塞，大便溏瀉，仍不爽利。其肺氣不降。二腸交阻，水穀蒸腐之濕，橫趨脈絡，腫由漸加，豈亂醫效。粗述大略，與高明論證，至肺位最高，主氣。為手太陰臟，其臟體惡寒，喜熱，宜辛則通。微苦則降，若藥氣味重濁，直入中下，非宜肺方法矣。故手經與足經大異。當世不分手足經濕治者，特表及之。

麻黃　杏仁　薏苡仁　甘草　茯苓

尤在涇治某，臥則喘息有音，此腫脹乃氣壅於上，宜用古人開鬼門之法，以治肺通表。

麻黃　杏仁　薏苡　甘草

柳實詒按，此兼喘逆，故專治肺。

● 防己黃耆湯

吳渭泉云：馬某體重腹痛，汗出惡風，麻木身痛，氣

上衝，脈浮遲，此表腠不密，感諸風濕所致。即用防己黃耆湯，加芍藥、桂枝、茯苓、蒼朮，以祛風燥濕。

按：黃耆主治肌表之水也。故能治黃汗盜汗皮水及旁治身體腫或不仁者。此湯與黃耆茯苓湯皆同治肌膚水腫也。

● 桂枝附子湯

葉天士治張某，陽微不司外衛，脈絡牽掣不和，胃痛，夏秋不發，陰內陽外也。當冬寒驟加，宜急護其陽，用桂枝附子湯。

桂枝　附子　炙草　煨薑　南棗

徐洄溪批云：總宜切胃痛方妙，此方則徒為壯陽耳。

《**漢方新解**》載：一六十餘歲之男子，自高處墮落，打撲頭部，以致失神。後又罹外傷性神經證，發頭眩暈、耳鳴、健忘，精神憂鬱、震戰、腳軟等症。致形神萎靡，數年廢業。

余診之，脈沉弱，閉目，直立則戰，懍震顫，動則傾跌。腹診所見者，直腹筋兩側，俱形攣急，而左側為強，臍之周圍，有瘀血塊，連及臍下，按之則痛。腹部軟弱，有冷感，下肢厥冷，尿頻數，大便秘結，遂處本方。附子三倍其量，合桂枝茯苓丸三倍，並用抵當丸（一日三回）與服，治經一週間，去後久不來院。

後伴其家族之病者來告曰，服後尿量增加，下黑便甚多，藥未盡而痊癒。

● 甘草附子湯

葉天士云：冷濕積傷，經絡拘束，形寒，酒客少穀，勞力所致。

白朮　桂枝　熟附子　甘草　淡乾薑

薛立齋云：治一婦人，肢節作疼，不能轉側，惡見風寒，自汗盜汗，小便短，雖盛夏亦不去衣。其脈浮緊，此風寒客於太陽經，用甘草附子湯一劑而痊。

● 白虎加人參湯

何鴻舫云：秦珠厓之母夫人，春秋七十矣。夏日攖暑病瘧，瘧止，而熱不已，口渴煩躁，病旬餘未得汗，眾醫者，皆以為少陽證。疊投小柴胡湯不效，珠厓擾甚，囑其妹婿沈君邀視，山人切其脈，數而有次，右大於左，舌微白。曰：陽明伏邪未瀉也，當進人參白虎湯。珠厓以石膏大涼，恐非老年人所宜。

山人曰：石膏為陽明表證主藥，有人參以助其氣，而達其邪，何慮之有。是夕遂留宿視其煎而進之。及東方明，遍體大汗，而熱亦全退。

李冠仙云：契友冀玉屏子，十六歲，自揚受暑歸，發熱，頭脹，倦怠，少氣，心煩，渴飲，天柱傾欹欲倒。余用人參白虎湯，其家以時證用參為疑。或謂時邪用參如吃紅礬，入腹必死。余曰，先天氣弱暑又傷氣，脈象數而甚虛，非參不可，爭持良久，始服。翌早往視，已霍然矣。

嗟乎，醫道之不明至今日而極矣。經云：熱傷氣。又

云：壯火食氣盛夏酷熱，鑠石流金未有不傷氣分者。故孫真人生脈散，東垣清暑益氣湯，丹溪十味香薷飲，未有不用參，以顧氣者也。至人參白虎湯，乃《金匱》中暍門專主之方，更何疑乎。且此症乃中暑非時邪也。時邪者，春當暖，反寒，秋當涼，反暖，冬當寒，反溫，為四時不正之氣，感而病者謂之時邪。至風寒暑濕燥火六者應時而至，本天地之正氣，人或不慎感之為病，謂之中寒、中暑而已。不得謂之時邪也。若許此症之虛，則清暑益氣亦可。然因其大渴欲飲，恐黃耆、白朮過於溫補。故用人參白虎，余本細加斟酌，豈漫然如獲效哉。

復數年又抱恙，延余診治，時十二月一日也。其症外似灑淅惡寒，寒後煩躁覺熱，舌赤，無苔，溲帶白濁，脈來洪數，無倫，按之空象。因告其叔曰，此不治症也。至春殆矣。夫冬見夏脈，書稱不治。

伊脈洪數無倫，在夏脈尚為太過，而況見於冬令閉藏之日。且又無根，腎水告竭，肝木獨旺，木生於水，無水生木，何以應春氣之發生乎。如木樹然當冬月閉藏，莫能定其生死，至春則生者生，而死者死。人身一小天地，肝木應乎春氣，根本既拔，故知其死於春也。遂未立方而行，後果於正月十八日逝云。

張希白云：程姓子病溫熱旬餘，身熱不退，舌黑生刺，鼻如煙煤，神志昏亂，手足微厥，六脈沉細，此必承氣證，而誤服白虎也。白虎無破結之能，徒戕胃氣，反鬱其陽，致令脈道不利，腑熱壅閉難解，遂與大承氣湯，連進兩劑，大便得通下後，脈見浮數，余謂家人曰，邪達於

表，汗將大至，連煎白虎加人參湯灌之。覆杯果汗至如雨。

《漢方新解》載：《漫遊雜記》曰，一男子患氣疾，左右脈洪數，心下痞堅，大便燥結，寢寐不安，語言失理，稱王稱帝。余以三聖散，吐之二回後與參連白虎湯（本方加黃連），三十餘日痊癒。

《生生堂治驗錄》曰：單盧先生年七旬，病消渴，引飲無度，小便白濁。周彈百治瘁疲日加。舉家以為不癒，先生亦囑後事。於弟偶逢先生（此指中神琴溪氏）診之，脈浮滑，舌燥裂，心下硬。曰可治，乃與白虎加人參湯百餘帖而癒。

張路玉治顧大來，年逾八旬，初秋生癉瘧，昏熱、譫語喘乏，遺尿，或者以為傷寒，譫語，或者以為中風，遺尿危疑莫定。路玉曰，無慮此三陽合病，譫語，遺尿，口不仁而面垢。仲景暑證中原有是例。遂以白虎加人參，三啜而安。

震按：內經論癉瘧，純是實熱症。故推其未病則曰中氣實，而不外泄，溯其受病則曰用力出汗，風寒會於皮膚，分肉。究其病發，則曰陽氣盛而不衰。經文雖不言脈，諒脈之洪實，有力可知也。

此條係癉瘧，故譫語遺尿不死。然八旬之外，有此症死者甚多，勿輕以此案做榜樣也。

● 一物瓜蒂散

龔子材治一人顛狂亂打，走叫上屋，用瓜蒂散吐出臭

痰數升。又以承氣湯下之而癒。

● 百合地黃湯

王旭高云：久病之軀，去冬常患火升。交春木旺，肝膽陽升無制。倏忽寒熱，頭面紅腫，延及四肢，煩熱癢痛，殆即所謂游火游風之類歟。迎月以來，腫熱已減四五，日前偶然裸體傷風，遂增咳嗽，音啞，痰多，口乾舌白，續發寒熱。胃氣從此不醒，元氣愈覺難支。風火交煽，痰濁復甚，陰液消涸，陽不潛藏。此時清火養陰，計非不善。抑恐滋則礙脾，化痰扶正，勢所必須。又恐燥則傷液，立法但取其輕靈，用藥先求其無過。

百合　鮮生地　知母　北沙參　蛤殼　海浮石　蟬衣
豆卷　青果　海蜇　地栗　珠粉（朝晨用燕窩湯送下三分）

原註上方《金匱》百合知母地黃湯，合本事神效雪羹，取其清火化痰，不傷脾胃，生津養液，不礙痰濕。酌古參今，歸於平正。

治按議病用藥，均歸精細，躁心人不能領取也。

● 百合滑石散

王旭高治伏熱留於肺胃，胃熱則消穀易飢。肺熱則躄痿難行。熱氣薰於胸中，故內熱不已，延今半載，節屆春分，天氣暴熱，病加不寐，據述先前舌苔黃黑，今則舌心乾紅，其陰更傷，仿仲景意用甘寒法。

百合二兩　滑石三錢　生地三錢　知母錢半　加味茯神
三錢　棗仁錢半　麥冬一錢　夜合花五分　沙參三錢

泉水煎服，治按《金匱》百合篇，有以百合配知母，地黃、滑石等法。此方即用其意。

季雲按：此百合地黃湯、百合知母湯，百合滑石散，三方合用者也。

● 甘草瀉心湯

吳鞠通云：太陽中風先與解外，外解已即與瀉，誤下之胸痞，痞解而現自利不渴之太陰證。今日口不渴，而利止，是由陰出陽也。脈亦頓小其半，古云脈小則病退，但仍沉數，身猶熱，而氣粗不寐，陷下之餘邪不淨。仲景《傷寒論》謂，真陰已虛，陽邪上盛之。不寐用阿膠雞子黃湯。按此湯重用黃芩、黃連，議用甘草瀉心法。

半夏　黃芩　生薑　云苓　山連　大棗　甘草

● 雄黃薰法

《傷寒九十論》載：治狐惑證案李姓者，得傷寒數日，村落無醫，易師巫者五六日矣或汗下，雜治百出，遂成壞病。

余至江北求宿於其家，夜半鬧呻吟聲，詢之，云患傷寒逾旬矣，余為診視其脈，見於上下唇皆已蟲蝕，聲嘶而咽乾，舌上白苔，齒無色。余曰：病名狐惑，殺人甚急，秉燭為作雄黃丸，瀉心湯投之，數日瘥。

● 赤小豆當歸散

吳渭泉云：景某先血後便，脈浮數大，係手陽明隨經

下行，滲入大腸，傳於廣腸而下者，此為近血也，宜用
《金匱》赤小豆當歸散，送香梅丸自效。

《光華醫藥雜誌》載：許崇禮治李女士，臟毒下血始
因久居濕地，終日兀坐，極少行動，又好多食，致濕熱下
注，化物不出，聚於大腸，肛門熱痛，努糞極難，先血後
便，蓋其血聚於大腸，去肛門近，故曰近血，亦即臟毒下
血。醫者不察，概以地榆、荊芥、槐花、丹皮等不見效，
繼醫以六味為治，亦未中鵠。至今夏歷時五月，下血彌
甚，延許往診，今參脈證，明係濕熱下注，即予仲景赤小
豆當歸散二服小瘥。四服去半，八服血止，後以四物湯加
減治之癒。

蓋取赤小豆舒水利濕，而發芽色赤，有血中疏氣排解
之妙。當歸潤滑養血，以滋大腸。俾無秘結之患，故無須
雜藥亂投而奏效獨著。誰謂古方不可治今病哉。處方：

當歸四錢　發芽赤小豆四錢　煎汁服八劑而癒。

● 升麻鱉甲湯

黃某溫病誤表不得汗，邪熱鬱於肌表，血分周身遍發
錦斑，繼起膿皰，破流膿水，躁煩大渴，舌乾紅無津，咽
痛，便秘，脈見洪數，此名陽毒，予進化斑湯合犀角地黃
湯加竹葉煎服，服二帖，諸症均減，膿皰亦漸次收斂。再
加薑皮三錢大便亦通，繼用養陰調理之品，未旬日而癒。

查此症患者甚少，魏莜泉在數十年中僅見陽毒一次，
予年六十餘，亦始治黃姓陽毒病者，雖不經見之症，然治
之稍不如法，輒有生命之虞，可不慎歟。

● 鱉甲煎丸

凌曉五云：三瘧纏久，榮陰自虛，脾失統運之權，寒濕瘧痰，留滯成癥，左肋痞脹有形，三瘧仍來，腹脹少納，四肢酸倦，暮夜盜汗，脈象弦數。治擬泄木和中。

鱉血炒柴胡　淡鱉甲　大腹絨　全當歸　東白芍焙鼠婦　小青皮　焦麥芽　製香附　半貝丸　奎紅花（生薑搗汁炒）　青蒿子　地骨皮　蟹甲煎丸

薛生白云：經月瘧邪，仲景謂結為癥瘕者，氣血交病，病已入絡，久必成滿脹瘧母，膠固黏著，又非峻攻可拔，當遵鱉甲煎丸之例，日餌不弗，以搜絡邪。

鱉甲煎丸三百粒，每服十粒，日服二，夜服一。

● 白虎加桂枝湯

丁甘仁云：傷寒挾滯，太陽陽明為病。身熱十餘日不解，脊背微寒，脈浮滑而數。口乾不多飲，唇焦苔薄膩而黃，五六日不更衣，太陽之邪未罷，陽明之熱燻蒸，腸中濁垢不得下達也。

擬桂枝白虎湯加減，疏太陽之邪，清陽明之熱，助以通腑，陽明有胃實當下之條。

川桂枝　生甘草　元明粉　竹茹　石膏　瓜蔞　川軍半夏　薑棗

張聿青云：周某久咳屢次見紅，痰阻營衛，陰陽不能交通。寒熱三日而至，其營衛鬱勃之氣，欲借陽經泄越，間有襯交氣血由此凝滯，偏左有形。脈象弦滑而帶微數，

陰氣有漸傷之慮。欲和陰陽，當通營衛之痺。擬白虎加桂枝法，參宣通搜絡之品。

川桂枝四分　肥知母一錢五分　生甘草三分　雲茯苓三錢　枳實一錢　杏仁泥三錢　廣鬱金一錢五分　石膏（煨研）五錢　粉當歸一錢五分　鱉甲煎丸九粒開水先送下

《漢方新解》載：《臨症百問》曰：婦人患瘧，乾嘔，不能食，且發噁心，強食之必吐。發時，身體疼痛。寒少熱多，嘔吐益甚。試多與冷水，則嘔吐稍止。於是作白虎加桂枝湯，使熱服之，忽焉振寒發熱，汗出而癒。

著者曰：擬此治驗觀之，師論所云時論嘔，即於發作時嘔之意也。

丁甘仁云：間日瘧，先戰寒而後壯熱，熱盛之時，煩躁、胸悶，譫語，自午後至夜半得汗而解。已發七八次。納少，神疲，脈弦滑而數，苔薄膩而黃，伏邪痰濕互阻，陽明為病，榮衛循序失司。擬桂枝白虎湯加減，疏解肌邪，而清陽明。

川桂枝　陳皮　熟石膏　生甘草　炒穀芽　仙半夏　川象貝　煨草果　肥知母　佩蘭　生薑　紅棗　甘露消毒丹

● 蜀漆散

葉天士云：苦辛過服大瀉心湯，心虛熱收於裡，三瘧之來，心神迷惑，久延恐成痼症，考諸《金匱》，仲景每以蜀漆散為牡瘧治法。見薛生自醫案。

雲母石　蜀漆　生龍骨　為末開水調服二錢

● 柴胡桂薑湯

魏悠泉云：癸丑冬，予應京師沈兩人之聘，為其公子診病。道經白下時，有寧人張姓者，瘧以日作不熱，而但寒。已發數次，時醫以治瘧套方治之不效，乃乞予為擬一方，予謂此症尤其人陽氣素虛，夏間又貪涼，食冷過度，致陰氣益盛而陽氣益虛，故瘧來但寒不熱，而牝瘧以成。當用柴胡桂薑湯，服一帖瘧即止，再服醒脾化濕之劑，數帖而氣體復原。

《漢方新解》載：一四十五歲之男子自數年前患胃病，吐食百藥罔效，來院求治。診之脈數弱無力，身體瘦削，氣色不正，唇紫黑，舌上有灰白苔，口苦而渴，食慾不振，胃痛嘔吐，心悸、亢進、惡寒，下肢厥冷，小便頻數，訴倦怠脫力等自覺症狀，安臥或溫飽時，雖感輕快，疾行或獨寒氣時，病象增惡，其心臟雖無器質的變化，而心動疾速，腹部大動脈之搏動甚此著明於腹。

診所得此為左肋下有胸脅苦滿證，腹壁較弱，而兩側腹筋攣急，按之則痛，左側尤著，臍下有瘀血塊，胃弛緩達於臍部，有著明之振水音。上腹部呈微弱之蠕動，按其腹部及下肢俱形寒冷。

余據此病狀，與柴胡桂薑湯（二倍）、大建中湯，桂枝加苓朮附湯、當歸芍藥散（三倍）四方之合方，兼用大黃蟅蟲丸，下瘀血丸，三日嘔吐全止後，九日痔疾舊病復發，疼痛特甚。於是當歸芍藥散增至七倍，附子增至三倍（係漸次增量者），餘如前方。服後二日瘧痛少安，自此

附子漸次增量（最終達五倍），前方持續至二週，數載沉
痾脫然痊癒。

● 侯氏黑散

　　風從外入，挾寒作勢，證見四肢煩重，兼心中惡寒不
足，有漸凌少陰之象，幸燥熱未甚，神識尚清，若專以表
裡為治，非不能令風邪外出，唯慮重門洞開，驅之出者，
安保不侵而復入，勢將莫禦，為之奈何。因悟《內經》有
塞其空竅之說，空竅填塞，使舊風盡出，新風不招，補虛
熄風，斯為萬全，用侯氏黑散方。

　　菊花四錢　白朮一錢　防風一錢　桔梗八分　黃芩五分
人參三分　茯苓三分　細辛三分　乾薑三分　川芎三分　桂
枝三分　牡蠣三分　礬石三分　當歸三分

　　上藥十四味，合杵為散，溫酒服方寸匕，每日一服，
忌魚肉蒜辛諸物。

● 風引湯

　　陳修園云：厥陰風木，與少陽相火同居，火熱生風。
風必挾木勢而害土，土病則津液凝聚而成痰，流注四肢，
而癱瘓成焉。宗《金匱》風引湯法。

　　大黃二兩　乾薑二兩　化龍骨四兩　桂枝二兩　甘草二
兩　左牡蠣四兩　寒水石六兩　赤石脂六兩　白石脂六兩
石膏六兩　滑石六兩　紫石英六兩

　　上藥十二味，杵為末，篩過，以布包之，取三撮，溫
服一升。

● 小續命湯

丁甘仁云：年甫半百，陽氣早虧，賊風入中經腧，榮衛瘴塞不行，陡然跌仆成中，舌強不語，神識似明似昧，嗜臥不醒。右手足不用，風性上升，痰濕隨之阻於廉泉堵塞神明也。脈象尺部沉細，寸關弦緊而滑，苔白膩，陰霾瀰漫，陽不用事，幸小溲未遺，腎氣尚固，未至驟見脫象，亦云幸矣。急擬仲聖小續命湯加減，助陽祛風，開其瘴塞，運中滌痰而通絡道，冀望應手始有轉機。

淨麻黃　熟附片　川桂枝　生甘草　全當歸　川芎　薑半夏　光杏仁　生薑汁　淡竹瀝　再造丸

風為百病之長，中之者勢如矢石，險狀自不待言。擬稱時方饗晚步入內室用膳便猝然倒地，痰涎上湧，口眼喎斜於左，顯係中經之確證。幸脈尚浮大，陽證見陽脈，邪尚在腑，似無大礙之虞。因風治風，為疾馳解圍計，亟用小續命湯進之。（陳修園）

桂枝　麻黃　人參　杏仁　川芎　黃芩　防己　甘草　炒白芍　以上各八分　防風一錢二分　加生薑三片　大棗五枚煎服。

傅松元云：王某夏月貪涼，臥邑廟磚地數日，遂發傷寒之痙症。身熱無汗，強直如屍，手足亦不能動，背脊抽搐，厥跳不休，且痛。有人謂其觸怒神明，宜受陰司鞭背，延三日神昏妄言。乃邀余治，並告以故，余曰荒誕之言不可信，總之病也。

乃與小續命湯，去麻黃、薑棗，加犀角、菖蒲、膽

星、連翹二劑，得汗後，昏妄略退，除犀角、菖蒲，加辰神、防風，又二劑抽搐跳動已除，唯渴飲不解。去附子、膽星、川芎，加獨活、寄生，又二劑身熱漸退，手能動，而足不能屈。去石膏、杏仁，加薑黃、牛膝，又二劑熱解，神清，能食，唯腰以下轉側略可，尚無力。脈已柔緩，不如初病時之剛也。乃知其虛，改用當歸六黃湯，加桂枝、杜仲、牛膝、防風等，調理二月而癒。

陳修園云：風中於經，則六經之形症必現於表。今據口苦胸滿，兩脅作痛，乍寒乍熱，兩關按之弦甚，病在少陽一經，毫無疑義，法用小續命湯加羌活、連翹。

● 桂枝芍藥知母湯

曹穎甫治耿石初診，一身肢節疼痛，足脛冷，日晡所發熱，脈沉而滑，此為曆節。宜桂枝芍藥知母湯。瘰癧從緩治。以桂枝五錢，赤白芍各三錢，生甘草三錢，生麻黃三錢，熟附塊五錢，生白朮五錢，肥知母五錢，青防風五錢，生薑一塊（打）。

二診服桂枝芍藥知母湯，腰痛略減，日晡熱度較低，唯手足疼痛如故，仍宜前法。

以桂枝五錢，赤白芍各五錢，生甘草三錢，淨麻黃四錢，蒼白朮各五錢，肥知母五錢，赤防風四錢，生薑一塊（打），鹹附子二錢（生用勿泡）。

曹穎甫曰：肢節疼痛，病名曆節，此病起於風邪外感，汗出不暢，久久濕流關節。脈遲而滑，屬寒濕，其微者用桂枝芍藥知母湯。其劇者用烏頭湯。治吳姓男病，予

用淨麻黃三錢，生白芍三錢，生黃耆三錢，炙甘草三錢，烏頭二枚（切片），用蜜糖一碗另煎，煎至半碗，蓋悉《金匱》法也。

曹穎甫治張某。天時與疾病有關，尤以宿蓋為然。刻診脈苔均和，唯右起按之尚覺微痛。再擬桂枝芍藥知母湯主之。

川桂枝一錢　淨麻黃一錢　防風一錢　白芍三錢（酒炒）生白朮三錢　熟附片一錢　知母二錢　生甘草二錢　生薑一片。

佐景按：張聿修先生病右腿膝蓋關節處，酸楚不堪，長日行走，曾歷三四年矣。屢治未癒。今年請治於西醫，服藥注射達五月之久，亦未見功。而心悸頭眩，納少便結，遺精溲渾，諸恙迭作。不得已問治於下，以情不可卻，勉治之。

余先用芳香之劑，開其胃納，緩下之劑（製川軍不可少），通其大便，繼用炙甘草湯安其心臟，仿十全大補，意補其腦力，又以桂枝加龍骨牡蠣止其遺精，五苓散利其小便，如是諸恙癒而神振矣。乃以桂枝芍藥知母湯治其腿部酸楚。我以為是即歷節之類也。投之酸楚果減。有時且覺全除。張君喜不自勝，不知何以謝吾。

● 烏頭湯

張某患腿疼，閱七月餘。初疼不可屈伸、站立。季雲：師《金匱》烏頭湯，去烏頭，用附片入肝逐風寒，麻黃開汗孔，芍藥理血癖，黃耆益榮衛，炙草通經絡，煎成冷服。初服後，腿不疼，能起立。後連服此方，竟爾痊

癒。

一診：麻黃一錢 芍藥二錢 黃耆三錢 炙甘草三錢
附片三錢

二診：環跳穴疼，照服前方，一藥而癒。

● 黃耆桂枝五物湯

三家醫家合刻繆宜亭云，三瘧變為間日，伏邪有轉出
之機，黃耆五物湯去白芍加味。

黃耆 桂枝 生薑 大棗 黨參 芍歸 鱉甲 桑蟲
焦尤。

本證曰身體不仁，按仲景之治不仁。雖隨某所在處方
不同而歷觀其藥，皆是治水也。然則不仁是水病也。故小
腹不仁，小便不利。皆用八味丸以利小便，則不仁自治。
是不仁此水也。

陳修園云：診得兩手脈厚而長，唯左手略兼弦象，兩
寸稍緊，脈厚者得士之敦，氣厚道足以載福為長壽之徵。
但弦為風脈，緊為痛脈，今緊在兩寸主上半身有痺痛之
患，擬稱手腕及臂上痛，時愈時作已閱五年之久，且指尖
時苦麻木，昔年尤甚，近今略減。細察此證係在關節而作
痛，乃氣血與風邪相抗拒，非同偏枯者之全不覺痛。其妙
在於痛處不難扶正以屏邪，書稱中指麻木三年內防患中風
以中指屬手心經故也。今幸麻木之處，以食指拇指為甚，
係肺與大腸之氣不調，尚無大害。然風善行而變數，必須
及早治之，然斯時若服風藥以預防中風，是適招風取中，
無異借寇兵而賫盜糧。宜出諸鄭重切勿孟浪以圖一逞。宜

用黃耆五物湯。

黃耆二錢　桂枝尖二錢　生白芍二錢　生薑四錢　大棗
四枚。

● 桂枝龍骨牡蠣湯

余聽鴻云：丹陽貢贊溪在琴開豆腐店始以溫邪，有王
姓醫專以牛蒡、豆豉、柴胡、青蒿等，已服十餘劑。陰液
已盡，陽氣欲脫，狂躁咬人，神識昏憒，瘈厥皆至。舌黑
而縮，牙緊不開，病已陰絕，陽亡，余即進以復脈法，去
薑、桂，加雞蛋黃大劑灌之，不料明晨反目瞪、口張、面
青、肉僵、脈沉而汗出如珠、四肢厥冷。余曰：陰回戰
汗，陽不能支，欲脫矣。不必診脈，先炊爐燃炭。急以桂
枝龍骨牡蠣救逆法大劑。

高麗參三錢　白芍三錢　甘草一錢　龍骨四錢　牡蠣一
兩　淮小麥一兩　紅棗三錢　茯神二錢

上方煎之先灌，以粥湯含不能咽，即將藥煎沸灌之。
稍能咽，緩盡劑，不料至晡，汗收而遍體灼熱，狂躁，昏
厥，舌黑，津枯。

余曰：陽回則陰液又不能支矣，仍進復脈，去薑桂
法。生地一兩，阿膠三錢，麥冬五錢，白芍三錢，炙草一
錢，麻仁四錢，雞蛋黃二枚，服後，至明晨依然汗冷，肢
厥，脈伏，目瞪口張，不言語。

余曰：陰回則陽氣又欲脫矣。仍服前方桂枝救逆湯至
晡，依然舌黑短縮，脈數灼熱，仍用復脈，去薑桂法如是
者三日，證勢方定。此證陰脫救陰，陽脫救陽，服藥早

溫，暮涼，若護陰和陽並用，亦屬難救。故不得不分治也。後服甘涼養胃二十餘劑而癒。

陳修園云：脈芤動微緊，夜夢遺精，兩目昏眩，小腹常苦強急，此虛勞證也。仿《金匱》法，用桂枝龍骨牡蠣湯治之。

桂枝二錢　芍藥三錢　甘草一錢　大棗五枚　龍骨三錢牡蠣四錢　生薑三片　水煎服

許珊林云：山陰沈某年四十許，偶一煩勞，則癇病即發，神不自主，譫言妄語，不省人事。或語鬼神，其狀非一。診之兩寸尺空大，無倫，兩關弦緊，舌中心陷有裂紋。余謂病屬虛證，神不守舍，神虛則驚，非有鬼祟，神氣浮越故妄見妄言。隨與桂枝龍牡湯加龍眼肉膏囑其守服三十劑，而病已不復發矣。按此證與前陳姓案乃一虛一實之對證，總須審證的確，指下分明，庶所投輒效。病症萬端，治不執一，要不外乎虛實寒熱四字。桂枝龍牡湯有施轉乾坤之妙用，非熟讀《金匱》者不知也。

張聿青云：有夢而遺，漸至咳嗽，往來寒熱，汗出方解。脈細數少力，此由氣血並虧，陰陽不護，恐損而不復，用仲聖二加桂枝湯龍牡湯以觀動靜如何。

桂枝　牡蠣炒　地骨皮　白芍　白薇　煅龍骨　遠志茯神　淮小麥　南棗

佐景按：陸自量先生作桂枝龍骨牡蠣之治驗篇云：某君，有四歲女，患小便頻數，日夜無度。然無其他症狀。夜必遺尿數次，彼母深惡之。遂求治於余，以療此惡疾，余深思之，竊念遺尿之病，世多此疾，而無此方。在小兒

則為司空見慣，在大人亦為祕密暗疾，故世少特效方。此亦破題兒之治證也。俄頃，悟得《金匱》桂枝加龍骨牡蠣湯為治男女失精夢交之良方。曾有人施治於膀胱咳症。且以此湯療久年遺尿，每得特效，雖未親歷，實驗所載，諒不我欺。乃處以整個桂枝加龍骨牡蠣湯（桂枝、芍藥各二錢，生薑三片、紅棗四枚、龍骨五錢、牡蠣五錢），令試服之，竟二劑遺尿已癒。溲數亦少於服藥時。其母佯為棗子湯與之。故該孩頗為歡迎。蓋係純屬甘味，絕無苦心之藥，雖有生薑之辛，盡為甘味所掩，服後亦無反射影響。故該孩屢索棗子湯不已也。

又一婦人遺尿，亦用此方醫治，效果甚佳。

季雲治陳志美女性年十歲，小便頻數，用上方，數劑痊癒。

● 附子理中合桂枝龍牡湯

余聽鴻云：同道徐賓之，男，始而寒熱，繼則下痢紅白，三四日後復重不爽。小便少而澀，自服藥數劑不效，邀余治之。舌面白，舌心舌邊俱剝而紅燥。脈來滯而不揚。進以胃苓湯，意理氣而泄濕熱，一劑溲澀後重俱爽，紅積止而見薄糞。猝然遍體汗出如珠，自寅至酉，躁煩汗多，額與指尖均冷，撮空囈語喜怒之狀不一。或以為祟。

余曰：此乃陽脫之症，躁而不煩，是陽氣虛竭。即以附子理中合桂枝加龍骨牡蠣法，急守中陽，以固表陽。人參三錢、于朮四錢、附子一錢、白芍一錢，桂枝二錢、龍骨三錢、牡蠣一兩，炙草一錢、乾薑一錢，紅棗五枚，服

之入夜仍循衣摸床，囈語汗出，明日原方再加重三成，加五味子五分，一服後，汗收神清，陽回痢止。飲食漸進。停服六七日後，服乩方黃芩三錢、白芍三錢，服兩劑仍煩躁不休，冷汗淋漓，大便水瀉，遍體如冰。再服扶陽固表已無救矣。

噫！生死雖曰天命，豈非人事，醫究有理可評。黃芩苦寒，白芍泄脾，既自為醫，反服乩方其死宜哉。

● 附子理中合建中湯

余聽鴻云：太倉沙頭鎮陳厚卿，為人儉樸篤實，足不出戶，身體肥胖。是年秋，覺神疲肢倦，胃納漸減。平日可食飯三碗。逐然減至碗許。延醫治之，進以胃苓湯、平胃散、香砂枳朮之類後，邀支塘邵聿修先生以為胸痺，進薤白瓜蔞等不效後，又延直塘任雨人先生，進以參芩白朮等亦無效。四十餘日未得更衣，二十餘日未食。脈見歇止，雨人曰：病久脈見結代，五日內當危。

● 小建中湯

吳鞠通云：誤下之陷症，噦而喘，昨連與《金匱》橘皮竹茹湯一面補中，一面宣邪。茲已邪潰諸惡候，如失脈亦漸平，但其入宗氣受傷不淺。議與小建中湯加橘皮、半夏、小小建立中氣，調和營衛，兼宣胃陽，令能進食安眠。

焦白芍　桂枝　生薑　新會皮　半夏　大棗　炙甘草膠飴

張畹香治向橋朱述患痢多日，服痢藥多日不效。予診時聽腹中有響聲。詢響聲幾時起，述初起即有。予曰：痢無響聲，若一響痢即癒。此非痢也，其家以糞有五色詰予，為非。予曰：響者風也。凡腸風下血，木乘脾皆響，此痛在臍上下，痛響即瀉，症名風木乘脾也。以仲景建中湯白芍五錢為君，當歸、桂枝、甘草、烏藥、木瓜、烏梅輔之，二劑痛瀉乃差，三劑乃癒。

《金匱》載：治一香山人心痛，問之則服藥已一月矣。向左臥則右痛，向右臥則左痛，仰臥則痛在前。傴臥則痛在背，坐立則痛在上，無一刻少安。余曰中虛，與以小建中湯，重用飴糖，炙甘草，四劑而安。

● 黃耆建中湯

張路玉治顏氏女，虛羸，寒熱，腹痛，裡急，自汗喘嗽者三月餘。屢更醫不癒，忽然吐血數口，脈之氣口虛澀不調，左皆弦微，而尺微尤甚。令與黃耆建中加當歸、細辛，或曰虛澀失血。曷不用滋陰降火，反行辛燥乎。曰不然，虛勞之成，未必皆本虛也。大抵皆由誤藥所致，今病欲成，勞乘其根蒂未固，急以辛溫之藥，提出陽分，庶幾挽回前失。若仍用陰藥則陰愈亢，而血愈逆上矣。從古治勞莫若《金匱》諸法，如虛勞裡急諸不足，用黃耆建中湯，即腹痛悸衄亦不出此。加當歸以和營血，細辛以利肺氣，毋慮辛燥傷血也。遂與數貼，血止。次以桂枝人參湯數服，腹痛寒熱頓除，後用六味丸，以棗仁易萸肉，或時間進保元、異功，當歸補血之類，隨證調理而安。

《續建珠錄》曰：一男子患久咳，嘗吐血，爾後氣力大衰，短氣息迫胸中悸而煩。腹攣急，不能左臥，寐則汗出，下利，日一二行，目上足跗均微腫。咳不止，飲食少減，瘦羸尤甚。即與黃耆建中湯，盜汗止，攣急漸緩，得左臥。不下利，微腫消散，而咳則依然。更兼用解毒散經時多日，諸症全退。

王旭高治某，內則陰虛有火，外則寒邪深襲，失血咳嗽，又兼三瘧，病已數月，瘧來心口痠疼，胸腹空豁難通。經云：陽維為病苦寒熱，陰維為病苦心痛。此陰陽營衛之偏虛也。擬黃耆建中法，和中臟之陰陽而調營衛。復合生脈保肺之陰，復脈保腎之陰，通盤打算，頭頭是道矣。

歸身炭　炙甘草　大生地（砂仁炒）　黃耆　白芍桂枝三分（拌炒）　阿膠　煨生薑　紅棗　青蒿　五味子　沙參　麥冬　鱉甲

柳詒批：正虛而兼有寒邪，故立方如是。

季雲按：此方併合青蒿、鱉甲，以治陰虛有火。

又治某，陽維為病苦寒熱，陰維為病苦心痛。陽維維於陽，陽氣虛弱則腹痛而便溏。陰維維於陰。營陰虛則心痛而舌紅也。脈微形瘦，陰陽並損，損及奇經，當以甘溫。

黃耆　桂枝　當歸　炙甘草　白芍　川貝　陳皮　砂仁　鹿角霜

再診，但寒不熱，便溏脈細，肢體面目俱浮。悉屬陽虛見象。唯舌紅無苔，此屬陰陽之候。但口不乾渴，乃君主之火外露，治當引火歸元。桂枝八味丸加鹿角霜、黨

參、冬朮。

柳詒批：論病貫串，認症真切，至用藥之淺深輕重亦覺步步穩實。

● 黃耆建中湯合二加龍骨湯

丁甘仁云：產後未滿百日，虛寒、虛熱，早輕暮重，已有匝月。納少，便溏，形瘦色萎，且有咳嗽，自汗盜汗。脈濡滑無力，舌苔淡白，此衛虛失於外，護榮虛失於內，守脾弱土不生金，虛陽逼津液而外泄也。蓐勞漸著，恐難完璧。姑擬黃耆建中湯合二加龍骨湯加味。

清炙黃耆　炒白芍　清炙草　川桂枝　牡蠣　花龍骨　米炒於朮　雲茯苓　炒淮山藥　炒川貝　浮小麥　熟附片

丁甘仁云：產後兩月，百脈俱虛，虛寒虛熱，咳嗽痰多，自汗盜汗，脈象虛細，舌淡苔白，前醫疊進養陰潤肺，諸恙不減，反致納少，便泄，陰損及陽，肺傷及脾，經謂下損過胃，上損過脾，皆在難治之例，姑擬黃耆建中湯合二加龍骨湯出入未識能得挽回否。

炙黃耆　清炙草　米炒于朮　炒懷山藥　熟附片　煅牡蠣　煅龍骨　御米殼　廣橘白　浮小麥　紅棗

● 薯蕷丸

王旭高云：病起當年產後，雖經調理而痊，究竟營虛未復，是以至今不育。且經事乖，而且多，亦營虛而氣不固攝之故。自上年九秋，又感寒邪入於肺，為咳嗽痰中帶血，此謂上實下虛，血隨氣逆蔓延旬日，加以內熱漸成勞

損。姑仿仲景法，扶正化邪，以為下虛上實之法。

生地　黨參　炙草　當歸　豆卷　前胡　茯苓　懷山
藥　麥冬　阿膠　川貝　杏仁　桂枝　枇杷葉

進薯蕷丸法補氣血，生津液，徹風邪，咳嗽已減，所
謂上實下虛，病情不謬。

丁甘仁云：吐血後，咳嗽，吐涎沫，形瘦色萎，陰損
及陽，土不生金，脾為生痰之源，肺為貯痰之器，脾虛不
能為胃行其津液，水穀之濕，生痰聚飲漬之於肺，肺失清
肅之權，涎出於脾，脾無攝涎之能，穀氣既不化精微，何
以能生長肌肉。形瘦色萎，職是故也。

經云：一損損於皮毛，皮聚而毛落，三損損於肌肉，
肌肉消瘦，病情參合，肺勞之勢漸著。

書云：損之自上而下者，過於胃，則不可治；自下而
上者，過於脾，則不可治。蓋深知人身之氣血，全賴水穀
之所化，當宜理胃健脾，順氣化痰，取虛則補母之意。
《金匱》薯蕷丸加減。

淮山藥　炙甘草　仙半夏　旋覆花　潞黨參　雲茯苓
炙　蘇子川　貝母野　于朮　薄橘紅　甜杏仁　炙遠志
核桃肉

丁甘仁云：女子以肝為先天，先天本虛，情懷悒鬱，
則五志之陽，化火上薰於肺，以致咳嗆無痰，固非實火可
比。但久鬱必氣結血凅，經候澀少愆期，慮延成乾血勞
怯。亟當培肝腎之陰，以治本，清肺胃氣熱以理標。膩補
之劑，礙其胃氣，非法也。

南沙參　抱茯神　懷山藥　炙遠志　川貝母　瓜蔞皮

海蛤殼　紫丹參　茺蔚子　生石決　合歡花　冬瓜子　甜
光杏仁

● 酸棗仁湯

陳修園云：操勞過度，肝陽上升，致夜不成寐，擬用
酸棗仁湯主之。

酸棗仁五錢　白茯苓二錢　肥知母二錢　炙甘草五分

● 大黃䗪蟲丸

丁甘仁云：恙由抑鬱起見，情志不適，氣阻血瘀，土
受木剋。胃乏生化，無血以下注，衝任經閉一載。納少形
瘦，臨晚寒熱。咳嗽痰沫甚多。脈象左虛弦右濡澀，經所
謂二陽之病，發心脾有不得隱曲女子不月，其傳為風消，
再傳為息賁，若加氣促，則不治矣。姑擬逍遙合歸脾、大
黃䗪蟲丸，複方圖治。

全當歸　大白芍　銀柴胡　炒潞黨　米炒于朮　清炙
草　炙遠志　紫丹參　茺蔚子　川貝母　甜光杏仁　北秫
米　大黃䗪蟲丸

《漢方新解》載方：輿軌本方條曰：喻嘉言曰：此世
俗所稱乾血勞之良方也。余按腹滿二字，為診乾血勞之第
一義。有一婦女年十七八，寒熱尪羸，時時盜汗，食少一
身倦怠。雖稍具勞狀，唯脈不細數，腹滿大甚，余診視之
謂婦曰：此乾血勞也。然大肉末削，元氣未敗，宜亟服大
黃䗪蟲丸。夫惡瀉喜補，一般之用法。余以四物鱉甲湯
（由虎杖、鱉甲、桃仁、大黃四味合成）加芒硝使服，不

及一月獲癒。

中川故氏曰：神仙病（不食病）世未有得其治者，有福田者嘗遇此病，幾經考慮，始瘀血為患。與以大黃䗪蟲丸，果奏奇效。爾後每遇此症必以治之。

用經方大黃䗪蟲丸，治癒乾血癆之鐵證。

陳姓婦二十八歲，體質素健，月經正常，自客春漸覺腹痛而脹，按之有形，寒熱時作，經水不通，食慾日減，形瘦神疲，經醫用木香、香附、桃仁、紅花、當歸、川芎等劑，服之不應，後改西醫療治無效。至今夏六月來余處就診。脈象弦細而澀，舌色淡紅無苔，腹大而有硬塊，痛脹、面色晦暗而黑，知其為乾血癆症也。夫乾血之產生。良由陰虛陽亢，則其氣上合心火，心火盛，故經之瘀血過剩，被火氣所薰灼，則為乾血。治血大法，瘀血不去，則新血不生，況是乾血，與氣化相隔，非尋常之瘀血可比，乾血不去，則新血豈有生機之理耶。遂決用經方所立之大黃䗪蟲丸以治之，每服四錢，日三服，並煎服血府逐瘀湯，間日一次，連服三星期，腹硬塊已見略小，疼脹亦輕，再服一月，硬塊疼脹全除，胃納增加，肌膚潤澤。後又處調經湯，十全大補湯等，調理一月而安。

大黃䗪蟲丸

大黃一錢　黃芩二錢　甘草一錢　桃仁三錢　杏仁三錢　白芍二錢　乾漆一錢　虻蟲一錢　水蛭三錢　䗪蟲二錢　蠐螬二錢　地黃二錢　蜜丸和酒服

血瘀逐瘀湯方

當歸三錢　生地三錢　桃仁三錢　紅花一錢　枳殼一錢

赤芍三錢　柴胡二錢　桔梗二錢　川芎一錢　牛膝二錢　甘草一錢

● 甘草乾薑湯

張畹香治西部嘉餘典內一婦，伏邪誤服大黃，致危。予以葉法多日治癒，身涼能食，或食後傾囊吐出，吐後仍食，間數日又吐，予用仲景炮薑甘草湯一劑即止。炮薑二錢，炙甘草四錢。蓋以大黃之傷其胃也。

● 射干麻黃湯

丁甘仁云：肺脹者，虛滿而喘咳。肺為至高之臟位，主上焦，職司清肅，寒客於肺，肺氣壅塞，清肅之令，不得下行。先哲云：喘咳之為病，在肺為實，在腎為虛。此肺金之實喘也。擬溫肺散寒，射干麻黃湯加減。如寒包熱者，麻杏石甘湯治之。

淨麻黃　嫩射干　光杏仁　生甘草　川貝母　仙半夏薄橘紅　桑白皮　炙款冬　瓜蔞皮　枇杷葉

曹穎甫治馮仕覺，自去年冬始，病咳逆，倚息吐涎沫。自以為痰飲。今診得兩脈浮弦而大，舌苔膩，喘息時胸部作水雞之聲，肺氣不得疏暢當無可疑。昔人以麻黃為定喘要藥，今擬用射干麻黃湯。

射干四錢　麻黃三錢　款冬花三錢　紫菀三錢　北細辛二錢　製半夏三錢　五味子二錢　生薑三片　紅棗十枚　生遠志四錢　桔梗五錢

曹穎甫曰：有張大元者，向患痰飲，初每日夜咯痰達

數升，後咯痰較少。向胸中常覺出氣短促，夜臥則喉中如水雞聲，徹夜不息。當從《金匱》例，投射干麻黃湯尋癒。又有楊姓婦素患痰喘之症，以涼水浣衣即發，發時咽中常如水雞聲。亦用《金匱》射干麻黃湯應手輒效。又當其劇時痰涎上壅，氣機有升無降，則當先服控涎丹數分，以破痰濁，續投射干麻黃湯，此又變通之法也。

薑半夏二錢　五味子一錢　生薑二錢　大棗四枚。

姜佐景按：有友人莊君國坤者，病呃逆患之三日，勉飲滾熱之開水則可止呃。一分鐘許，即呃逆不差。就診於余，細察之，計每分鐘作呃一十三次甚，均停稍入睡，輒因呃而醒，如是合計共三日。夜之呃竟已達五萬六千餘次之多。此寧非驚人之數！余略按其脈視其舌，撫其額即疏一方以與之。合計診斷及疏方之時間，前後不出五分鐘，莊君即電告藥鋪囑遣人來迎方送藥，半小時後，藥已煎就，立飲三杯未復，而宿呃頓止。莊君初疑此為熱飲之功，非藥力之效勿信焉。既而一分鐘，一點鐘後，呃永不發，莊君乃驚為神奇。余曰：何神奇之有哉？此乃古聖人之造澤，余不過借其一二耳。余因檢《金匱》橘皮湯方後，又示之曰：此二味以水七升煮取三升，溫服一升，下咽即癒。並告之曰：古聖人用藥二味，已能下咽即癒，況余今所用者，不止此二味敵。

時有友人沈賢襄君，亦在側睹此，不禁怪曰：我有十餘年之宿恙，君亦能癒之，若是其速乎？曰：何病？曰：老咳嗽也。經診斷即投以射干麻黃湯。次日沈君服此恙減，其後續進二劑，咳即癒。

● 皂莢丸

曹穎甫曰：《要略》曰：「咳逆上氣，時時吐濁，但坐不得眠，皂莢丸主之。」按射干麻黃證，但云咳而上氣，不咳之時其氣未必上衝也。若夫本證之咳逆上氣則喘息而不可止矣。病者必背擁疊被之七層，始能稍稍得睡。倘疊較少，則終夜嗆咳，所吐之痰，黃稠膠黏。

此症予於宣統二年，侍先妣鄭太夫人病親見之。先妣平時喜進厚味，又有煙癖，厚味被火氣薰灼，因變濁痰。大小便不通，予不得已，自製皂莢丸進之。長女煎棗音湯如法，晝夜四服，以其不易下咽也。改丸如綠豆大，每服九丸。次晨大小便通，可以去被安睡矣。

曹穎甫曰：有黃松濤者，其母年七旬許，素有痰飲宿疾。體甚健。忽咳嗽大作，濁痰稠黏，痛牽胸脅，夜不能臥，臥則咳吐脹痛更甚。病發三日乃延余診。其脈弦數，氣急促，大便三日未行，力憊聲嘶，喘不能續。證已篤危。余乃告其家人曰：此屬痰飲重症，勢將脫，若不急救，再延片刻，無能為矣。於是急取控涎丹一錢五分，以開水沖元明粉三錢吞服，不久咳減氣息稍定。至晚大便下作黑色，能安眠達旦，諸恙盡失。

控涎丹係陳無擇根據十棗湯改製的一張方劑，用以備急者也。然考此症乃皂莢丸證，《金匱》所謂咳逆上氣，時時吐濁，但坐不得眠，皂莢丸主之是也。但此症來勢暴厲，病體已不支，恐皂莢丸性緩，尚不足以濟急耳。

曹穎甫曰：曹殿光蕪湖人年五十所，患痰飲宿痰，病

逾十載，求余診治。其證心下堅滿，痛引胸脅，時復喘促，咳則速聲不已，時時吐濁痰，稠凝非常，劇則不得臥。余謂其喘咳屬支飲，與《傷寒論》之心下有水氣痰飲篇，咳逆不得臥症情相類，因投小青龍湯不效，更投以射干麻黃湯合小半夏湯又不效，而咳逆反甚，心殊焦急。更思以十棗湯攻之，而十棗湯又為胸脅懸飲之方，思以葶藶大棗降之，而瀉肺係為肺脹肺癰而設，皆非的對之劑。從投之，徒傷元氣於病何補。因念其時吐濁痰，劇則不得臥，與《金匱》所載皂莢丸證大旨相同，遂以皂莢丸四兩，以赤砂糖代棗和湯與射干麻黃湯間服之。共服八劑咳除喘平，諸恙盡退。

曹穎甫云：余嘗自病痰飲，喘咳吐濁，痛連胸脅。以皂莢大者四枚，炙末盛碗中調赤砂糖間日一服，連服四次，下利日二三次，痰涎與糞俱下，有時痰涎甚多。病癒後，體力大虧，於是知皂莢之攻消甚猛，全賴棗膏調劑也。夫甘遂之破水飲，葶藶之瀉癰脹與皂莢之消濁痰，可稱鼎足而三也。

曹穎甫云：余治張大元喘咳不得臥，亦用控涎丹法下而癒。近數年來，大元染有煙癖，濃痰一夜吐約一玻璃盂。諸痰飲方絕無功用，皂莢灰亦無濟。大約水氣太甚者，既不當用滌除油垢之法，而中有濃痰者，又非溫藥所能治乎。

● 澤漆湯

左季雲治郭振南君咳嗽白痰，脈沉，作水雞聲，法澤

漆湯主之。

半夏一錢　澤漆三錢　紫菀一錢　生薑一錢　白前一錢
甘草二錢　黃芩一錢　潞黨參一錢　桂枝一錢

初服十癒八成，水雞聲減，唯氣喘出汗。

二月二十日

二月二十三日再服一劑，諸症均癒。

● 麥門冬湯

秦笛橋云：左脈沉澀不勻，右脈細數，納穀或噎，營
液虧耗，火逆上氣，仿《金匱》麥門冬湯意。

連心麥冬　炒玉竹　炙黑甘草　原生地　西洋參薑半
夏　酒炒當歸大棗　陳倉米

張聿青云：用《金匱》麥門冬湯，咳嗽稍減，然清晨
依然咳甚。脈細，弦數，蓋寅卯屬木金病而遇木旺之時病
勢勝矣。藥既應手未便更章。

人參鬚（沖）五分　生甘草五分　茯苓三錢　淡芩（炒）
一錢五分　地骨皮二錢　法半夏一錢五分　川貝（炒）一錢五
分　桑白皮二錢　知母（炒）一錢五分　枇杷葉（去毛）四片
肺露（沖）一兩

● 葶藶大棗瀉肺湯

葉天士治朱，風溫不解，邪結在肺，鼻竅乾焦，喘急
腹滿，聲音不出，此屬上痹，急病之險篤者，急宜升其閉
塞。葶藶大棗合葦莖湯。

孫兆治宙道矩病，吐痰頃間，喘咳不已，面色鬱黯，

精神不快，兆乃與仲景葶藶大棗瀉肺湯。一服訖，已覺胸中快利，略無痰唾矣。

薛生白云：病之原因，食柿過多，得寒而起，於茲二十餘年矣。要知柿實稟秋金之氣而成，其與肺金為同氣相求可知。其邪入肺，發為氣哮，久則腎水無本，虛而上泛為痰，所以降氣湯、六君子湯由肺及胃，皆得小效而不除。要莒與即墨不拔，齊地終非燕有。況脈象尚悍，當深入病所為是。擬仲景方法。

甜葶藶　苦葶藶　大棗

《金匱》以肺脈數實為癰，癰者壅也。風熱濕痰壅塞肺中，嘔吐腥痰，間有花血膿血，咳喘不得臥，葶藶大棗瀉肺湯加味治之。

甜葶藶　大棗　苦桔梗　苦杏仁　桑白皮　炙甘草
地骨皮　射干　陳芥汁

● 桔梗湯

肺癰曹穎甫醫案。吳冠明小姐。

初診　夏曆六月三十日。

症狀肺癰已經匝月，咳嗽咯痰腥臭，夜中熱度甚高，內已成膿，當以排泄為主。宜桔梗合千金葦莖二湯主治。

處方：苦桔梗五錢　生甘草三錢　生苡仁一兩　冬瓜仁一兩　桃仁六錢　乳香　沒藥各二錢　鮮蘆根半斤（打汁沖服）

另犀黃醒消丸每服三錢開水送下

佐景按：吳小姐服此一劑咳即減，次早大便即通。向

在醫院大便常閉，醫用肥皂水灌洗，方得糞水，不能自下也。本方連服三日，每早大便均暢，連服四劑。

八月十九日又請二診。

原方去桔梗加葶藶子三錢（炒研），用黑棗去核，包紮入煎。

佐景按：吳小姐於下午三時許服初煎藥，三刻鐘後，忽然劇痛作，大呼姆媽來抱吾，瞬時間氣喘目上視，四肢厥冷汗出，神識不清，隨即昏去。同時有一怪象生，即其右胸患處，約在乳部之上，突隆起如拳大，舉家驚惶不知所措。半小時後，神略清，似醒回，至六時又劇痛昏厥如前，吳君於晚七時回家睹此狀大駭，急請胡先生來診，主動手術，未曾施泊而辭。適夜十二時，病者神思忽然清醒，呼啜熱粥，果能進一甌。胸前隆起者，依然而痛，卻漸定能安睡，直至次早天明方醒。熱漸退，咳漸減。吳夫人曰：使非昨藥之功，安得否極泰來耶。即不畏其峻，清晨八時復予二煎，服後不復瞑眩。夫人告余曰：「冠明自起病以迄服葶藶大棗前，無一夜得安睡，自服此藥後，雖病，無一夜不得安睡。」余為之驚異。

● 越婢加半夏湯

李士材治孫某，久嗽而喘，凡順氣化痰，清金降火之劑，幾予嘗遍，絕不取效。一日喘甚煩躁，李視其目則脹出，鼻則鼓扇，脈則浮而且大。此肺脹無疑矣。遂以越婢加半夏湯投之，一劑而減，再劑而癒。

李曰：今雖癒，未可恃也。當以參朮補之，助養金

氣，使清肅令行。竟因循月許，終不調補，再發而不可救矣。

● 《外台》桔梗白散

《漢方新解》載：一士人久咳，午後微形寒熱，人以為勞瘵。飲食乏味，半日臥床，經數醫不效。迎余至其家，未診時先聞咳嗽聲，知為肺癰。診之脈見浮大而數之象。咳嗽痛引左膈，連及背際，晝夜吐痰甚多，間或帶血。驗其痰有如米粥狀者，此為肺癰膿，乃與肺癰湯（排膿湯去大棗加貝母、栝蔞根、杏仁、芥子而成）。兼用桔梗白散，數十日癒。

《成跡錄》曰：浪華賈人某，卒然咽痛，自申及酉，四肢厥冷，口不能言，眾醫以為必死。因是舉家騷擾，及戌，迎先生請治，脈微欲絕，一身盡冷，呼吸不絕如線。急取桔梗白散二錢，調白湯中灌之，下利五六行，咽痛始減，厥復氣爽。乃與五物桂枝桔梗加大黃湯，桂枝、地黃、黃芩、桔梗、石膏、大黃，須臾大下黑血，咽痛盡除，數日平復。

《古方便覽》本方條曰：一男子冬月發喘急，痰迫咽喉，肩患欲死，即與此方一錢，吐痰涎二三合而癒。

又曰：一婦人病小瘡，敷藥後，忽遍身發腫，小便不利，心胸煩悶，喘鳴迫促，幾瀕於死。余以此方一錢與之，即吐水數升，再飲而大吐下，疾若立安，更用前方五六日而痊癒。

《橋窗書影》曰：周德一夜咽喉閉塞，不得息，手足

微冷，自汗出，煩悶甚，延余診。此急喉痺也，不可忽視。遂與桔梗白散調白湯沖灌之，須臾發吐瀉，氣息方安。又與桔梗湯而獲痊癒。如不知此症，緩治則急斃者曾見數人，故記之以為後鑑。

● 《千金》葦莖湯

薛生白云：短氣失音，喉中時作水雞鳴，右脈如革，面浮色痿，肺胃應之，心下痞硬，補瀉紛更動無一效。甚於水令，劇於春候，進葦莖越婢湯進飲之劑。

石膏　桂枝木　白芍　杏仁　冬瓜子　生米仁

王孟英云：李華甫繼室，陡患霍亂而兼溺血如注。頭痛如劈，自汗息微，勢極危殆。迎孟英診視，脈極弦駃，是肝陽內熾，暑熱外侵，先用犀角、木通、滑石、梔子、竹茹、薏苡、銀花、茅根、菊葉為大劑，和入藕汁進當歸龍薈丸而霍亂即安。唯溺血雖減，而小溲時頭猶大痛，必使人緊抱其頭，重撳其巔，始可略耐。當是風陽僭極，肺胃不清也。以葦莖湯去桃仁，加百合、白薇、元參、竹葉、西瓜翠衣、菊葉、蓮子心為方，和入童溺，仍吞龍薈丸，服旬日而癒。

繼有祝氏婦患溺血五六年，醫皆作淋治。孟英診視，脈弦數，苔黃、口苦、頭痛、溺熱。曰：是溺血也。法宜清肺肝，與久淋當滋補者迥殊。病者極為首肯，蓋其出路自知，而赧於細述，故醫者但知其淋也。

趙海仙云：此症或夾外感時邪，當分別清楚，如時邪重者，仍照時邪著手，服前方表病去，即用《千金》葦莖

湯治之。

冬瓜子　桔梗　雲苓　魚腥草　苡仁　甘草　西瓜子　鬱金　射干　川貝母　枇杷葉　葦莖根　桃仁　杏仁

● 奔豚湯

張仲華云：少腹塊壘上攻及脘，其力猛而痛勢劇。轉瞬之間，腹中鳴響，則塊壘一陣向下即平。證名奔豚者。因其性情蹤跡，行止類似江豚耳。然考其症有之：犯肺之奔豚，屬心火，犯心之奔豚屬腎寒。臍下悸，欲作奔豚者，屬水邪。今係腎水寒邪所發，症屬陽虧所致。擬以真武湯參奔豚意。

茯苓　川芎　小茴　歸尾　附子　白芍　半夏　橘核　李根　白皮

● 桂枝加桂湯

葉天士治朱云：細推病情，不但營氣不振，而清陽亦傷。瀉泄不已。而辛潤宜減，甘溫宜加，從桂枝加桂湯立法。

桂枝　生白芍　炙草　煨薑　南棗　肉桂　人參　茯苓

《吳鞠通醫案》載：脈弦緊，痰多畏寒，衝氣上動，桂枝茯苓甘草湯合桂枝加桂湯，先伐衝氣。

桂枝一兩　雲苓塊（連皮）二兩　全歸三錢　猺桂（去粗皮）五錢　炙甘草五錢　川芎二錢

煮三杯分三次服，服一帖衝氣已止，當服後藥吐頑痰

兩口。

衝氣已止，六脈緊退，而弦未除，可將前虧再服半帖，以後接服，改定方以不畏寒為度。

服前方後背具寒，脈仍弦緊，再服桂枝加桂湯二帖以竣補衛陽，服藥吐黑頑痰二口，病痊癒。

● 栝蔞薤白白酒湯

葉天士云：壯盛年歲，形消色奪，診脈右小促，左小弦動，病起上年秋季，脘中卒痛，有形梗，突病後陡遇驚觸，漸次食減不適，食入不運，停留上脘，腹形脹滿甚則脅亦脹。四肢不暖，暮夜漸溫，大便旬日始通，便後帶血出。清早未食，自按臍上氣海，有瘕形甚小，按之微痛，身動，飲水寂然無蹤。天氣稍冷，爪甲色紫，細推病屬肝脾，氣血不通則為鬱遏，久則陽微痺結，上下不行，有若否卦之義。閱醫藥或消或補，總不見效者，未知通陽之奧耳。

薤白　桂枝　栝蔞仁　生薑　半夏　茯苓

張聿青云：向有肝氣舊恙，秋季肢厥胸悶頭暈，有似發痧，蓋氣道閉塞，陽氣上升，即肝木勃動之先聲也。平復未久，忽復身熱腹痛，右半胸腹尤甚。當臍堅硬跳動，纏綿已久，咳嗽痰多，經日盈碗，今痛勢雖定，而偏右尚覺不舒。所最甚者，中宮窒塞，穀食難容，大便不解，六脈濡軟，沉候俱弦，右關尤甚。寸細尺沉，左尺小澀，此肝木縱橫，挾內伏之痰飲，乘於土位。肝臟居左，而土位居右，木既乘土，所以痛甚於右也。中脘屬胃，胃為戊

土，臍居一身之中，亦土位也。

《金匱》當臍動氣有水邪乾土之例。正與痰飲一層吻合。夫土中之木，木即氣也。氣乃無形之物，飲為有質之邪。事楚事齊，則是有形者急，無形者緩，欲治有形，可攻可下，可燥可刬，但可施之於壯實之軀，斷難施之於尺脈小澀之體。今食喜暖熱，舌苔薄白，而色淡質膩。長沙云：飲家當以溫藥和之。

蓋飲為陰邪，陰霾閉塞，非陽光煦照，安能霧散雲收。況胃為陽土，水穀至此，頃刻即消，吾身之一丹灶也。今氣停於是，濕停於是，然則水穀之海，豈是停氣、停濕、停痰，停飲之所，特溫以照之。其氣既虛，血亦不足，剛燥之品，未免傷陰，擬用長沙栝蔞薤白湯出入，取辛潤滑利，以開胃陽，而辛溫大熱之品，另製為丸，飛渡上焦，免致傷液，藥能應手，尚有可為。特氣弱年高，勝負之數，不能預決耳，尚氣高正。

薤白頭　製半夏　霞天麴　栝蔞仁　廣皮　雲茯苓煅白螺螄殼　生薑汁　上猺桂（研末）

飯包丸，薑湯下，服藥前，先服白酒一杯，藥後再服一杯。

馬培之云：胃痛十六年，遍治無效。得洋煙始止痛。久之亦不應。年復一年，胸痛掣背，喘息抬肩，不能安臥，胸脘膨脹而腑氣旬餘始得一解。診其脈大搏指，舌苔垢白，此即《金匱》胸痺不得臥，胸痛掣背之候。痰垢積留胸中，溢於經脈，循脈而溢於背，腑中為清陽之府，如離照當空，不受纖翳，地氣一上，則真陽蒙遏，膻中之

氣，窒塞不宣，肺胃相灌輸，肺腸相表裡，腸胃又同腑，
胃為濁阻，肺氣不降，金源中涸，便閉濁結，陰翳愈甚，
故痛勢愈張，宜通陽蠲濁法。

半夏　栝蔞　薤白　白酒

● 栝蔞薤白半夏湯

張聿青云：毛某向有肝氣舊恙，秋季肢厥，胸悶，頭
暈有似發痧。蓋氣道閉塞，陽氣上升，即肝本勃勃之先聲
也。平復未久，忽然身熱，腹痛，右半胸腹尤甚。當臍堅
硬跳動，纏綿已久，咳嗽痰多，經日盈碗。今痛勢雖定，
而偏右尚覺不舒。所最甚者，中宮窒塞，穀食難容。大便
不解，六脈濡軟沉候俱弦，右關尤甚。寸細尺沉，左尺小
澀。此肝木縱橫，挾內腹之痰飲，乘於土位。肝臟居左，
而土位居右，木既乘土所以痛甚於右也。中脘屬胃，胃為
戊土，臍居一身之中，亦土位也。

《金匱》當臍動氣有水邪干土之例，正與痰飲一層吻
合。夫中土之木，木即氣也，氣乃無形之物，飲為有質之
邪，事楚事齊，則是有形者急，無形者緩。欲治有形，可
攻可下，可燥可劫，但可施之於壯實之體軀，斷不可施之
於尺脈小澀之體。今喜食暖熱，舌苔薄白而色淡質膩。

長沙云：飲家當以溫藥和之，蓋飲為陰邪，陰霾閉
塞，非陽光煦煦，安能霧散雲收。況胃為陽土，水穀至此
頃刻即消，吾身之一丹灶也，今氣停於是，痰停於是，飲
停於是，然則水穀之海，豈是停氣、停濕、停痰、停飲之
所。特溫以煦之，其氣既虛，血亦不足，剛燥之品未免傷

陰。擬用長沙栝蔞薤白湯出入。取辛潤滑利，以開胃陽，而辛溫大熱之品，另製為丸，飛渡上焦，免致傷液，藥能應手，尚有可為，特氣弱年高勝負之數不能預決耳。管窺所見，尚乞高正。

薤白頭三錢　製半夏二錢　炒霞天麴錢半　瓜蔞仁錢半（薑汁炒研）　廣皮錢半　雲茯苓三錢　煅白螺螄殼二錢　生薑汁兩茶匙

研細末飯包丸薑湯送下，服藥前先服白酒一小杯，沖。

● 枳實薤白桂枝湯

薛生白治某中年脘悶，多噯多咳，此氣鬱不解也。納穀已解，未可破泄耗氣，宜從胸痺例，徹通上焦之陽。

薤白　栝蔞　桂枝　半夏　茯苓　薑汁

《徐潛壘醫案》載：金姓婦年四十餘，初患濕溫，身熱透㾦，醫用寒涼過劑，遂覺胸滯如窒。大便不通，更以丸藥下之。服後便不更衣，胸滿益甚。氣急不得平臥，舉家驚惶，自分必死，已備後事。鄰人某主邀余以決診之，脈滑而大，上湧魚際，胸滿且痛，痛徹背部。余曰此痰濁互結，窒塞胸陽，肋間神經拘急，即《金匱》所謂胸痺症也。投枳實、薤白、全栝蔞、杏仁、橘紅、半夏、茯苓等一劑後，氣平胸舒，大便得解，遂痊。

季雲按：此案係枳實薤白桂枝合橘皮枳實生薑湯、茯苓杏仁甘草湯三方加減而成此方。

一人胸中不舒者，經年不能自名其狀。嘉言投以栝蔞

薤白湯而癒。

● 人參湯

《漢方新解》載：《成跡錄》曰：一男子項背強急或腰痛，飲食停滯，時時胸痛，心下痞鞕，喜唾。先生與人參湯，兼用當歸芍藥散而癒。

著者曰：項背強急或腰痛，為當歸芍藥散症，余皆本方症也。

《續建珠錄》曰：一婦人患胸痛者一二年，發則不能食，食則不下咽，手足微厥，心下痞鞕，按之如石，脈沉結。乃與人參湯服之，數旬諸症漸退，胸痛痊癒。

民國二十二年三月十九日，季雲治鄉人楊華墀，胸間腸鳴，脈象沉遲無力，肋下之病，遇寒即發，食油膩亦發。此中宮脾胃虛弱，故遇寒與油膩均發。唯口苦屬小柴胡症，須分途治之。用仲景新加人參湯加茯苓半夏例湯治之。

桂枝三錢　白朮二錢　潞黨參二錢　炙甘草二錢　乾薑三錢　雲茯苓三錢　製半夏二錢　生薑汁一錢

此湯治胸中虛痰內結，用人參理中，以清理之。良以中氣強則痞氣能散，胸滿能消，脅氣能下。查胸痺，胸中痞氣，氣結在胸，胸悶，脅下逆搶心。是胸痺既痞且滿，而又及於心中，牽及脅下，為留為結，為逆為搶，可謂陰邪橫行無忌也。卒嘔吐，心下痞，膈間有水，頭眩心悸者，小半夏加茯苓湯主之。服初劑甚適，次方夜眠極佳。十年劇症，竟以此方而癒。

● 《外台》炙甘草湯

《漢方新解》載：橘窗書影曰：藤吉次郎之母，年四十餘，傷寒之後，心中動悸甚。時時迫於咽喉，氣不暢，咽喉之外肉臃腫如肉瘤。脈虛數，身體羸瘦，如枯柴。腹大虛軟，飲食不進。

其父延余議方，余曰：除炙甘草湯加桔梗外，無他方可以適用。使連服其方，動悸漸安。肌肉頓生，咽喉壅自然減退。氣息寬暢而得閒步。後更無恙。

● 附子粳米湯

葉天士治徐氏經候適來，肢骸若撤。環口肉蠕動，兩踝臂時常冷。夫衝脈血下，唯脈怯不用，衝隸陽明，厥陰對峙，因驚肝病，木乘土位，以致胃衰。初則氣升至咽，久則懶食脘痞，昔人有治肝不應，當取陽明，陽明不闔，空洞若谷，厥氣上加，勢必嘔脹吞酸。然陽明胃腑，通補為宜，剛藥畏其劫陰，少濟以柔藥，法當如是。

人參二錢　半夏（薑汁）三錢　茯苓三錢　淡附子七分
白粳米五錢　木瓜二錢

胃虛益氣而用人參，非半夏之辛，茯苓之淡，非通劑矣。少用附子以理胃陽，粳米以理胃陰，得通補兩和陰陽之義。木瓜味酸，救胃汁以制肝，兼和半夏，附子之剛愎。此大半夏與附子粳米湯合方。

徐洄溪批云：經來之時，而病狀如此，總是血虛而肝風乘之，宜用血藥。

《漢方新解》載：《漫遊雜記》曰：有一女子四十餘歲，下利腰痛，膝脛有時微腫，脈沉結欲絕，微喘，潮熱，穀食每日一二盞。腹底有癥痕，搖動則不省人事。余曰：此下利由於癥痕，腰間兼有積冷，與附子粳米湯。囑曰：勿犯酒色，忽勞思慮，否則病將復發，非藥之罪也。服五十餘日，病人為夫偶愛侍婢，女子覺之，妒忌忿恚，數日諸症發。遑遽召余，余曰：病因忿恚，忿恚不散，則病難藥，乃遣去侍婢，三日後再與粳米湯，服百餘日復舊。

《橘窗書影》曰：安針街魚鋪桶口長吉，過食魚肉，心腹刺痛欲死，與吐利數次痛稍安，與黃連湯，一夜發大嘔吐，飲食不能入口，苦悶甚，使服甘草粉蜜湯嘔吐漸收，後發寒疝，少腹急痛，雷鳴甚則迫於胸中。自汗出欲絕，先與粳米湯發解，兼用大建中湯，數日後諸症全安。

● 大柴胡湯

王肯堂治余雲衢太史，形氣充壯，飲啖兼人。辛卯夏，六月患熱病，肢體不甚時或揚手擲足，如躁擾之狀，昏憒不知人事，時發一二語，不了了，而非譫語也。脈微細如欲絕。有謂是陰證宜溫者，有謂當下者。時座師陳葵曰：先生與曾植齋馮琢庵二太史，皆取決於王。王謂病見陰脈，法在不治，然素稟如此，又值酷暑外燬，過啖酒醴肉炙，狂熱如焚，不大便七日矣。

以大柴胡湯下之，時用熟大黃二錢，而太醫王雷庵力爭以為太少，不若用大承氣。

　　王曰：如此症脈，量宜峻下，待大柴胡不應，而後用調胃承氣，再不應，後用小承氣以及大承氣未晚也。服藥大便即行，脈已出，手足溫矣。乃謂雷庵曰：設用大承意，寧免噬臍之悔哉。繼以黃連解毒數劑而平。七月初遂與陸先生同典試南京，不復發矣。

　　明年王清告歸里，偶得到河間《直格論》讀之，中有云：蓄熱內甚，脈須急數，以其急熱蓄甚。而脈道不利，致脈沉細欲絕，俗未明造化之理，反謂傳為寒極陰毒者，或始得之陽熱暴甚，而便有此症候者，或有此熱甚者，通宜解毒，如大承氣湯下之。下後熱稍退而未癒者，黃連解毒湯調之。或微熱未除者，涼膈散調之。或失下熱極以致身冷脈微，而昏昏將死者。若急下之，則殘陰暴絕而死，蓋陰氣竭而然也。不下亦死。宜涼膈散或黃連解毒湯。養陰退陽，積漸以宣散，則心胸再暖，脈漸以生。

　　然後撫卷而嘆曰：古人先得我心矣。余太史所患正失下熱極，以致身冷脈微，而昏冒欲絕，下與不下，大下與微下，死生在呼吸間不容髮。嗚呼，可不慎哉。宜表而出之以為世鑑。（見《續名醫類案》）

● 大建中湯

　　葉天士云：味過於酸，肝木乘胃，嘔逆心痛，用大建中法。炒黑山椒　淡乾薑　人參（加味）　茯苓　桂木生白蜜

　　《漢方新解》載：《古方便覽》本方條曰：一男子年七十餘，胸滿而心下痛，發作有時或吐蚘蟲，而不能食，

伏枕者三月餘，余與此方，病即癒。

著者曰：此方既能治胃腸神經痛，又能治蚘蟲，古方之妙可深味也。

又曰：一婦人年三十二，飲食不進，曰，形羸瘦，患腹痛者三月許，諸醫以為血積治之。或用下瘀血藥，病益甚。余診之，臍旁有塊物，如張手展足之狀，而心下及脅肋發為拘攣。重按之，痛不可忍，輕按之則否。乃作此方與之病日消退，卒獲痊癒。

王旭高《環溪醫案》載：腹中痛甚則有塊，平時無形，每每嘔吐酸水，此屬中虛，陽氣不遠。當與大建中湯。

黨參　蜀椒　金桔餅

柳話按：簡明切當，老吏斷獄。

● 大黃附子湯

張仲華云：脾腎之陽素虧，醉飽之日偏多，腹痛拒按，自汗如雨，大便三日未行。舌垢膩，脈沉實，濕痰食滯，團結於內，非下不通，而涉及陽虛之休，又非溫不動。許學士溫下之法，原從仲聖大實痛之例化出，今當宗之。

製附子　肉桂　乾薑　生大黃　枳實　厚朴

● 當歸生薑羊肉湯

王孟英云：趙菊齋仲媳，素患陰虛內熱，時或咯血。去年孟英已為治癒，既而汎事偶愆。孟英診曰：病去而孕

矣。今春娩後患瀉,適孟英赴豫,章之診專科,進以溫熱之方,而咳嗽乃作。更醫改授養營之劑,則滑泄必加。蔓藥乩方備嘗莫效。比孟英歸,菊齋悔悶,仍乞投於孟英,予仲景當歸生薑羊肉湯,每劑吞鴉膽仁二十一粒,以龍眼肉為衣,果兩服而便轉為溏,痛即遞減,再與溫奇經之龜板、鹿霜、歸、芩、杞、菟、甘、芍、烏、鰂,蓯蓉,蒲、桃、藕等藥調理而痊。

葉天士治程產後脈濡,當歸羊肉湯,加茯苓、茴香。

葉天士治欽某,疝瘕少腹痛,當歸、生薑、羊肉、桂枝、小茴、茯苓。

葉天士治朱某疝瘕腹有形,用柔溫辛補,當歸、生薑、羊肉。

● 《外台》走馬湯

許珊林云:一農夫史姓年四十許,偶入城,患乾霍亂,腹痛如絞,不吐不瀉,倒地欲絕。四肢厥冷,而脈伏,與立生二服不效。又急製獨勝散,用熱酒沖服,仍不效。唇面青慘,鼻尖寒冷,痛益劇,其勢甚危。不得已。與《外台》走馬湯,巴豆霜用五分,服下半時許,腹中大鳴,而大便乃下,大穢臭聞。痛乃稍緩,扶至城內親戚家將息,次日竟能緩行歸家矣。

《漢方新解》載:距今六年前,初冬之候,有一廿一歲之農夫,罹腳氣,乞治於余。余與大柴胡湯,復更醫處止瀉劑,其後通身浮腫,二便閉止,不食,呼吸促迫,不得息。病家惶急,再來求診。余往診之,病狀如上所述。

仰臥不能少動，呼吸促迫，咽喉閉塞，語言難出，苦悶煩躁，脈實而速，腹硬如石。即以本方一劑，使之頓服無效。更投一劑，僅見微痢。欲使繼進一劑，時病者謂，口內咽痛，苛辣灼熱，胃部且有堅滿之感，拒藥不服，家族亦贊其舉。余厲聲曉以利害，強之使服，忽暴瀉如傾，氣息安靜，煩躁全止，數日來絕粒之患者，頓時乞食數碗，口內叫快不絕之。

● 旋覆花湯

吳鞠通云：肝鬱脅痛，病名肝著，亦婦科之常症無足怪者。奈醫者不識，見其有寒熱也，誤以為風寒，而用風藥。夫肝主風，同氣相求，以風從風，致風鴟張。肝主筋，致令一身筋脈。肝開竅於目，致令晝夜目不合，不得臥者七八日。肝主疏泄，肝病則有升有降，失其疏泄之職，故不大便，小溲僅通而短赤特甚。醫者又不識，誤以為腸胃之病，而以大黃通之，麻仁潤之。故令不食，不飢，不便，不寐，六脈洪大無倫，身熱，且坐不得臥，時時欲嘔，煩躁欲怒，是兩犯逆也。

《金匱》謂一逆尚引日，再逆促命期。智者而知其難癒也。議宣通絡脈法，肝藏血，絡主血故也。必加苦寒，泄熱，脈沉洪有力，且膽居肝內，肝病膽亦相隨故也。

新絳紗　蘇子　歸橫鬚　桃仁　旋覆花　降香末川楝皮　雲連　廣鬱金

葉天士治黃某，痛而重按少緩，是為絡虛。一則氣逆紊亂，但辛香礙氣忌進，宗仲景肝著之病，用《金匱》旋

覆花湯法。

旋覆花　新絳　青蔥管　桃仁　柏子霜　歸尾

● 麻仁丸

《續名醫類案》載：沈堯封治一婦，熱多寒少，譫語夜甚，經水來三日，病發而止。本家亦知熱入血室，用小柴胡湯數帖，病增。舌色黃燥。沈用生地、丹皮、麥冬等藥不應，藥入則乾嘔。脈象弱而不大，因思弱脈多火，胃液乾燥，所以作嘔，遂用白虎湯加生地、麥冬二劑，熱退神清。唯二十餘日不大便，與麻仁丸三服，得便而安。

丁甘仁云：胃脹者，胃脘痛，鼻聞焦臭，妨於食，大便難。胃為陽土，主司出納。寒邪乘之，胃氣不通，不通則痛。胃既受病，水穀停滯中宮，欲化不化，反變敗濁。故鼻聞焦臭，而妨礙飲食也。穀氣不行，陽不通達，受盛傳達，皆失所司，故大便難，與腑實便閉者不同，擬平胃散合脾約麻仁丸加減。

製蒼朮　製川朴　陳廣皮　細青皮　枳殼　大砂仁川鬱金　全栝蔞　脾約麻仁丸

● 腎著湯

吳渭泉云：金某脈沉遲弱，係傷濕之邪，著於下焦，致便利不渴，腹痛，所以飲食如故。便利不渴者，乃外感之濕邪，兼腎虛也。宜投腎著湯加熟附、澤瀉、杜仲，辛熱以散寒，淡滲以行水，加意受暖，自可漸痊。

張史氏，先患腰胸脅痛，而腰痛已一年有餘。且咳

嗽。西醫曾按花柳病治不效。以伊曾係妓女故也。後延余診，余治用旋覆花、紅花、生甘草、栝蔞殼、新絳、青蔥管、杜仲、破故紙、黑桃肉、杏仁、銀花、土芩、蘇梗、元胡、葛根、當歸、白芍、紫菀、款冬等藥不甚效。再診腰痛如折而重，兩顴發赤，食熱物及水均出汗，口淡甚，舌白潤，白帶黃色。尺脈弱甚。

季雲擬師腎著湯加味治之。方如下；

炙甘草三錢　白朮五錢　泡乾薑三錢　茯苓一錢　附片二錢（先煎）　五味子二錢　紫菀一錢　款冬花三錢　蔥白一錢　枸杞三錢　胡桃肉三錢　磁石五錢　懷山藥三錢

二十年二月十五日

服前方後，兩膀痛癒，眠安咳減，腿痛輕，但腰痛仍甚。食物後，總覺如刀刮疼耳。

季查腎著之病，其人身體重，腰中冷，如坐水中，形如水狀。反不渴，小便自利，飲食如故。病屬下焦，身勞汗出，夜裡冷濕，久久得之。腰以下冷痛，腹重如帶五千錢，甘薑苓朮湯主之。

二診仍照前方腎著湯加味治之。方如下：

炙甘草三錢　白朮五錢　泡乾薑三錢　雲茯苓三錢　附片三錢（先煎）　北五味二錢　紫苑一錢　款冬花三錢　胡桃肉四錢　蔥白二錢　枸杞三錢　懷山藥三錢

二十年二月十八日

服前方二劑臂痛減，腰輕快，咳嗽癒。口不渴，不淡。白帶減半，夜能寐，出汗少，食物不似前者如刀割狀。二十二日，二十四日各服一劑，腰疼癒，白帶減，汗

出少，食知味。二十八日服一劑，顴仍紅。三日、四日及七日賡續服之，計服此方七劑。

三診如下：

炙甘草三錢　白朮五錢　泡薑三錢　雲苓五錢　附片三錢　枸杞三錢　胡桃肉五錢　懷山藥四錢

三月十日

服前方二劑，十五日再診，加桂枝二錢，十七日照服，計共服五劑，咳嗽、腰痛、氣喘、白帶均癒。且食物如常，無刀刮狀。口不渴，佳眠至七八小時之久。癒後但覺腰腿微酸耳。

吳渭泉云：丁某卒然腰痛，坐立不支，脈沉遲細，乃身勞汗出，濕傷腰腎。蓋腰為腎之府，冷濕之邪，著而不移，故腰痛身重也，宜用腎著湯，加杜仲、附子、澤瀉，以燥濕祛寒，淡滲行水。

張聿青治左二珍，體重，腰背作痛，肝腎空虛，所有濕邪復趨其地。用腎著湯出入。

生熟甘草各二分　焦白朮二錢　雲苓一兩　淡乾薑（炒）四分　廣橘紅一錢　獨活一錢　半夏錢半

● 苓桂朮甘湯

吳渭泉云：德氏脈弦而滑，乃肝木乘土，脾濕胃弱則生痰飲。稠者為痰，稀者為飲。痰飲積於厥陰心包，故胸脅支滿。痰飲阻其胸中之陽，水精不能上佈，故氣逆目眩也。宜用桂苓甘朮湯加半夏、陳皮、香附、煨薑，以燥痰水而通陽氣。

《成跡錄》曰：攝南某氏之妻，鬱冒上逆，居恆善驚，聞足音跫。然則驚悸怳惕，故不欲見人，常欲臥深閨中。家因富有，家人鋪毯於地，以避足音。攝養調治無所不至，毫不見效。荏苒數年，常在床褥。於是請先生診之，投以苓桂朮甘湯，數載沉痾，日就痊癒。

著者（指湯本求真氏，下仿此）曰：此病係重症之歇斯底里。《生生堂治驗》曰：一男子患腰痛，大便時每下血合餘，血色鮮明，立即昏眩。先生處桂枝、茯苓、白朮、甘草，加五靈脂湯，服後頓癒。

五靈脂有驅瘀血性。由此推測，此病當治以本方與桂枝茯苓丸合之，斯為正治。

《橘窗書影》曰：下總國小見川西雲寺，臍下有動悸時時迫於心下。眩冒欲倒，頭中如戴大石，上盛下虛，不得健步。歷更數醫，百藥罔效。來都下求治於余，余以苓桂朮甘湯，兼用妙香散與之，數旬後沉痾脫然痊癒。

王九峰治某，左脈弦澀，右來濡滑。按不應指，寒能生濕，濕能生飲。內飲治腎，外飲治脾。腹為太陰，太陰者脾也。臍屬少陰，少陰者腎也。少腹屬厥陰，厥陰者肝也。腎病帶動肝胃胸，氣滿脹滿，揚揚有聲。上焦如霧如霖，中焦如漚，下焦如瀆，清濁混淆，臟病帶動六腑，所服諸方，井井有餘，毋庸他歧。仍請一手調治。

安桂　茯苓　于朮　甘草

俞震東云：予邑有友范君，哮喘已久，向用《金匱》腎氣丸，時效時不效。吳門繆松心先生診之曰：伏飲內踞有年，明是陽衰濁泛，但綿延日久。五旬外，痰中雜以血

點，陰分亦漸損傷，偏剛偏柔，用藥兩難措置，仿金水六君煎意，用熟地炭四錢，當歸炭一錢，茯苓三錢，炙草四分，川貝一錢半，青鹽陳皮一錢，淡菜（漂）三錢，杏仁三錢（去皮尖，炒）。半月後複診。晨用《金匱》腎氣丸以治本，晚服苓桂朮甘加味以治標。生于朮米泔浸，切片曬三兩，粗桂木曬八錢，炒半夏二兩，雲苓三兩，炙草六錢，杏仁霜一兩六錢，鹿脊骨三兩，用麻黃四錢煎湯，炙北細辛三錢，曬水泛丸。此症向來背脊畏寒，甚則哮發，服此方而畏寒除。

● 腎氣丸

余聽鴻云： 常熟西弄少府魏葆欽先生之媳，因喪夫悒鬱，腹大如鼓，腰平背滿臍突，四肢瘦削，臥則不易轉側。余於壬午秋抵琴川，季君梅太史介紹余至魏府診之，面色青而脈弦澀。

余曰：弦屬木強，澀為氣滯，面色青黯，肢瘦，腹大，此乃木乘土位，中陽不運，故腹脹硬而肢不脹也。中虛單腹脹症，雖諸醫束手，症尚可挽，以枳、朴、檳榔等味治木強脾弱中虛之症，如誅罰無罪，豈不憤事。恐正氣難支，急宜理氣疏肝，溫中扶土，抑木，進以香砂六君湯，加乾薑、附子、刺蒺藜、桂枝、白芍、紅棗、檀香等服五六劑，仍然，然終以此方為主，加減出入，加杜仲、益智、陳皮等服四五十劑，腹脹漸鬆，肢肉漸復，服藥百餘劑而癒，再服禹餘糧丸十餘兩，《金匱》腎氣丸三四十兩，腹中堅硬俱消，其病乃痊。今已十五年，其健如昔。

吾師曰：脹病當先分臟脹腑脹，虛脹實脹，有水無水等因。寒涼溫熱，攻補消利，方有把握。若一見脹症，專用枳、朴、楂、麴、五皮等味，無故攻伐，反傷正氣，每致誤事耳。

林羲桐云：王某陰瘧止，面色晦黑，決其後必病脹。不信。予曰，劫痰暫效，邪原未淨，一也。今卯月中旬木火司令，一逢辰土，濕痰內動，脾陽失運，必變中滿，二也。毒品易犯食忌，三也。面黑無澤，腎水侮土，小便不利，四也。

後果如言，視其目窩微腫，如新臥起狀，知其裏水，先用實脾利水之劑，再用《金匱》腎氣丸料，煎湯數十服（季雲按：用腎氣丸料煎湯數十服。以丸煎湯，恐丸不易消化故也），腫脹悉退。藥乍止時，交未月濕土已旺漸脹，小溲不利，又服前丸，兩月痊癒。

薛生白云：陽虛陰亦傷損，瘧轉間日，虛邪漸入陰分最多，延入三日陰瘧，從前頻厥，崇治厥陰肝臟而效，自遺泄至今，陰不自復，鄙見早服《金匱》腎氣丸四五錢，淡鹽水湯送，午前進鎮陽提邪方法，兩路收拾陰陽仍有泄邪功能，使托邪養正，兩無妨礙。

人參　生龍骨　生牡蠣　炒黃蜀漆　川桂枝　淡熟附子　炙草　南棗　生薑

尤在涇云：真陽以腎為宅，以陰為妃，腎虛陰衰，則陽無耦而蕩矣。由是上炎則頭耳口鼻為病，下走則膀胱二陰受傷。自春及秋，屢用滋養清利之劑，欲以養陰，而適以傷陽，不能治下，而反以戕中，《內經》所謂熱病未

已，寒病復起者是也。鄙意擬以腎氣丸直走少陰，據其窟宅而招之，同聲相應，同氣相求之道也。所慮者病深氣極，藥入不能別病，而反為病所用，則有增劇耳。腎氣丸。

又云：秋冬咳嗽，春暖自安，是腎氣收納失司，陽不潛藏，致水液變化痰沫，隨氣射肺擾喉，喘咳不能臥息。入夜更重，清晨稍安。蓋痰飲乃水寒陰濁之邪，夜為陰時，陽不用事，故重也。

仲景云：飲食當以溫藥和之。《金匱》飲門短氣倚息一條，分外飲治脾，內飲治腎，二臟陰陽含蓄，自然潛藏固攝，當以腎氣丸方，減牛膝、肉桂，加骨脂以斂精神，若以他藥發越陽氣，恐有暴厥之慮矣。

腎氣丸減牛膝，肉桂加補骨脂。

往昔壯年，久寓閩粵，南方陽氣易泄，中年以來，內聚痰飲，交冬背冷喘嗽，必吐痰沫，胸脘始爽，年逾六旬，惡寒喜暖，陽分之虛，亦能應爾。不宜搜逐攻劫，當養少陰腎臟，仿前輩水液化痰阻氣，以致咳嗽之例。

腎氣丸減牛膝，肉桂加北五味、沉香。

又云：久咳喘不得臥，顴赤足冷，胸滿上氣，飢不能食，此肺實於上，腎虛於下，脾困於中之候也。然而實不可攻，姑治其虛，中不可燥，姑溫其下，且腎為胃關，火為土母，或有小補未可知也。

《金匱》腎氣丸，旋覆代赭湯送下。

又云：血去過多，氣必上逆，肺被其衝，故作咳嗽，此非肺自病也，觀其衝氣甚則咳甚，衝氣緩則咳緩，可以

知矣。擬攝降法，先治衝氣。

《金匱》腎氣丸去肉桂加牡蠣。

又云：腫脹之病而二便如常，肢冷氣喘，是非行氣逐水之法，所能癒者矣。當用腎氣丸行陽化水，然亦劇病也。

王九峰云：臟寒生滿病，脾虛生氣脹，濕熱不行，腫脹見矣。左邊脹甚，脾胃俱虧。清濁混淆，升清降濁，補陰益氣。開太陰以泄濕邪，諸法服之，皆不應驗。鄙見淺陋，當訪諸高明，晚服《金匱》腎氣丸三錢，早服資生丸三錢，一助坤順，一助乾健。

季雲按：資生丸治脾胃虛弱，濕熱蘊積，食不運化，痞滿便溏。並治婦人妊娠嘔吐，胎滑不固，小兒疰夏，內熱，食少，神倦等症。

黨參　冬朮　米仁各六兩　山藥三兩　山楂三兩　神麴三兩　茯苓三兩　芡實三兩　麥芽三兩　砂仁三兩　蓮子二兩　扁豆二兩　陳皮二兩　藿香一兩　桔梗一兩　炙草一兩　川連二兩　蔻仁六錢　為末，水泛或蜜為丸。

程觀泉云：色白膚嫩，腎氣不充，數日病魔，脾元又困，諸醫理治，病勢日增，請求其本而論治焉。經云：諸濕腫滿，皆屬於脾。曩服五苓、五皮，非無所據。但腎為胃關，關門不利，故聚水而從其類。仲師主用腎氣丸即此意也。若謂童年精氣未泄，補之不宜。然治標理應求本，所謂有者求之，無者求之是已。夫水流濕，水就燥。二陽結謂之消，三陰結謂之水。消者患其有火，水者患其無火。且水病雖出三陰，而其權尤重於腎，腎居水臟而火寓

焉。此火者，真火也。天非此火不能生物，人非此火不能有生，即膀胱津液藏焉，亦必由命門氣化而出。

華元化曰：腎氣壯則水還於腎，腎氣虛則水散於皮，前服腎氣丸頗應。日來飲食不節，病復，再投不效。考諸任編云：此病單用腎氣丸不效，單用補中益氣湯亦不效，須用補中益氣湯，吞《金匱》腎氣丸，僅遵其旨。

吳渭泉云：治肺脾腎俱虛，遍身腫脹，小便不利，痰氣喘急，非此藥不效。其治陳敬齋肢體俱腫，少腹不急，喘滿氣促，醫者用實脾導水之劑，兼旬無效。

余診右寸數大，尺脈虛數。此陰虛勞損，火爍肺金，肺熱則失其下降之令，以致水溢高原，淫於皮膚而為水腫。經曰：三焦者，決瀆之官，水道出焉。上焦不治，水溢高原。中焦不治，水停中脘，下焦不治，水蓄膀胱是也。宜投麥門冬湯，蓋麥冬清肺，開其下降之原，粳米益脾，培乎生金之母，服之頗效，易以《金匱》腎氣湯，隨症加減，三月始癒。

● 甘遂半夏湯

經以水飲內蓄，短氣似喘作喝。四肢關節痛如風痹，為留飲。宜醫話變體甘遂半夏湯主之。（見《向齋醫案》）

製半夏三錢用甘遂同半夏炒黑煎湯，送醫話桃花丸三錢

附錄：椿田醫話桃花丸，統治痰飲，可常服。

桃花（清陽節採不拘紅白，單葉為妙，曬乾）

　　製半夏　製南星　製蒼朮　冬白朮　人參　雲茯苓
陳橘皮　炙甘草　硼砂　大貝母　桔梗　白芥子白殭蠶
煅蛤粉　煅蚌粉　海浮石　海螵蛸　硃砂

　　上十八味各一兩為末，桃花末四兩，共十九味，水疊
丸，每服三錢，開水下。

　　《續名醫類案》載：吳孚先治西商王某。氣體甚厚，
病留飲，得利反快。心下積堅滿，鼻色鮮明。脈沉，此留
飲欲去，不能盡出也。用甘遂、甘草、半夏、白芍，加白
蜜五匙頓服，前症悉瘥。或問甘遂與甘草其性相反，用之
無害而反奏效何也。曰：正取其性之相反，使自相攻擊，
以成疏漏決排之力。西人賦性厚，尤當用之。

● 十棗湯

　　陸養愚治施南石二十九歲，時患下午發熱，直至天明
方解。晡時仍然，夜間之熱尤甚。咳嗽無痰，嗽則痛引胸
脅，熱甚則咳亦甚，嗽甚則痛亦甚。初起延醫，以感冒治
之，服芎蘇散一二帖，喘急殊劇，易以前胡、杏仁、桑
皮、蘇子輩數劑亦不效。後更數醫，俱以陰虛治之，大約
所延之方，不出天麥二冬，知貝二母之類。治療數月，飲
食漸減，肌肉羸瘦。其親友無不認為勞瘵之症。必不可療
矣，最後一醫診得脈弦數，左關尤甚。此肝火之所致也。
因處一方，用柴胡、青皮、黃連、赤芍藥、山梔仁、白芥
子，自謂獨得之妙，未有不中病者。及服數劑，略不見
效，自此苦於服藥，臥以待斃。不親醫藥者，已二月矣。

　　其兄南屏偶謁茅鹿門憲副公，備言其弟不可救之狀。

茅鹿門問曰：不知城中陸養愚曾看否？答曰：獨此位屬卜不吉。未曾接看。鹿門曰：若此君未醫過，未必無效。南屏即著人延予診視，其六脈沉數而滑，右關尺更有力。詢其脅痛，似從右而應乎左，因思仲景云：飲在脅下，咳則引痛，謂之懸飲。今嗽則痛，不嗽則不痛，明是懸飲化熱症，予十棗湯非常用之方，且病人狼狽之極，必不肯服。乃以潤字丸料加入甘遂和丸，不令病家知之。但謂病因痰積不出，所以作熱，熱則嗽，嗽則痛，今以丸藥漸消其痰，發熱之根去，則嗽與痛自減矣。

病人見說不必吃湯藥已喜，因令二分一服，一日二服。每日加一分，加至五分，一服便出稠痰碗許，痰中有一塊半軟半硬，如雞卵大，脅痛如失，是夜熱嗽減十分之六七。又用人參、白朮、歸、芍、茯苓、貝母、甘草為煎劑，與丸藥間服，丸藥仍日減一分，直至便中無痰始止。丸藥用前煎劑，每日一帖，調理月餘，熱嗽不作，肌肉如故。

盧紹庵曰：丹溪朱先生有云：人之生命至重，非積歲月之功，豈可便視人之疾，斯乃為庸醫下針砭也。大都自古及今庸醫比比，明醫難得，茲以施君之病，論之學問之淺深，於斯判矣。施君抱病已久，眾醫雜治不見其減，守病二月，不見其增。

先生診視，即知是懸飲，病久體虛，恐不堪十棗湯之瞑眩，而易以潤字丸加甘遂，且所服不多，又非煎劑，病者甚是喜悅。蓋緣以前醫家並無此等高論，及聆先生元譚洞悉病狀，自然情歡意愜，藥到病除。予生也晚，恨未獲

親炙。先生邇來捧誦遺稿，開豁茅塞，知先生之宗仲景立論，非庸庸者所能見及也。

《南雅堂醫案》載：痰飲之源皆出於水，三焦為決瀆之官，水道出於三焦失職則氣道痞澀聚成。痰飲種種，變症多端，先宜通三焦為正本清源之法，然停積既久，譬如溝渠淤塞，勢必倒流逆上，污濁泛溢無所不至。今幸無內虛諸症，脈象見弦，效甚。胸苦煩悶，是飲邪上干清陽之位，若緩以圖之，勢必滋曼，斯時用猛攻之法直達病所，可不嫌其峻，擬以十棗湯。

芫花二錢（熬透） 甘遂二錢 紅芽大戟二錢 大棗十枚

前藥三味搗末篩水一碗，先煮棗，得半碗去滓，納藥末一錢，且溫兩杯不下者，次日再服，得快利後，可啜粥湯，安養胃氣。

吉益東洞曰：余治一孕婦，留飲掣痛者，與十棗湯數劑，及期而娩，母子無害。古語所謂，有故無殞者，誠然誠然。（見藥徵）

● 大青龍湯

丁甘仁云：寒邪束痰飲內搏，支塞肺絡，清肅之令不行，氣機窒塞不宣，寒熱無汗，咳嗽氣喘，難於平臥，胃有蘊熱，熱鬱而煩躁。脈浮緊而滑數，苔薄膩而黃，宜疏外邪，以宣肺氣化痰飲，而清胃熱。大青龍加減。

蜜炙麻黃 雲苓 橘紅 炙款冬 川桂枝 象貝母 半夏 旋覆花 石膏 杏仁 生甘草

《漢方新解》載：一五十餘歲之婦人患眼疾，來院就

診。其病為角膜潰瘍。底有膿，若將穿孔。羞明流淚。眼球前額顳顬部疼痛劇甚，不得安眠。脈浮有力，稍覺渴，舌微黃，苔乾燥，微咳嗽。余以本方倍半，加車前子為主方，每夜兼用芎黃散，閱二週痊癒。方之奇妙由此可見。

《醫事感問》（吉益東洞氏著）南部侯京屋鋪之留守居役某患腫滿，乞診於余，余診之，喘鳴迫急而煩渴，小便不通，因與大青龍湯用藥，經四十日不見藥效。其時南部之門人在旁問藥方之當否，余曰藥效之遲速不可測。而彼猶有疑色，然除用此藥外，別無中病之方，故仍用大劑與之。又經二十日，以急變來告往視之，則前症益劇，惡寒顫慄，漉漉汗出，舉家惶恐。

余曰：藥不瞑眩，其疾不癒，仍用前劑，終夜大汗出，易衣六七次，翌晨腫滿減半，喘鳴平息，小便快利，更十日而復爾。

著者曰：余亦曾用本方速治劇性腎臟炎。

吳鞠通云：前因風寒夾飲之故，用小青龍法，現在風寒解而飲未除，脈復洪大，仍與大青龍與木防己湯合法兼治飲與痺也。

桂枝六錢　杏仁四錢　防己四錢　半夏六錢　廣皮三錢滑石六錢　雲苓皮六錢　木通三錢　小枳實三錢　生石膏六錢

服八劑

傅松元云：高家衙張某之弟，夏月入河冷浴，身灼熱而煩渴不解，脈浮緊數。余與大青龍湯方，囑備一劑，先飲頭煎，候得汗熱退即止。後服如熱不退，再飲二煎，明

日未刻張某來云，昨劑飲頭煎得汗而仍熱，繼服二煎，又汗，今晨食粥又汗。吾弟因藥既效遂原方再服一劑，不意服後汗出如浴。氣喘不休，自知不聽先生之悞，望憐而救之。余即駛往，見身清汗如浴，喘促，仰息。急書人參鬚、炙黃耆、麻黃根、桑葉炭、五味子，煅牡蠣，大劑投之，日落時即喘平，汗止，又調理二日而癒。

● 小青龍湯

丁甘仁云：診脈浮緊而弦，舌苔乾白而膩，身熱不揚，微有惡寒，咳嗽，氣逆，十四晝夜不能平臥。咽痛淡紅不腫，兩顴赤色。據述病起於奪精之後，寒邪由皮毛而入於肺，乘虛直入少陰之經，逼其水中之火飛越於上。書曰：戴陽重症也。閱前方始而疏解。前胡、薄荷、牛蒡、杏、貝之品，繼則營養，沙參、石斛、毛燕，川貝，不啻隔靴搔癢，揚湯止沸。夫用藥如用兵，匪勢凶猛，非勇悍之將安能應敵也。拙擬小青龍合二加龍骨湯，一以溫解寒邪，一以收攝浮陽，未識能得挽回否，尚希明哲指教。

蜜炙麻黃　川桂枝　大白芍　生甘草　熟附片　牡蠣　花龍骨　五味子（乾薑拌搗）　光杏仁　仙半夏水炙桑皮　遠志

薛生白云：發熱喘急，頭痛引脅，面赤，不溺，二便如常。左脈弦虛，右脈空大，此無形之感，挾有形之痰，表裡合邪互結於胸脅之位也。口不渴者，外邪挾飲上逆不待引水自救也。二便調者病在胸脅猶未擾亂中州也。仲景治法，表不解，心下有水氣，咳而微喘，發熱不渴。小青

龍湯主之。

方用麻、桂，以達表散邪，半夏以滌飲收陰，乾薑、細辛以散結而分邪，甘草以補土而制水，用芍藥、五味之酸收，以馭青龍興雲致雨之力，翻波逐浪以歸江海。斯在表之邪從汗解，在內之邪從內消。

麻黃　桂枝　半夏　乾薑　細辛　甘草　芍藥　五味子

徐玉台云：發熱、惡寒、頭痛、身痛之暴症，人易辨之，唯久鬱肺經，而成喘咳，有似陰虛勞嗽者，不可不辨。郡城西門外，奚藕莊客幕於外，上年道途受熱，曾患喘嗽服自便而癒。今復患喘嗽，投自便而加劇。醫亦概用清肺補肺終不見效。

自疑為陰虛重症，徬徨無措，遂延余診。余為脈象見緊，似數非數，前患暑熱故自便可癒，今患寒邪故反增劇。用小青龍湯而癒。

許珊林云：郭姓年四十許，素有痰飲，每值嚴寒，病必舉發，喘咳不安臥，十餘年來大為所苦。甲申冬，因感寒而病復發，背上覺冷者如掌大，喉間作水雞聲。寸口脈浮而緊，與小青龍湯二劑即安。至春乃灸肺俞、大椎、中脘等穴，以後不復發矣。凡飲邪深伏臟腑之俞，逢寒病發，非用灸法不能除根。惜人多不信致延終身之疾，可慨也。

吳渭泉云：刺史師禹門，發熱，頭疼，乾嘔，咳逆，小便不利，少腹滿，不能臥，按脈浮數大，此傷寒表邪不解，水停心下，則水寒相搏，水氣內潰，所傳不一而然。

當用小青龍湯，去麻黃加茯苓，以外發汗，內行水，則表裡之邪散矣。

張聿青云：某痰喘，勞碌，感寒觸發，呀呷有聲，胸膺先覺不舒而病作。其痰阻，氣墜，已非一日矣。閱苔滿白，脈來沉弦，於法當宗小青龍加減，姑宗仲景之意不拘其方，俾得肺氣宣通，則痰自下降。

麻黃三分（炙）　杜蘇子二錢（鹽水炒）　前胡錢半　白芥子三分（炒黃）　南沙參三錢　生甘草二分　旋覆花一錢（布包）　桂枝二分　煨生薑一片　栝蔞仁二錢（薑汁炒）　白芍錢半（土炒）　橘紅六分（鹽水炒）　枇杷葉兩片（去毛）

葉天士云：遠客路途風寒，外受熱氣內蒸，痰飲日聚於臟之外，脈絡之中，凡遇風冷或曝烈日，或勞碌身體，心事不寧，擾動絡中宿飲，飲泛氣逆咳嗽，氣塞喉底胸膈，不思食物，著枕嗆吐稠痰，氣降自癒。病名哮喘伏飲，治當得宜，除根不速，到老年仍受其累耳。

又云：冬溫陽不潛伏，伏飲上泛。仲景云：脈沉屬飲，面色鮮明為飲，飲家咳甚，當治其飲，不當治咳。緣年高下焦根蒂已虛，因溫暖氣泄不主收藏，飲邪上攏乘肺，肺氣不降，一身之氣交阻，薰灼不休，絡血上湧。經云不得臥，臥則喘甚，痹塞乃肺氣之逆亂也。若以見病圖病，昧於色診候氣，必致由咳變幻，腹腫脹滿，漸不可挽。明眼醫者勿得忽為泛泛可也。茲就管見，略述大意，議開太陽，以使飲濁下趨，仍無礙於冬溫，從仲景小青龍越婢合法。

杏仁　茯苓　苡仁　炒半夏　桂枝本　石膏　白芍

炙草

● 木防己湯

葉天士云：冬月溫暖，真氣未得潛藏，邪乘內虛而伏。因驚蟄節春陽內動，伏氣乃發，初受風寒，已從熱化，兼以夜坐不眠，身中陽氣，亦為滯越。醫者但執風寒濕之邪合而為痺。不曉病隨時變之理。羌、防、葛根，再泄其陽，必致增劇矣，焉望痛緩、議用仲景木防己湯。

木防己　石膏　桂枝　片薑黃　杏仁　桑皮 　（原方去人參，加薑黃、杏仁、桑皮）

《外症醫案彙編》載：汪某濕邪留飲，發紅瘰，胸聚濁痰，消渴未已。用木防己湯。

木防己一錢　石膏三錢　杏仁三錢　苡仁二錢　飛滑石錢半　寒水石錢半　通草煎湯代水

● 澤瀉湯

《漢方新解》載：《成跡錄》曰：一婦人鬱冒眩甚，起臥不安，無餘症，不治者三年餘，先生與澤瀉湯，旬餘痊癒。

曹穎甫治管右，住南陽橋花場，咳吐沫，業經多年，時眩冒，冒則嘔吐，大便燥，小溲少。咳則胸滿，此為支飲，宜澤瀉湯。

澤瀉一兩三錢　生白朮六錢

姜佐景按：本案病者管婦年三十餘，其夫在上海大場蒔花為業。婦素有痰飲，病自少已然。每屆冬令必發，劇

時頭眩不能平臥。師與本湯，婦服之，一劑即覺小溲暢行，而咳嗽大平，續服五劑，其冬竟得安度。明年春天轉寒，病又發，師乃與本湯。澤瀉加至二兩，白朮加至一兩，又加蒼朮以助之，病癒。至其年冬又發，宿疾之難除根，有如是者。

《傷寒》《金匱》小方甚多，吾師亦常用之。佐景因筆墨不閒，未暇一一詳舉，神而明之，存乎其人。

● 小半夏湯

葉天士治某：陽不交陰，夜臥寐躁，小半夏湯。

又治陝西四十七，痰飲乃飲濁所化，以漸有形，阻礙陽氣，不得入陰。陽穴空，夜不能寐，《靈樞》用半夏秫米湯，謂通陰交陽，痰飲不聚也。天王補心丹，一派寒涼陰藥，轉為濁陰交通矣。護陽為要著。仲景云：凡痰飲當以溫藥和之。小半夏湯加秫米。（見《醫案存真》）

● 五苓散

吳渭泉云：汪某患嘔吐，溏瀉，身熱，頭痛，胸腹脹滿，便秘，煩渴，脈浮滑數，乃暑濕傷脾胃，口不清，濕涼不調，故陰陽擾亂，濕熱邪甚於而然。宜服五苓散，以利濕，瀉熱，則諸症自除。

又云：余某脈沉細，關節疼痛而煩，小便不利，此中傷濕氣，著於經絡而成濕痺。當用五苓散，以利小便，其濕自除。凡治濕之法，古人云：宜理脾，清熱，利小便為上。故曰：治濕不利小便非其治也。

● 《外台》茯苓湯

張聿青云：經云飲入於胃，游溢精氣，上輸於脾，脾氣散津，上歸於肺，通調水道，下輸膀胱，水精四布，五經並行，此於後天生化之機，宛然如繪者也。脈象濡細而右部軟滑，其平時伏有痰飲，發必致喘。投《金匱》苓桂朮甘湯，屢如桴鼓，是內飲治脾之主方，自必投之輒效。特辛溫之品，久恐傷陰，則必有和平中正之方，為先事預防之計，竊為精神氣血，所以奉生，其次則津與液焉，何為津，濁中之清而上升者也。何為液，清中之濁而下降者也。然津不自生，得氣化而口鼻濡潤，液不自降，得氣化而水道宣通。氣化者，足太陰脾氣，手太陰肺氣也。體半則中虛，中虛則氣弱，氣弱則脾土少鼓旋之力，肺金乏清虛之權，於是而向之流布為津為液者，遂凝滯而釀濕為痰，隱匿於中，乘機而發，雖喘咳不過偶作，未必為目前之累，實足為後日之憂也。

調理之策，唯有補脾降胃，鼓動氣機，使氣得流化，則不治痰而痰默消，不理濕而濕胥化，經旨之上輸於脾而歸於肺者，即此意也。茲從《外台》茯苓湯，六君資生等參合丸劑，當否正之。

野山高麗參　白蔻仁　鹽水炒棗仁　鹽水炙黃耆製半夏　鹽水炒菟絲子　遠志肉（生甘草煎汁收入）　木豬苓炒范志麯　枳實　藿香　甜杏仁霜　杜仲　澤瀉　廣皮　廣木香　浙茯苓　土炒野于朮

前藥為末，用生薑焦穀芽煎濃湯，泛丸如小桐子大，

上午半飢時用橘紅湯送下。張聿青云：李某脾虛則生濕，氣弱則生痰，然中氣空虛，何至膽陽上逆而為眩暈。脈滑重取濡軟，良以脾虛胃實，脾虛則液滯為痰，胃實則膽逆為暈，擬《外台》茯苓法出入。

人參鬚一兩（另研和入）　廣陳皮一兩五錢　苦杏仁霜三兩　白殭蠶一兩　海蛤粉二兩（水飛）　炒野于朮二兩　煨天麻一兩五錢　雲茯苓五兩　焦枳實一兩二錢　白蒺藜二兩（炒去刺）　豬苓一兩　製半夏三兩　建澤瀉一兩五錢　薑汁炒鮮竹二青一兩

前藥研為細末，用生薑五兩，煎湯泛丸，如小桐子大，每晨服三錢，下午服一錢，橘紅湯送下。

葉天士治汪，頭額悶脹，痰多作眩，《外台》茯苓飲加羚羊角、桂枝、竹瀝，薑汁泛丸。

《建珠錄》曰：大炊相公之臣，田大夫（中略）其甲州君，年已九十餘，生平不信醫藥，以為無益。至是大讚先生之術，謂其家人曰：余若有病，唯東洞是賴。後數年患傷寒，心胸煩熱，譫言妄語，小便不利，不進者凡六日，家人乃召先生視之。心胸煩滿，四肢微腫，乃作茯苓飲，飲之吐水數升而癒。初甲州君自年及六十雖盛夏重衣猶寒，以為老衰之故。自今以後更服綺絺，與少壯時無異。以此觀之，蓋病為之，非老衰也。

《成跡錄》曰：一婦人患胃反，九年於茲，經醫療治未嘗見效。先生診之，心下攣急，吐而不渴，食觸於口，即覺不爽，心胸間有痰飲，即與茯苓飲數日而癒。

葉天士云：高八六脈軟小帶弦，知飢不飲食，晨起吐

痰，是胃陽不足，宜用《外台》茯苓飲。

人參　白朮　茯苓　廣皮　半夏　枳實皮　白蒺藜
地栗粉

◉ 桂苓五味甘草湯

葉天士云：徽州某四十六，此痰飲宿病，勞，怒，遇冷即發，十年之久未能除根。桂苓五味甘草湯。

又云：流春庵三十七眷，上年五個月小產二次，再加冬季服侍病人，產虛在陰，勞傷在陽。此咳嗽吐粒濁氣逆嘔食之由來也。如不明傷損陰中之陽，僅僅消痰清肺一派清涼，必致胃倒敗壞。桂苓五味甘草湯均見《醫案存真》。

又云：運漕四十四冬藏失司，咳吐涎沫，是腎病也。醫見嗽，咸以肺藥治嗽。宜其年餘無效。桂苓五味甘草湯。《醫案存真》

又久嗽失音，脈小痰冷，衝氣入暮為重，此肺虛氣餒，不易驟癒，酒家布飲邪，桂苓甘草湯。

又治董某，患結飲發必喘急，病發用。

桂枝　茯苓　五味　炙草

◉ 苓甘五味薑辛湯

曹穎甫治葉瑞初君，咳延四月，時吐涎沫。脈右三部弦，當降其衝氣。

茯苓三錢　五味子一錢　乾薑錢半　細辛一錢　製半夏
四錢　光杏仁四錢

複診：兩進苓甘五味薑辛半夏杏仁湯，咳已略平，唯涎沫尚多，咳時痰不易出。宜與原方加桔梗。

茯苓三錢　生草一錢　五味子五錢　乾薑一錢　細辛六分　製半夏三錢　光杏仁四錢　桔梗四錢。

姜佐景按：葉君現服務於麗華公司化妝部，昔與史蕙甫君為同事，患咳凡四閱月。問治於史，史固辭之，以習醫未久也。旋葉君咳見痰中帶血，乃懼而就師診，服初診方二劑，病即減輕，服次診方後，竟告霍然。

季雲治沈叔詹患咳嗽日久，痰不易出，用小青龍湯治之，痰出甚易。今觀曹君二診咳時痰不易出，於原方加桔梗四錢，竟告霍然。可見痰不易出，若用二冬、二地，勢不至釀成劇證不止。

● 小半夏加茯苓湯

張聿青云：停飲凝痰，聚於胃中，胃腑之氣，升多降少，五七日輒嘔黏痰涎水，二便不利，脈象沉弦。夫痰之與津，本屬同類，清氣化，則隨氣布而上供。清氣不化，則液滯為痰而中阻，氣之化與不化，悉視脾陽之轉運如何。所以《金匱》有飲家，當以溫藥和之之例也。然剛燥之藥，多服劫陰，攻逐之劑，正虛難任，唯有分其清濁，使清津上升，濁液下降，雖難霍癒，或可減輕耳。

製半夏　雲茯苓　老生薑　來復丹

張聿青云：王左，昔肥今瘦，病發則吐嘔痰水，傾盆而出，嘔至竭盡，往往微嘔而帶出紫血。夫飲食可為肌膚而凝聚痰水，及時而發，其為蓄飲，略見一斑。唯是痰飲

之症，都成於中氣虛微，脾陽不運。夫既陽虛氣弱，何至嘔輒見紅。若謂陽明為多氣多血之鄉，嘔動胃絡，而血從絡溢，亦頃刻間耳。何至隨動隨出之血而輒變紫瘀哉。

先哲有言，人受氣於水穀，水穀之氣流則為津為液，滯則為飲，為痰。蓋流者氣化之流，滯者氣化之滯也。尊體之偉斷非陽虛之比，參諸脈象，左部柔和，右部沉弦而滑，此由肝木之氣失於條達，木鬱則土滯，土滯而水濕不行，漸成蓄飲。嘔則胃逆，胃逆則肝臟鬱勃之氣，挾火衝胃，胃絡之血溢出，以經火爍色即變瘀。此實飲病而兼木鬱者也。

主治之法，《金匱》云：心下有支飲，小半夏湯主之。又云：嘔吐心下痞，膈間有水，悸眩者，小半夏加茯苓湯主之。蓋取半夏散結除濕，茯苓益脾消水，生薑利氣止嘔。今以此方為君，以半夏厚朴湯，分其濁氣下出而為之臣，參入橘皮疏胃。合以上諸藥，即寓二陳之意，而為之佐。氣降即火降，參入沉香，調和中氣，降氣平肝而為之，使二十劑後，則於晚間服本方，清晨服香砂六君子丸三錢，以微顧其本，當否正之。

製半夏二錢　上川朴四分　橘皮一錢　雲茯苓四錢　磨蘇梗三分（沖）　磨沉香二分　生薑汁一茶匙（沖）

心下虛悸，脈細濡，而右關滑，此由痰水聚於胸中，陰濕瀰漫於下，則心陽浮於上，長沙獨得其旨，故《玉函經》中一則曰：心下悸者為有水氣。再則曰：水停心下，則心下悸，近醫每以心營不足目之，未知聖訓耳。

製半夏　炒杏仁　云茯苓　橘皮　薤白頭　栝蔞仁

生薑汁

《漢方新解》載：《叢桂亭醫事小言》（原南陽氏著）曰：一商患腳氣咳嗽甚，一身皆腫，呼吸迫促，有衝心之兆。與越婢加術附無效，改用陷胸湯亦不驗，與甘遂丸不見下利。一日卒然嘔逆，水藥俱不受，氣息急迫不能平臥，陰囊腫脹，片刻難安。以其嘔甚，投以小半夏加茯苓幸能飲受，次日依然，而嘔吐少止。連服三日許，嘔逆止，而食粥，小便清利，故仍依前方，逐日快利應隨消退，呼吸調勻，得以平臥，前方持續至三十餘日獲痊癒。

著者曰：本方不特為鎮嘔的對症方，亦為援本塞源之劑，於此可見。

張聿青云：陶某胃有停飲，不時嘔吐，水為陰類，非陽氣旋運，不能消化，擬半夏茯苓湯苓桂朮甘湯兩方出入。

製半夏三錢　上廣皮一錢　川桂枝四分　公丁香三分
廣藿香三錢　淡乾薑四分　白蔻仁七分（後入）　白茯苓五錢

孫兆治俞伯道：忽患微熱，心下滿，頭痛，汗不能解。眾醫以為溫病用表，有謂食在膈者，治之不癒，召孫至。用半夏茯苓湯，問其故，曰：頭有汗，心下滿，非濕症，乃水結胸也。小便既去，其病乃癒。如濕氣，心下滿，自當遍身有汗。有食，心下滿，豈得有汗，若言是表，身又不惡寒疼痛，表證何在，故凡水結胸，頭必有汗。（出《傷寒口訣》）

季云按：此案論有汗、無汗最精。

河北官錢局經理寧楊籧室，患右頭痛，胸滿，口淡，

腹鳴，不思食，時汗，溲短，心悸，鼻乾而塞，右鼻流清水，左脈沉滑，右脈滑大。延季雲往診，查此症乃水氣凌心，即仲聖所謂心下悸，卒嘔吐症是也。口淡噁心，似近嘔吐，而短氣不足以息，與夫溲短，腹鳴，皆土虛不能勝水，膀胱氣滯不化所致。仿《金匱》法，以方如下：

製半夏三錢　雲茯苓三錢　生薑汁三錢（每次兌服一錢）紫蘇葉三分　川黃連四分　佩芝草三錢　杏仁二錢　橘皮一錢　秦艽一錢　辛夷花二分

服兩劑痊癒，時癸酉八月廿七日。

● 文蛤散

傅松元云：鄰人馮在邦婦，胎前子腫甚大，產後腫益甚，臥床人如大字式，一足在內，一足在外，一被不能覆二足。詢其故，陰門如五升斗、時產後八日。大方脈女科五六輩，老醫皆束手無策，獨周易堂尚未辭絕，然服其方亦不效。而喘促之狀欲絕。

余初學醫，日三四往診，脈形氣色俱無敗症。每思一方，諸醫皆用過，然殊不應。乃考方書至二更後，神倦合目，室中別無人。忽聞云：文蛤散。不知聲從何來，既而解衣就寢。才合目，又聞呼文蛤散。余奇其聲，驚而起。伏思此方出於《金匱》，乃披衣起檢查。

《金匱》云：渴不喜飲，文蛤散主之。唯思此方與水腫不合，更與產後水腫無關。乃熄燈安臥。突聞大聲言端的文蛤散。余遂大醒，再三忖度，忽聞撾門聲甚急，即披衣拖履下樓，至門啟關，馮在邦在焉，則云病勢急危，求

賜一方，望勿卻。余即書文蛤散三錢，淡薑湯調和分三服，頻頻徐進。余不過聊為塞責，不意天才明，在邦報云，已大效矣。余詢其故，在邦云，三更第一服，四更第二服，聞醒即作惡遂欲瀉，扶而上桶，竟大瀉如注，少頃欲起又瀉，至天明已瀉四十下，現在腫已十去七，但第三服腥穢之氣不能近口奈何？余思文蛤是蛤殼耳，何至腥穢如是，乃再往診，腫果退。改用四君子合五五飲，加附、桂、車前等，調治半月而癒。

後至采芝堂藥店，談及文蛤，一李叟（南京人）云：文蛤有二種，一蛤殼之邊有紋者，一五倍子，又名川文蛤是也。余問前夜半向寶號買文蛤散，寶號以何物與之。李叟曰：我親手為其煅研川文蛤三錢付之。余曰：奇矣。余之所書文蛤散是蠔炭也。君所發者誤而殺人，乃誤而救人，君有功矣。為述往事釋其疑，然每以此事告人，及遇藍子藍世叔，子藍云：此令先祖之傳方也。家大父存時，曾患酒臌，服藥無效，至蘇松各處，求諸名醫，亦復無功。回劉後，小溲點滴不通者，已二日。我家伯曰：鴻者暮國手也，與令先祖振聲公為碁友，亦道友，嘗同研治臌之術。鴻伯曰：溲涓涓不通，恐無法矣。令先祖曰：法則有之，恐君未必信，乃疏生脈散一方。云：取何意？曰：凡治臌之方，必向下攻，攻之既極，猶碓粉之不能上泛瘀垢之濁，凝於膀胱下口，欲出而無路可通，且如羽禽無肺者無溺，故溺與肺攸關，肺布葉舉則通調水道，下輸膀胱。今膀胱閉塞，宜舉肺葉而展佈之，必欲用五味子之酸，以酸可收提也。遂試之，果漸通。通後，溺果黑而

濁，棄溺於坑，積垢至半，今五倍子之澀與五味子之酸
同，豈非令祖之妙法乎。雖然酒積之為害如此，可縱飲
耶。

● 滑石白魚散

季雲治張振庭年六十三歲，住北平左安門外關廂廿八
號，患石淋，溲時出砂子紫黃色，沉底不疼。口乾呃逆，
有身惡寒，食不香。左寸關尺三部重按皆沉弱。右寸虛，
關沉遲尺微，肺弱，腎虛，津液不足，衛陽尤虛，溲有砂
子，此石淋為病也。

飛滑石三錢　石首魚頭一錢　炒香稻芽二錢　木香七分
縮砂仁七分　桂枝錢半　杭白芍一錢　雲茯苓三錢　血餘炭
三錢　鮮桑枝四錢　老蘇梗一錢　枇杷葉二錢　旋覆花三錢
（布包）　製半夏二錢　赤小豆三錢　懷山藥三錢　北沙參
六錢

二診服前藥諸病皆減，唯口乾，溲仍渾濁，氣短，六
脈沉弱。前方既效，勿多更張。

飛滑石三錢　魚枕首二錢　血餘炭二錢　懷山藥三錢
赤小豆三錢　黃耆二錢　木香七分　北沙參六錢　炒香稻芽
二錢　老蘇梗一錢　枇杷葉一錢　旋覆花三錢（布包）　潞黨
參二錢　雲茯苓三錢　嫩桑枝四錢　製半夏二錢　代赭石一
錢　縮砂仁七分

三診：服前藥溲清易出，腹不堵塞知餓，唯身寒，心
跳，呃逆，爽快，竟夜安眠。六脈沉滑，方一從前方加
減。

飛滑石二錢　黃花魚枕骨二錢　血餘炭一錢　桂枝五分　白芍七分　當歸一錢　炙甘草一錢　赤小豆三錢　北沙參六錢　嫩桑枝四錢　代赭石二錢　旋覆花三錢（布包）　縮砂仁八分　老蘇梗一錢　雲茯苓三錢　廣木香七分　製半夏二錢　懷山藥三錢　炒香稻芽一錢

● 豬苓湯

林羲桐云：湯氏初秋寒熱吐瀉，或以為感暑，用香薷飲或以為霍亂，用藿香正氣散。其家兩置之診其脈濡而弱，煩熱無汗，自利、嘔渴。余謂濕甚則濡瀉。今濕鬱生熱，熱蒸更為濕，故煩而嘔渴也。宜豬苓湯去阿膠主之。豬苓、茯苓、澤瀉、滑石加半夏、薄荷、荷梗、薏仁、煨薑、燈芯，一服嘔止，泄稀，去滑石、煨薑、半夏，再加麥冬、山梔、車前二劑而安。

《古方便覽》本方條云：一男子患血淋二三年，一日血大出，痛不可忍至二三升。目眩不知人事。余即與北方日漸收功，不見再發。

《東郭醫談》曰：一男子下血，大小便不通，腹滿欲死，醫與四物湯加山梔柏之方，腹滿尚甚，於是與豬苓湯加大黃，小便漸漸通快。

《青州治驗錄》（華岡青州氏著）曰：前年若山某患淋疾，乞診於余，余診之莖中有贅肉，小便淋瀝如絲，疼痛甚劇，於是如圖作道具，自尿道口插入，取其肉則小便如絲疼痛甚劇，於是瀉出如瀧（譯者案：日本謂瀑布曰瀧），後投豬苓湯加大黃不日痊癒。

張聿青云：鮑某胸次稍舒，飲食稍增，然足仍厥逆，咽喉仍痛，還是虛陽上逆，用《金匱》法。

漂淨豬膚六錢　白蜜二錢　生甘草三分　枯梗一錢　炒黃粳米粉二錢　茯苓三錢　滋腎丸三錢藥汁送下

● 越婢湯

張聿青云：周某體半以下腫勢漸消，而體半以上仍腫不退。脈沉細，舌苔黃滑，濕熱溢於皮膚肌肉。用《金匱》越婢湯以發越婢土之濕邪。

生甘草三分　茯苓皮四錢　炙內金一錢　煨石膏二錢大腹皮二錢　生麻黃五分（另煎去沫後下）　陳橘皮一錢　老薑三片

陳修園云：診得脈象見弦，目如脫，動怒，氣逆上衝，喘息不得臥息，兩足逆冷，晚間尤劇。此係肝升太過，肺降失司所致，用長沙越婢一法。

麻黃錢半（先煎去汁）　石膏二錢　生薑八分　甘草五分大棗五枚　水煎服

● 越婢湯加附子

吳渭泉云：韓某一身悉腫，惡風不渴，續自汗出，按脈浮有力，此風水在肌膚之間。經曰：肝腎並浮，為風水，水在皮膚，故脈浮，裡無熱，故不渴。病本於風，故汗出惡風也。當用《金匱》越婢湯加附子，以瀉肺，清胃，發越婢氣通行津液，則風水從毛孔中出矣。

麻黃　石膏　甘草　熟附子加薑棗水煎溫服

張石頑云：一尼肺脹喘鳴，肩息服下氣止嗽藥不應，漸至胸腹脹滿，脈得氣口弦細而澀，此為勞力血上，誤飲冷水，傷肺。肺氣不能收斂所致也。遂與越婢湯減麻黃，加細辛、葶藶、大棗瀉肺氣而安。

● 防己茯苓湯

姚龍光云：王炳南通命理訓蒙秋初病瘧，僅發兩次，用俗傳截瘧法止住。吾曰：邪未退而截住，定有後患。十日後腹脹而痛，身倦怠，飲食減，尚不為意。一月後支持不住，邀余診治。其脈兩寸部滑弱，兩關部弦，兩尺部弦勁搏指而緩。腹中疼，小腹硬如鐵石而冷，小便清利，大便滯，用補中益氣湯。與服兩貼，寸脈稍起，餘仍如故。余思陰邪結於至陰之處，非溫不開，非下不去。

乃用附子三錢、乾薑、小茴香，吳茱萸各一錢，肉桂、當歸各一錢半，川椒鹽炒八分，大黃酒製三錢為一劑，與服一貼，大便暢行一次，腹內稍寬，三帖後，一夜大下二十餘次，色晦，臭惡如魚腸狀，人不能近，彼甚恐。黎明來召，余急往診，其脈六部微弱，而平靜。問：小腹如何？云：小腹已溫暖而軟，痛亦止。余曰：脈平邪退瘧矣。何恐為適，余有西碼之行，彼食松菌湯麵，肢體浮腫，服朱醫補劑，兩日喘滿不安。余回而向予零涕，余曰：無傷也。今服防己黃耆湯二貼，腫消，喘定，日向安好。

張聿青云：邱景林溫助腎陽以生脾土，遺尿得定，而足仍虛腫，胃呆納少，小溲短少，水溢肌膚。原係脾腎兩

虛，不能化水外出。舌白轉黃，口膩而苦，濕中生熱，遂成濕熱壅遏之局，恐變延入腹，擬《金匱》防己茯苓湯法。

炙綿耆錢半　茯苓四錢　漢防己三錢　澤瀉二錢　豬苓二錢　大腹皮（乃檳榔皮）二錢　製蒼朮二錢　宣木瓜錢半　通草一錢　另用生薏仁一兩　炒冬瓜皮一兩（煎湯代水）

《漢藥神效》譯本載：惠美寧固曰：一男子頭並兩手振掉不已，得此已二三年，腹中和飲食如故，余謂是即仲師所謂四肢聶聶之類投以防己茯苓湯而癒。（《先哲醫話》）

頭及兩手振掉，殆即癇之一症狀，即所謂顫振者，大約即今之舞蹈病或震顫麻痺之類。仲師即漢張仲景。聶聶搖貌。防己茯苓湯為防己、黃耆、桂枝各四分半，甘草三分，茯苓九份，煎湯溫服。

《漢方新解》載：《成跡錄》曰：天王寺之伶，林氏之妻病後兩腳微腫，久之一身面目浮腫，小便不利，短氣，微喘，不能自轉側。迎先生求治。乃與木防己加茯苓湯，日盡七貼，數日小便快利，徐徐得癒。

又曰：浪華賈人某，一身面目洪腫，小便不利，肚腹不得臥，其水滴滴溢於皮外，日夜更衣數回。飲食減少，眾醫以為必死，先生以木防己加茯苓湯與之，數日小便快利，遂得痊癒。

又曰：京師田直之進妻，患腳氣水腫，醫治無效，迎先生療之，其人兩腳內廉及口吻麻痺，胸中悸，大小便秘結，心下痞滿，與木防己加茯苓湯兼服消丸，不日腫消麻

痺盡治，自動停服。

先生曰：毒未盡，停服則後必再發。不聽，後果短氣息迫，凶症畢露，如狼狙迎先生懇請不已。復處前方，下咽即吐，更服茯苓飲嘔如已，又與木防己加茯苓湯，兼服乾薑、人參、半夏丸，不日而癒。

又曰浪華之賈年三十有餘，自胸下至臍傍有形如盤者，面目四肢水腫，大便自調，小便不利。時時胸下痛，短氣不得臥，乃作木防己加茯苓湯飲之。短氣益劇，喘咳倚息，煩悸不安，仍與前方間服吳茱萸湯，二方服數十日，小便快利，日三四升，三日餘諸症痊癒。

● 越婢加朮湯

《漢方新解》載：《生生堂治驗》曰：九條掘川之西淺田某氏之子，年弱冠，身體滿腫，延及陰囊，大如毬，陰莖幾沒其中。師診之曰：觀汝之腫，色似嘗有疥癩癮疹之患。曰：然。昔請一醫敷藥頓癒。曰此內攻也，與越婢湯加朮湯兼用龍門丸（與梅肉丸大同小異）每服三十丸，三日一次，數旬頓癒。

著者曰：醫家治皮膚病，以外用藥為事，不知當由內治，致誘發內攻性炎者多矣。可嘆孰。

《吳鞠通醫案》載：甲子三月二十一日，蘭女十四歲，脈數，水氣由面腫至足心，經謂病始於上，而盛於下者，先治其上，後治其下。議腰以上腫當發汗，例越婢加朮湯。

麻黃五錢（去節）　杏仁泥五錢　炙甘草一錢　白朮三錢

石膏六錢　桂枝三錢

水五杯，煮取兩杯，先服一杯，得汗止後不服。

● 枳朮湯

《吳氏醫案》載：丙戌正月十四日，《金匱》謂心下堅，大如盤，水飲所作，枳朮丸主之。茲碓石堅大，而水停不去，病情相合，再脈或洪大，洪大甚則喘發，最宜石膏、杏仁，但石膏不可入丸，方議用橘皮半夏枳朮丸，脈小時用開水下，脈大時暫用石膏湯送下，喘發加杏仁，脈復小，不用石膏。

枳實一斤　茅蒼朮（炒半枯）半斤　廣陳皮六兩　半夏十兩

神麴湯法為丸，梧子大，每服三錢，日三服，夏日間服消暑丸亦可。

● 茵陳蒿湯

吳渭泉云：孔某身目俱黃色，光而潤，脈見沉實，此陽明實熱內攻，故但頭汗出，腹滿口渴，二便不利，瘀熱在裡，則發而為陽黃也。當用茵陳蒿湯。按成無己曰：大熱寒濕下之發黃者，濕熱甚也。

福某身體盡黃，寒熱不食，食即頭眩，心胸不安，脈浮遲澀，由於脾衰胃弱，濕熱在裡，飲食傷脾，穀氣不消而成穀疸也，即服茵陳蒿湯痊癒。

錢某身目俱黃，腹滿口渴，二便不利。按脈沉實有力，係傷寒陽明症，但頭汗出，而身無汗，故瘀熱在裡，

濕熱相搏，鬱而為黃也。當用茵陳蒿湯，分泄前後，則腹得利而黃自退。

茵陳蒿三錢　大黃五錢　梔子三枚　水二鍾煎一鍾服

《漢方新解》載《續建珠錄》曰：一男子胸中煩悶，反覆欲倒，溫溫欲吐，不能食，胸微滿，小便不利，一身微發黃色。與以茵陳蒿湯，兩便快利，諸症頓癒。

《古方便覽》曰：一男子年三十餘，冬月旅行，逗留海邊，恣食魚肉，又侵寒風，歸家未及幾程面目身體浮腫而發黃，色如橘子色。小便亦如藥汁，心胸苦煩，腹滿不飲食。余乃與此方時以紫圓下之。十二三日痊癒。

《生生堂治驗錄》曰：富小路年三十，心中懊憹，水藥入口輒吐。經曰，益甚。先生視之眼中黃色，心下滿。按之則痛，乳下撤動紊動不定（湯本氏曰：是心悸亢進之謂也），先生為言曰：此瘀熱在裡也，蓋不日當發黃色。與以食鹽三匕易湯使仰吞之，大吐冷水，更與茵陳湯。身果發黃色，圊黑糞。仍服前方十有五日而復常。

羅謙甫云：彥正卿，丙寅二月間，因官事勞役，飲食不節，心火乘脾，脾氣虛弱，又以恚怒氣遂傷肝。心下痞滿，四肢睏倦，身體麻木，次傳身目俱黃。微見青色顏黑，心神煩亂。怔忡不安，兀兀欲吐，以生惡味，飲食遲化，時下完穀，小便癃閉，面赤黑，辰巳間發熱，暮則止。至四日尤盛，其子以危急，求余治之。具說其事。診其脈浮而緩。

《金匱要略》云：寸口脈浮為風，緩為痺。痺非中風。四肢苦煩，脾色必黃。瘀熱以行，趺陽緊為傷脾，風

寒相搏。食穀即眩，穀氣不消，胃中苦濁，小便不通，陰被其寒，熱流膀胱，身體盡黃，名曰穀疸。宜以茯苓梔子茵陳湯主之。

茵陳一錢　茯苓五分（去皮）　梔子仁　蒼朮（去皮炒）白朮各三錢　生黃芩六分　黃連（去鬚）　枳實（麩炒）　豬苓（去皮）　澤瀉　陳皮　漢防己各二分　青皮（去白）一分

上㕮咀作一服，用長流水三觴，煎至一觴去滓，食前溫服。一服減半，二服良癒。內經云：熱淫於內，治以鹹寒，佐以苦甘，又濕化於火，熱反勝之。治以苦寒，以苦泄之，以淡滲之。以梔子、茵陳苦寒能瀉濕熱而退其黃，故以為君。難經云：苦主心下滿，以黃連、枳實，苦寒泄心下痞滿。肺主氣，今熱傷氣。故身體麻木，以黃芩苦寒瀉火補氣，故以為臣。二朮苦甘溫，青皮苦辛溫，能除胃中濕熱，泄其壅滯，養其正氣。漢防己苦寒，能去十二經留濕，澤瀉鹹平，茯苓、豬苓甘平，導膀胱中濕熱，利小便而去癃閉也。

● 硝石礬石散

丁甘仁云：經閉三月，膀胱急，少腹滿，身盡黃，額上黑，足下熱，大便色黑，時結時溏。納少神疲，脈象細澀，良由寒克血室，宿瘀不行，積於膀胱，少腹之間也。女勞疸之重症，非易速痊，古方用硝石礬石散，今仿其意而不用其藥。

當歸尾　雲茯苓　藏紅花　帶殼砂仁　京赤芍　桃仁泥　肉桂心　西茵陳　紫丹參　青寧丸　延胡索血餘炭

澤瀉。

　　仲景治黃疸方甚多，有治外感之黃疸者，《傷寒論》治發黃諸方是也。其中治女勞疸硝石礬石散方，為治女勞疸之方。實可為治內傷黃疸之總方。其方硝石（俗名火硝，亦名焰硝）、礬石等分為散。大麥粥汁。和服方寸匕。約重一錢日三服，病大小便去，小便正黃色，大便正黑色是也。

　　是方中礬石，釋者皆白礬當之，不無異議。嘗考《本經》，礬石一名羽涅，《爾雅》又名涅石，《徐氏說文》釋涅字謂黑土在水中，當係染黑之色。礬石既為涅石，亦當為染黑色所需之物，豈非今之皂礬乎。是知皂礬、白礬，古人皆名為礬石。而愚臨症體驗以來，知所以治黃疸，白礬之功效，誠不如皂礬，蓋黃疸之症，中醫謂由脾中蘊蓄濕熱也。

　　皂礬退熱燥濕之力，不讓白礬，故能去脾中濕熱，而其色綠而且青（亦名綠礬）又名青礬，能兼入膽經，藉其酸收之味，以斂膽汁之妄行。且此物化學家原可用磺強水化鐵而成。是知礦中所產之皂礬，亦為多含鐵質，尤可藉金屬之餘氣以鎮肝膽之木也。硝石性寒能解臟腑之實熱。味鹹入血分，又善解血分之熱。且其性善消，遇火則燃，又多含氧氣，人身之血得氧氣則赤，又藉硝之消力以消融血中之渣滓。則血之因膽汁而色變者，不難復於正矣。

　　矧此證大便難者甚多，得硝石以軟堅開結，濕熱可從大便而解也。至用大麥粥送服者，取其補助脾胃之土以勝濕，而其甘平之性，兼能緩硝礬之猛峻，猶白虎湯之用粳

米也。

按原方礬石下注有燒字。蓋以礬石酸味大烈，製為枯礬，則稍和緩。而愚實驗以來，知經用生者，其效更速，臨證者相其體弱強，斟酌適宜可也。

或問硝石、朴硝，性原於近。仲景他方皆用朴硝。何此方獨用硝石。答曰：朴硝味鹹，硝石則鹹而兼辛。辛者金之味也。就此方觀之，礬石既含有鐵質，硝石又具有金味，更善解脾中之濕熱，又善製膽汁之妄行。中西醫學之理，皆包括於一方之中，所以為醫中之聖也。且朴硝降下之力多，硝石消融之力多，膽汁之溢於血中者，佈滿周身，難盡降下，實賴硝石之善消融也。又朴硝為水之精華結聚，其鹹寒之性，似為脾濕者不宜，硝石遇火則燃，其味之鹹，不若朴硝，但兼備辛味，似能散濕氣之鬱結，而不致助脾濕也。

● 豬膏發煎

徐玉台云：吳靜山孝廉令政錢夫人，時邪後遂發黃腫，日嗜茶無度。蘇太諸醫皆用氣血並補久而不癒。延余診之，脈兩手俱洪數之甚。詢得腹中攻痛無常，夜則身熱如烙。此由陰液不充瘀滯乾黏所致。宿血不去則肢體浮腫。新血不生則肌肉消瘦。一切補脾剛藥，未可施於此症。考仲景治黃有豬膏發煎潤燥之法，爰效其義，專用滋腎之品，調養腎肝而癒。

張路玉治一貴婦小產後，寒熱腹痛，亦病陰吹。與山楂炭熬焦黑糖為丸，用伏龍肝煮水澄清，煎獨參湯，送三

錢。一服結糞大下，再進瘀血續行而癒。始悟豬膏髮煎，實為逐瘀而設也。見《古今醫案按》。

● 茵陳五苓散

徐玉台云：前營游擊溫公夏月自浦口來松，途中冒暑到署後，請醫調治，初用清暑利濕不效。改用參、尤、歸、地，轉增脘痛。自後朝暮更醫，愈言誤補留邪治難有效。遂延余診。

余見其身病發黃，總是胃府結聚不行所致，用連理湯，辛開苦降法。授方不服，遂就診於青浦醫家，方用茵陳五苓散等服之亦不效。遂以絕症為辭歸至署中，計無復出始委命以余焉。余仍用前法服參些少，是夜即得安寢。改用理中湯調理半月而癒。

薛立治大司徒李蒲訂南吏部少宰時患黃疸，當用淡滲之劑。公尚無嗣，猶豫不決，曰有是病而用是藥以茵陳五苓散，加芩，連，山梔二帖而癒至辛卯得子。

《醫方口訣集》曰：平野村之一賈，五月間乘梅雨往大阪，自覺身體微熱，四肢倦怠。醫作風濕用藥，則惡食甚。一醫作傷寒治之則發熱。醫治經月症愈甚。至敝寓求治診之脈沉，問賈渴否，曰渴，小便利否，曰不利。而色黃。余曰：《金匱》云：脈沉渴欲飲水，小便不利者，當發汗。又云：黃疸病茵陳五苓散主之。因日晚不及為末，唯作湯藥與之，一帖而食進，五帖而熱退，十帖而病若失，於是調理以善其後。

余聽鴻云：余同窗鄒端生，患黃疸日久，孟河諸前

輩，始從濕熱治之。進以黃柏、茵陳、四苓之類不效。余適有事至孟河，診之脈細，色淡黃而青，舌白口淡，進以薑、附、茵陳，五苓合香燥之品，數劑而癒。此余未習醫之時也。

● 桂枝去芍藥加蜀漆牡蠣龍骨救逆湯

《臨證指南》載：吳某體豐色白，陽氣本虛，夏秋伏暑，挾痰飲為瘧，寒熱夜作，邪已入陰，冷汗頻出，陽氣益傷，今診得脈小無力，舌白，虛寒已著，恐延厥脫之患，議進救逆湯。

桂枝　炙草　煨薑　牡蠣　龍骨　炒蜀漆　人參

方中加人參以陽氣素虛，而蜀漆用炒，生薑用煨，使藥氣較為平和也。

薛生白治陽虛，陰亦傷損。瘧轉間日。虛邪漸入陰分，最多延入三日陰瘧，從前頻厥。岩治厥陰肝臟而效。自遺泄至今，陰不自復。鄙見早服《金匱》腎氣丸，淡鹽湯送，午前進攝陽提邪方法。兩路收拾，陰陽仍有泄邪功能，使托邪養正，兩無妨礙。

川桂枝　炙草　生龍骨　生牡蠣　生薑　大棗　炒黃蜀漆　人參　淡熟附子

● 柏葉湯

張聿青云：張某先自木火刑金吐血，繼而火鬱胸中，胃口刮痛，旋至木剋土而脾虛發脹，甚至吐血頻年，迄無止期。良以脾土極虛，不能統攝，致穀氣所生之血，漸長

漸吐，所以吐血無止時，而亦並未沖溢也。茲以溫助命火，致肝血逆上，血溢盈口，由此而脾土益衰，大便作瀉，六脈細澀，按之無神，苔紅黃糙露底。重地深入，勉擬仲景柏葉湯意合理中理陰兩方以備採擇。

側柏葉三錢　大熟地五錢　生于尤二錢　炮薑炭五分靳艾炭五分　生熟草各三分　熱童便半茶杯（乘熱和藥沖服）

● 黃土湯

吳渭泉云：南某患腸紅先便而後血，余診右關遲弱，乃由足陽明隨經入胃淫溢而下，此遠血也。即以《金匱》黃土湯送烏梅丸為宜。

葉天士治某：獨糞後血未已是為遠血，宗仲景《金匱》例用黃土湯（見《醫案存真》）

生地　附子（泡淡）　清阿膠　灶中黃土（原方去甘草黃芩）　奎白芍　人參　川黃柏　歸身

《漢方斬解》載《續建珠錄》曰：有一婦人兩腿痠痛，自膝見紫色之筋，其婦曰：臍下之悸有時上衝胸間，劇時則精神變亂。云：其時紫色之筋忽然消失，則精神回覆。然復來。先生即使服黃土湯，得湯即下血而疾瘥。

解：著者曰：可見止血劑反變為驅血劑之妙。

《橘窗書影》曰：佐伯侯之醫員知補甫仙之妻傷寒數日不解，一日下血數行或如豚肝，或如漆黑，脫下數塊，四肢厥冷汗出，喘鳴欲絕。余與黃土湯而血止（下略）。

又曰：神田多町菜鋪，三河屋久兵衛之妻，暑疫數日不解。虛羸煩熱，脈微細，手足微冷，不能飲食，僅啜米

飲少許。元氣稍復食少進。一日下黑血過多，舌上乾燥身發熱，精神恍惚，殆瀕危篤。余作黃土湯飲之，一晝夜後，下血止，精神爽然。

● 瀉心湯

葉天士云：因驚而得邪邪遂入肝，故厥後熱神色昏狂，視得面青舌白微嘔渴飲胸次按之而痛，此屬痞結乃在裡之症，宗仲景以瀉心湯為法。

川連　半夏　乾薑　黃芩　人參　枳實

程杏軒治吳曜泉乃媳痙厥變幻證治曰：諸厥屬肝。肝為風木之臟，相火內寄，體陰用陽，肝陰用陽，肝陽上逆，胃當其衝，食不得入，是有火也。古稱寒熱之氣相結於心下而成痞，相阻於心下而成格。

又云：厥陰為病，氣上衝心，心中疼熱，飢不能食。仿半夏瀉心，減去守中之品。

● 吳茱萸湯

林羲桐云：包某呃逆嘔沫，食後為劇，是肝胃病。據述陰瘧癒後，夏秋浴池，兼啖生冷，遂致嘔呃，不時寒凜。肺主皮毛，水寒外襲，感病在經。胃主通納，生冷傷陽。氣隨濁逆，怯寒乃肺衛虛，非在經客邪。

仲景以嘔呃涎沫為肝病，肝病必犯陽明胃腑。先用溫通泄濁，吳茱萸湯加半夏、椒目，嘔逆止。再用旋覆代赭石湯而呃平。

● 半夏瀉心湯

葉天士治胡某不飢不食不便，此屬胃病，乃暑熱傷氣所致。味變酸濁，熱痰聚脘，苦辛自能泄降，非無據也。半夏瀉心湯，去乾薑、甘草，加杏仁、枳實。

又治席某，脈右，舌白渴飲，脘中痞熱，多嘔逆濁痰，曾吐蚘蟲。此伏暑濕皆傷氣分，邪自裡發，濕邪不運，自利，黏痰，議進瀉心法，半夏瀉心湯。

《漢方新解》載：《成跡錄》曰：浪華伏見堀之賈人平野屋某之男，年十八嘗患癇，發則鬱冒默默不言，但能微笑，惡與人應接。故圍屏風，垂蚊帳，避人蒙被而臥。方其時大汗出，渴面引飲飲湯水數十杯。先生診之心下痞硬，腹中雷鳴。及使服半夏瀉心湯，癇發則與五苓散，大渴頓除，小便復常，續半夏瀉心湯，久之癇七八，爾後怠慢不服藥，故不知其終。

又曰：伊州一賈人中鼠毒微腫，微熱，未幾而瘳瘳，後諸症雜出，心氣不定，手足腫，經年不癒，就先生求治，診之，心下痞硬，腹中雷鳴，與以半夏湯另以木鱉子、大黃、甘草三味煎湯，兼用而癒。

● 黃芩加半夏生薑湯

《南雅堂》載：少陽主半表半裡，是以寒熱相雜，今邪已入裡，膽腑受病，膽中相火內寄，下攻於脾，故自下利，上逆於胃，故又兼嘔，法宜調中存陰，並以降逆散邪者佐之。

黃芩二錢　炙甘草二錢　白芍藥二錢　大棗三枚　製半夏二錢　生薑三錢

● 豬苓散

《吳鞠通氏醫案》云：丙戌年正月初一日王三十五歲，渴而小溲後淋濁，此濕家渴也。況舌苔滑黑，議《金匱》渴者與豬苓湯法，但前醫大劑地、萸、五味、麥冬、龜膠等純柔黏膩補陰，封固日久，恐難速癒，戒豬肉戒滑膩。

豬苓六錢　萆薢八錢　澤瀉六錢　晚蠶沙四錢　滑石一兩　雲苓皮六錢　四帖

《吳氏醫案》又云：六月初五日，暑濕行令，脈弦細，胃不開，渴而小便短，口渴者與豬苓湯法。

豬苓五錢　茯苓四錢　薑半夏四錢　澤瀉五錢　滑石六錢　益智仁錢半　廣皮三錢

煮三杯三次服胃開即止。

又云：十二日腰以下腫，當利小便，渴而小便短，議渴者與豬苓湯例。

豬苓八錢　澤瀉八錢　滑石一兩二錢　雲苓皮六錢　半夏四錢

煮三杯分三次服，以渴減腫消為度。

● 四逆湯

李修之云：文學包曰俞食蟹腹痛，發則厥逆逾月不已。來邀診告余遍嘗諸藥，始則平胃、二陳，繼則桂薑、

理中，一無取效，反增脹痛。余曰：諸痛不一投治各殊，感寒痛者，綿綿無間，固熱痛者作止不常，二者判若霄壤。尊恙痛勢有時，脈帶沉數，其為火鬱無疑。雖曰食蟹而得，然寒久成熱，火鬱於中，熱極似寒厥冷於外此始未傳變之道。

先哲垂論昭然可考。奈何執泥虛寒漫投剛劑，是以火濟火，豈不難哉。以四逆散加酒炒黃連一劑而癒。

丁甘仁云：始由發熱惡寒起見，繼則表不熱而裡熱，口乾不欲飲，四肢逆冷，脈沉苔膩，加之嘔惡呃逆大便不實，外邪由太陽而陷於太陰，不得泄越，陽氣被遏，胃陽不宣也。脈沉非表，為邪陷於裡之證，四肢逆冷，經所謂陽氣衰於下則為寒厥是也。傷寒內陷之重症姑擬四逆湯加減通達陽氣和胃降濁。

淡乾薑　丁香　川桂枝　六神麴　炙甘草　柿蒂熟附子　川朴　陳皮　仙半夏　熟穀芽　生薑

張聿青云：倪右和中氣泄少陽，脈象相安，舌苔薄白底質帶紅，痰多，中脘不舒，迷沉欲寐，甚則嘔吐，其痰更覺膠膩。胃為水穀之海，胃受穀氣則化津、化氣，以調和於五臟灑陳於六腑也。西河抱痛則木鬱生火，擾中則脘痞不舒，水穀之氣為火所煉，則不能化津化氣而反凝濁成痰，陽明遂失其通降之常，太陰亦失其清肅之令，所以嗆咳痰多，咽中乾。

《傷寒》六經中唯少陰有欲寐之條，既非腎陽虛而獨陰灑漫胃中，即是腎陰虛而真陰不能上潮於心矣。所以一則主以四逆，一則主以復脈也。姑循序進之。

金石斛四錢　製半夏錢半　茯苓三錢　廣皮一錢　桑葉錢半　丹皮二錢　白蒺藜三錢　枳實二分　鉤鉤三錢　遠志肉五分　炒竹茹錢半　薑汁二匙

● 小柴胡湯

丁甘仁云：濕溫已延月餘，身熱早輕暮劇。有時畏冷背寒，熱盛之時譫語鄭聲。渴喜熱飲，小溲短赤，形瘦骨立，納穀衰微，舌質紅苔薄，黃，脈象虛弦而數，白疹布而不多，色不顯明，良由病久正氣已虛，太少之邪未罷蘊濕留戀膜原，樞機不和，頗慮正不敵邪，致生變遷。書云：過經不解，邪在三陽，今擬小柴胡合桂枝白虎湯加減。本虛標實，固本去標為法。

潞黨參　軟柴胡　生甘草　仙半夏　熟石膏　赤茯苓炙遠志　川桂枝　通草　澤瀉　焦穀芽　佩蘭葉

丁甘仁云：傷寒一候經水適來，邪熱陷入血室，瘀熱交結，其邪外無向表之機，內無下行之勢，發熱惡寒，早輕暮重神糊譫語，如見鬼狀，脅痛胸悶，口苦苔黃，少腹拒按，腑氣不行，脈象弦數，症勢重險，恐再進一步則入陰厥矣。姑擬小柴胡湯加清熱通瘀之品以和解樞機之邪，一以引瘀熱而下行冀其應手為幸。

柴胡　炒黃芩　羚羊角　藏紅花　桃仁泥　青皮絳通草　赤芍　清寧丸　生蒲黃

吳鞠通云：太陽中風，誤與收澀引入少陽，寒熱往來，口苦脈弦，與小柴胡湯和法，其人向有痰飲喘症，加枳實、橘皮去人參。

　　柴胡　薑半夏　生薑　廣皮　小枳實　大棗　炙甘草
黃芩炭

　　張畹香云：會稽明府耿修翁乃第十一月水瀉，痙厥，神呆不省人事，脈沉弦小。舌淨，身不熱，已服過消導多日。余謂此直中太陰未罷而傳厥陰，用理中合人參，吳茱萸湯一劑，水瀉止，痙厥神呆如故。次日再診，脈浮弦小，身熱有微汗。自由厥陰轉出少陽，當用小柴胡領邪外出，兩劑神清痙去，大便暢解，正七日云。

　　張聿青云：翰臣症起七日，先寒後熱，寒則震戰，熱則煩渴，噁心，胸悶、汗出津津而氣味甚穢。脈象弦滑，苔白質膩，病起之際適失精。若論邪勢直入陰經，則喻氏治黃長人房勞後傷寒，論極詳細。

　　此蓋由時感之邪與濕混合阻遏於少陽陽明，名曰濕瘧，所恐少陽之邪併入陽明而轉但熱不寒，或熱而不退，便多變局，以少陽主半表半裡無出無入，而陽明胃絡上通於心也，若有寒有熱，當無大患耳。用小柴胡以和解表裡合達原飲，以達募原之邪，即清商政。

　　淨柴胡五分　草果仁五分炒　花檳榔八分　赤茯苓三錢
橘紅一錢　黃芩（酒炒）錢半　製半夏錢半　炒枳殼一錢　製
川朴一錢　竹茹（薑汁炒）錢半

　　《漢方新解》載：一七歲之女孩生來虛弱，偶罹百日咳，服藥之外，兼施吸入濕布等法，數醫協力各盡其技，但無寸效。邀余往診，余診之，知為腺病性體質而貧血稍著。胸脅膨脹，左直腹筋攣急，臍下有瘀血塊，余據此症狀以小柴胡三分之一，加桔梗，更以當歸芍藥散二分之

一，兩者合力作為主劑，兼用大黃䗪蟲丸一丸，每日一回，三日後，其母來院致謝曰：服藥後當夜即見良效，痙攣性咳嗽之強度及發作次數頓時減少，且得安眠，目下無明顯之苦痛，僅時右一般之咳嗽而已，續服二週貧血痊癒。

一十四歲之女子，於五歲時罹猩紅熱性腎炎，迄於今日醫治殆盡，而貧血不癒。尿蛋白不除，額面及下肢時見微腫。診之胸脅苦滿，左直腹筋攣急，臍下有瘀血塊，乃以小柴胡湯及當歸芍藥散（三倍）合方兼用大黃䗪蟲丸三錢，每日一回。浮腫去而蛋白減少，續服一週，蛋白全形消失，精神遂感爽快，貧血症亦稍癒。

其父母喜出望外，使之長服，終至容光煥發，面目一新，與前日判若兩人矣。

一二十二歲之男子，罹肺結核咳嗽咯痰咯血（為多量之鮮血），發熱（近四十度），盜汗不食，羸瘦者。其父轉易數醫亦無寸效。以病勢增加，乃求治於余，余診之，胸廓扁平細長，胸骨部稍隆起，胸脅苦滿，以指頭微衝心下則呼疼痛。腹筋攣急，強硬如板，按其臍下有抵抗物，比之他部其痛特甚。按兩側腎臟部外側之腰筋著明。攣急加壓則呼疼痛。

余擬此症狀取小柴胡湯小陷胸湯合之增量至一倍半，加桔梗丸，更合歸耆建中湯、當歸四逆湯，兼用黃連解毒丸六錢一日二回，大黃䗪蟲丸五錢。一日一回。次日診之病狀依然，於是減去黃連解毒丸，仍取前方一日三回，每回兼用大黃䗪蟲丸。至次日咯血大減退，僅於咯痰中略帶

赤褐色殘血，體溫下降一度餘。續用前方一日咯血全止，體溫益降，二日後正常。食慾大振，病者喜悅莫可名狀。後除小陷胸湯，余仍持續至三月以上，諸病痊癒。

韓蘊晴姨妹張克定二小姐年廿七歲，民國二十二年八月一日患項強頭暈，目眩，身疼，口苦，胸脅苦滿，食不思，寒多熱少，舌白潤，臥床不起，時時呻吟。季雲診得脈象兩手沉遲，詢之天癸適來。伊姐韓四太太見此情狀異常焦灼。余臨床診畢曰無妨，此太陽兼少陽症也。而天癸適來，須防熱入血室，法小柴胡加生地黃治之。以外邪方熾，又恐生地寒膩，有妨邪氣，囑服頭煎後再入生地錢半，方如下：

葛根（先煎去沫）二錢　杭白芍一錢　川柴胡錢半　淡黃芩二錢　製半夏二錢　炙甘草一錢　潞黨參一錢　生薑一錢　大棗二枚　生地黃錢半

服頭煎後，即能起床，二煎即痊癒。

● 大半夏湯

張聿青云：郭某脈滑而弦，舌心作痛，食入胃中仍覺哽痛，胃陰枯槁，未可泛視。擬《金匱》大半夏湯法。

台參鬚七分（另煎沖）　製半夏三錢　白蜜（同煎與參湯沖和服）二錢

此方服七劑，煎或以滾水燉，緩緩咽下，湯盡再煎二次，煎蜜用一錢五分。

二診脈左大於右，陰傷不復之症，食入哽阻，胃陰尤為枯槁，未可泛視，前擬《金匱》大半夏湯法，當無不合

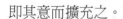

即其意而擴充之。

台參鬚製半夏（與白蜜同煎與參湯和服）　左金丸四分
（煎湯送下）

張聿青云：某口吐涎沫，胃氣虛不能約束津液也。吐
沫而仍口渴。胃陰虛而求救於水也。舌萎苔黃，胃氣不
治，而虛濁反行攢聚也。氣陰益虧，又復夾濁，用藥顧此
失彼，且恐動輒得咎。

唯仲景大半夏湯，取人參以補胃氣，白蜜以和胃陰，
半夏以通胃陽，試進之以覘動靜。

人參一錢　白蜜五錢　半夏三錢

余聽鴻治琴川趙姓女年十九，面色如常，毫無病容，
脈見左弦右弱，余曰：木強土弱，肝木犯胃，剋脾，飲食
作吐否？其父曰：然。即進疏肝扶土降逆之劑。明日又
至，其父曰：昨日所服之藥，傾吐而盡。余即細問其病之
始末，其父曰：已服三百餘劑。刻下只能每日飲人乳一
杯，已有月餘，未得更衣。余乃細問其前服之方皆進退黃
連湯、資液救補湯、旋覆代赭湯、四磨湯、五汁安中飲，
韭汁牛乳飲俱已服過。又云：不但服藥，而以鬱金磨服已
有三斤，沉香磨服亦有四五兩。余曰：今之沉香實即莪朮
之子大破氣血，伽南香雖云理氣，其質是木有氣無味，二
味多服，津液愈虧，胃汁愈枯，臟腑日見乾澀，此乃雜藥
亂投，大大傷津液，而成關格也。

余細細思之，取大半夏湯加淡蓯蓉、懷牛膝、《金
匱》腎氣丸，布包同煎。以取半夏之辛開滑降，甘草人參
生津養胃，生蜜甘潤，甘瀾水取其引藥下行，增肉蓯蓉之

滑潤，腸腑滋膏。牛膝之降下而潛虛陽，再以《金匱》腎
氣丸，溫動真陽，雲黃兩施，藉下焦之陽，而布上焦之
陰。服後仍傾吐而盡。唯《金匱》腎氣丸乾者三四粒亦能
下咽。余曰：得之矣。將原方煎液或置雞鳴壺內，終日燉
溫。頻頻取服。令病人坐於門前，使其心曠神怡，忘卻疾
病之憂，將腎氣丸四錢，乾者每次三四粒，用藥汁少些送
之，一日夜盡劑。

就余複診，余曰：別無他治，仍將蜜作腎氣丸乾咽，
以原方藥汁送之。服之四劑，忽然神氣疲倦，面色轉黃，
一月餘未得更衣，忽下燥糞兩尺，臥床不能起矣。舉家驚
惶，余曰：下關雖通，上關仍閉，飲食仍不得下，幸而乾
者能咽，尚有一線生機，將腎氣丸四錢和入蒸飯四兩搗
丸，將前方去蓯蓉、牛膝，導前法漸吞之。後仍前法，再
加蒸飯四錢，照法吞之，後以飯作丸。用清米飯吞之，一
日能進飯丸四兩，再食以乾飯。上格已開，腑氣亦潤，後
用潤燥養陰之品，調理三月而癒，所以仲聖之法，用是得
當，如鼓應桴。人云仲聖之法，能治傷寒，不能治調理
者，門外漢也。關格皆屬津枯，倘用辛燥以取一時之快，
此乃暗藏利刃，殺人於無形之地耳，余於此症，焦勞兩
月，始能治痊，亦生平一快事也。

王九蜂云：痛嘔不止，飲食不進，大便不行，水不滋
木，火灼陰液兩陽合明之氣未能和洽，故上入下不能出，
中脘氣不舒也。此時唯宜壯水清金兩和肝胃，木欲實金以
平之。肝若急，甘以緩之，水能生木，土能安水，肝和則
胃開納穀，胃開則安寐，便解。此不治痛而痛自止，不通

大便而大便自通之法也。生脈散和《金匱》大半夏湯加甘
麥大棗。

李士材曰：邑宰張孟端夫人憂怒之餘，得食輒噎，膈
中隱隱痛，李白：脈緊且滑，痰在上脘，用二陳加薑汁竹
瀝。曰：半夏燥乎！李曰：濕痰滿中非此不治遂用四劑病
尚不減，改大半夏湯服四貼胸痛乃止，又四貼而噎亦減，
服二十劑而安。此方即參夏蜜。

張聿青云：虞某肝氣挾飲內阻，吐出痰涎甚多，所有
痰涎當從湧出，而胸膈仍然不舒，噫出腐氣。脈象濡弱，
良由屢次挖之使嘔，胃中之氣陰安得不虧，穀氣不能變
化，釀為腐氣，未可漫投消導，用《金匱》大半夏湯以通
補陽明而推拍穀氣，參重以鎮逆，醎以軟痞。

吉林參八分　代赭石四錢　蜜炙乾薑三分　炙甘草五分
製半夏二錢　旋覆花三錢　炒木瓜皮一錢　半橘白一錢
白蜜錢半（入煎）

● 半夏乾薑散

趙海仙治某肝氣逆行反胃，胃氣不克下行，反而上
逆，遂令食入反出，先穀後痰沫，已經五候，擬半夏乾薑
法為治。

半夏　乾薑　蘇梗　鬱金　茯苓　石英　牛嗅草伏龍
肝　長流水煎

● 橘皮湯

《古方便覽》曰：一男子患熱病經十日許，發噦逆一

晝夜不癒，已瀕於死。余與此方卒獲痊癒。

又《漢方新解》載：雲輿槐本方條曰：此症雖曰手足逆（見《金匱要略》），實因氣逆得之，非發於虛寒者，其手足厥以氣逆胸膈而不行於四末故也。其症雖似危殆，用此輕淡之藥行氣即癒。

嘗有一男子暑月患霍亂，雖吐瀉已止，而乾嘔未止，兼發噦手足微厥，脈細欲絕，更醫數人，凡附子理中湯、四逆加人參湯、吳茱萸湯之類，使用殆遍，無一容受。余最後至診之稍有所見即作橘皮湯令煮之，酌取澄清者冷熱得中，細細啜之稍微安靜，終得救治。

著者曰：此症乾嘔及噦為主症，手足微厥，及脈細欲絕為客症，故用治其主證則客證隨癒。若眩或於客症之急劑誤施強心針之注射，非但不能癒病反恐去死不遠，此余所以排斥強心劑之一原因也。

● 橘皮竹茹湯

關渭泉云：治久病虛羸嘔逆不已，其治阿氏嘔逆不已，脈虛弦數乃氣鬱痰凝胃熱上衝肝膽之火助之肺金之氣不得下降也。即投橘皮竹茹湯以清肺和胃肺金清則肝氣亦平矣。

《漢方新解》載《古方便覽》曰：一賈人七十餘歲患呃逆者三十日。乃中勻飲不通，諸醫治之十七八日不癒，東洞先生往診之，咽喉之肉盡脫，而吃吃之風已絕，唯腹中有響聲乃作橘皮竹茹湯一帖重十二錢與之，二劑奏效。

林羲桐云：薛痰火呃逆身熱咳嗽，脈浮數此肺受火灼

膈上痰結，遂失肅清下降之權。治用苦辛降逆，橘皮竹茹湯去參草加山梔、杏仁、前胡、貝母、栝蔞、豆豉、鬱金汁，再劑悉平。

● 桂枝湯

余聽鴻云：常熟大河鎮道士王少堂，六月初偕妻回裡，十四日起寒熱，遍體紅疹滿佈。周姓醫進以辛涼解肌之方，服後病增。至十七日病更劇。其岳母邀余診之，脈極細而微，重按至骨微見數象，神識頗清，遍體乾燥，身無點汗，舌絳無津，而又不渴。言語輕微，躁不能寐。紅斑密佈，無空隙之處。

余思此乃正虛邪陷之陰斑也。余曰：初十晚到家。逐日所作何事，試一一述之。曰：十一至十三做法事，十四日懺事畢結帳後，當夜即熱。余曰：再去問之，初十有房事否？答言有之。初十酷暑坐船數十里外，風襲表暑熱逼蒸，至夜欲後，氣脈皆虛，熱邪即乘虛內伏，加之十一至十三身為法官，終日厚衣汗出不止，汗多則外陽已虛，津液亦涸，腠理空豁，又高叫敕令，中氣亦虛，熱邪易入。故見寒熱，又被寒冷之藥遏其陽氣，故內熱雖甚，無陽氣蒸動，無津液化汗出表。若再服寒涼表陽愈虛，熱陷更深，陰斑無疑矣。用仲景桂枝湯加乾薑、人參，重用甘草後再飲以米湯。

余思汗多則陽弱陰傷，以桂枝湯和其表，以乾薑合桂枝護其中陽，假甘草之多甘合米飲之穀氣甘淡以助其胃津，得乾薑之熱蒸動其胃津以上升，又賴桂枝之力推之出

表，若得汗出，則中陽動而表陽和，內伏之邪亦可由外表而發，待其煩躁狂叫或奔走越垣，方為佳兆。切不可與以涼藥，恐火鬱不能外達也。如服此藥後，仍然不變，則難治矣。服藥後，明午果然神識漸狂，聲高而起坐不安，渴已能飲，病家驚惶，飲以蔗漿一碗，依舊靜臥聲微脈細，至二鼓，余至其家問之曰：今午漸狂聲高，渴飲，不料服蔗汁後依然如故。

余曰：正欲其陰證轉陽，由裡出麥，陽回而煩方為佳兆。又為寒涼所遏，事屬周折，仍從原方加台參鬚服之，明午又見煩躁能飲，以溫水飲之，汗出脈起矣。再進以甘涼之品，生胃陰而泄熱助汗托之外出，汗透而神靜安寐，脈亦轉和緩，能思飲食。余曰：汗後肌潤脈和思食，正能勝邪，病有轉機矣。陽回以養陰為要，進而生脈法加甘涼鹹寒之品，數劑而痊。

吳鞠通云：今年風木司天，現在寒水客氣，故時近初夏，猶有太陽中風之症，按太陽中風，係傷寒門中第一關，最忌誤下。時人不讀晉唐以上之書，故不識症之所由來。仲景謂太陽至五六日，太陽證不罷者，仍從太陽驅去，宜桂枝湯，但其人素有濕熱，不喜甘，又有微咳，議於桂枝湯內去甘藥加辛燥，服如桂枝湯法。

桂枝　半夏　廣皮　白芍　杏仁

張聿青云：王某久咳痰多，數日來中脘結聚有形，食入痞阻，痰喘氣逆，脈象沉弦，舌苔淡白，此帶病感寒，寒濕痰交阻肺胃，大節在邇有喘脫之虞。用《金匱》桂枝加厚朴杏子湯。

川桂枝五分　川朴一錢　海蛤殼一兩　炒蘇子三錢　橘紅一錢　白芥子三分　砂仁四粒　磨沉香四分　白茯苓四錢　枳殼四分　杏仁泥三錢　杭白芍一錢　炙草二分（炒入）

● 小承氣湯

吳渭泉云：柳傷寒至六日，下利不止。煩躁懊憹，治無效。有慮其久瀉滑脫，當用香連丸以固澀之。藥煎湯送下，余察其舌苔黃燥，按其臍則痛，此協熱自利，中有結糞也。即投以小承氣湯，兩劑得燥糞數枚，諸症悉退。

季雲按：認症在舌黃燥，擠臍痛。

● 桃花湯

徐玉台云：華癢生王燨令堂，秋月病熱，初延李謹診視用薄荷，山梔、連翹等俱用薑汁製服。服後發厥，復延一時醫診視，用白虎湯清火，人事雖清，不痢不止。改用補劑，亦無效驗。來寓懇余專治，為用仲景桃花湯而癒。

張壽甫治遼寧何閣臣年三十許、因夏在鄭州駐防，多受潮濕，下痢膿血相雜，屢治不癒。後所下者，漸變紫色，有似爛臭，雜以脂膜，腹中切痛。醫者謂此因腸中腐敗，故所下如此。若不能急為治癒，則腸斷矣。

閣臣聞之懼甚，遂乘車急還遼寧。長途辛苦，至家病益劇，下利無度，而一日止食稀粥少許，時愚應遼寧軍政兩界之聘，在所建立連醫院中施診，閣臣遂來院求為診治。其脈微弱而沉，左三部幾不見。問其心中自覺飲食不能消化，且覺上有浮熱，諸般飲食，皆難下嚥。下利一晝

夜二十餘次。每次痢時，自覺腹中墮而且痛。細審病因，確係寒痢無疑。其所下者如爛臭雜以脂膜者，是其腸中之膜，誠然腐敗隨利而下也。西人謂此症為腸潰瘍，乃赤痢之壞症，最為危險。即愚平素所遇腸潰瘍症，亦恆治以金銀花、旱三七、鴉膽子諸藥，對於此症亦不宜。蓋腸潰瘍症多屬於熱，而此症獨屬於寒，此誠腸潰瘍症之僅見者也。遂俾用生硫黃細末，攙熟麵少許為小小丸，又重用生山藥、熟地黃，龍眼肉，煎濃湯送服。連服十餘劑，共服硫黃二兩半（日服藥一劑，頭煎次煎均各送服生硫黃八分許），其痢始癒。

按此症脈微弱而沉，少陰之脈也，下者如爛臭兼脂膜，較下膿血者為尤甚。使其初下膿血時投以桃花湯，不即隨手可癒乎。乃至病危已至極點，非桃花湯所能勝任，故龍眼肉以代石脂（病人陰虛石脂能固下不能滋陰，山藥能固下兼能滋陰），如此變通，仍不失桃花湯之本義，是以多服十餘劑，亦能奏效也。下利不止，下膿血，又添腹痛，小便不利症，亦桃花湯主之。蓋小便不利因寒者，亦恆有之，故投以桃花湯亦能癒也。

《三家醫案合刻》載：十二經皆有咳，胃病安得不咳，況此二病於臟，而腑亦病，於此而求其痛與瀉。一在於胃之上脘，一在於肺之腑，所以無從蹤跡也。仰屋圖維，必須分兵合剿，乃得擬一法，請諸道長以此而益精之。

江西赤石脂六兩（煅）　炒黑干一兩
二味為末，黃米飲為丸。

人參一錢　炙黑甘草一錢　大棗五枚　飴糖五錢　桂木一錢　酒炒白芍二錢　煨熟生薑一錢

水煎一次去滓送前桃花丸三錢。

● 白頭翁湯

吳東暘云：紹興友楊廷芝六月初求診，病已三日，發熱，惡寒，少汗，頭重，脘悶，咳嗆有痰，大便直瀉，小便短赤，脈象濡濇，右大左小，方用薄荷、柴胡、淡芩、砂仁、杏仁、陳皮、半夏、芩皮、苡仁、滑石、秦皮、黃柏、浮萍，兩劑諸恙悉平。尚有微咳，易方清肺而痊。

大凡脈之右大左小者無不由於少陽相火燻蒸肺胃也。遇痰喘之症，其象必見浮滑，火升不得降也。唯暑邪之症每見濡濇，暑必夾濕也。白頭翁湯一方，春溫之木火犯肺，肺急移熱於大腸而見泄瀉，用無不驗。因春溫木火內蘊，故用川連，今仿此意用薄荷，清其頭面不用白頭翁而用柴胡和解少陽，淡芩救肺，砂仁逐穢，熱邪陷於庚金，用秦柏清之，杏陳治上逆之嗆咳，半夏降胃濁之上泛，暑必夾濕，與春溫之燥火傷液者不同，必用芩皮，苡仁、滑石，清上滲下，加生草和中，引用青萍以泄外閉，外解即內平，治效頗捷。

竊見世之治暑者，見外有寒熱兼見泄瀉以為表裡同病，不易立方，不知苟明其理，效如反掌，何嘗有伏半年之說哉。

吳東暘云：寶邑真如鎮王杏生先生，己卯館於海上，聞余治病多效，特來訪之，一見如故，即訂知交。至庚辰

九月六日令郎有疾邀診，病已數日，服藥罔效。余至見其額痛如劈，汗出如油，身熱如烙，唇燥口渴，目赤鼻乾，不寐，小便赤，大便瀉，瀉時直噴而出。脈象澀數，舌無苔垢。余以為外邪傳於陽明之經症。唯脈之澀，便之泄，秋病必加濕邪。

治法先理外邪為急，用白虎白頭翁湯，兩方合參，增入清三焦而滲濕濁之品。詰且先生至寓云，病已盡退，且進粥食，求調理方。余以為外邪暫退，內蘊暑濁，決難驟解。一劑而解者，唯春病有之。況邪在陽明經進退，其經達於胃腑。粥食早進，邪必復進，邪必復聚，未囑戒食，此乃余之疏忽也，固求方藥不得已，以清解之法應之。

先生歸，其病果復作，唯頭痛少減，余囑前方加柴胡預和少陽，佐以黃芩泄其上火，三劑而外邪解。唯內蘊暑濕未清，餘熱未淨，便泄未止，但泄時不似前之噴溢矣。余改方以輕清宣解之法應變而施。延至旬日病退而尚未能起。群疑病後虛症，擬進補藥。先生不能決。乃延淞南世醫張君診，亦視為伏邪未清，萬不可補。亨閱余方，以為深得治伏邪之法，認路極清，方極穩愜，堅囑迎余一手治癒。余之得奏全功者張君之力也。

吳東暘云：衣莊李慎三兄，庚辰七月請診病，見發熱甚重而不惡寒。自服蘇梗、薑糖而大瀉。脈象沉數有力，右尺獨大。緣是年夏令天無酷熱，汗孔常閉，是以秋病衛鬱其營，而見但熱不寒與春溫之症相似。然熱甚不渴，究屬秋病夾濕與春溫不同。詢其腹不痛而氣墮，肛門瀉時直噴而出。用白頭翁湯增入二陳，佐以滑石、苡仁之類，因

素體有痰濕也。亦一劑而諸恙悉平，明日即請調理。夫白頭翁一方，每利於春溫發熱口渴，木火內焚，火先犯肺，大腸為肺之腑，肺急而移熱大腸。是以見熱瀉之症。

今診秋病，見其但熱而不惡寒，熱邪亦移入大腸，而用之佐以滲濕利竅諸品，究與春病有別，同中實有不同也。余謂習醫者於熟玩成方之時，將方中藥味一一精求其性，再參悟所列症情。

前人因症立方之義，至臨症時深究病情，察脈視色，因症用藥，求其針孔相對，並不知方之所由來症自速癒。若並未至理，但知拘執成方，見此等醫方反以為師心自用未按成法，可慨也已。

徐玉台云：產後感冒時邪，宜溫散，不宜涼解，人人知之。而亦有不宜於溫而宜於涼者，誤用溫則不得不用大寒矣。歸鞠氏侄女冬月初產無恙至六日頭痛身熱，凜凜畏寒。余用梔子淡豆豉湯，夜半熱退。逾日復熱更醫，用產後逐瘀成法，遂加煩躁。

余謂冬溫為病，清之可安。通評虛實論曰：乳子而病熱，脈懸小者，手足溫則生，仍依時邪治之，用白虎湯而癒。凡產後無產症而染他症者，即當以他症治之。而丹溪大補氣血之言卻不可拘。

仲景云：病解能食，七八日更發熱者，此為胃實，大承氣湯主之。夫陽明經中仲景尚再三戒人不可輕下，而產後亡血既多，仍云承氣主之，蓋既為胃實，自有不得不用之理。舉一症而產後之挾實者，可類推也。

仲景云：產後下利虛極，白頭翁加甘草阿膠湯主之。

既曰虛極，仍用白頭翁湯者，上痢中既有渴欲飲水熱而下重之症，則白頭翁湯自有不得不用之理。唯其虛極，故加甘草、河膠以養其正，舉一症而產後之挾虛者可類推也。

張仲華云：暑濕熱病下痢，始係赤白垢膩，晝夜數十餘次，旬日後痢雖減，而純下血矣。傷及肝腎，病情最深，非易治者，姑先清熱存陰，宗厥陰下痢之條，擬白頭翁湯，合黃連阿膠湯意。

白頭翁　秦皮　丹皮　黃連　地榆炭　白芍　荷蒂　炒黃柏　阿膠

● 梔子豉湯

葉天士云：目前議用辛潤下氣以治肺痺，謂上焦不行則下脘不通，古稱痞悶多屬氣分之鬱也。兩番大便，胸次稍舒而未為全爽。此豈有形之滯，乃氣鬱必熱陳腐黏凝膠聚，故脘腹熱氣下注，隱然微痛，法當用仲景梔子豉湯，解其陳腐鬱熱，暮臥另進白金丸一錢，蓋熱必生痰，氣阻痰滯，一湯一丸以有形無形之各異也。

黑山梔　鬱金　香豉　桃仁　杏仁　瓜蔞皮　降香白金丸

● 通脈四逆湯

程觀泉云：方氏婦體本血虛，偶患目疾，眼科認為實火。初用芩、連清之，更用大黃下之，飲藥一盞，頃忽暈去，舌吐唇外，不能縮入。肢厥脈浮，時已薄暮，忽延余診，謂曰：寒下耗真陽，陽氣暴脫，勢屬可畏，速投溫

補，希冀挽回，方疏通脈四逆湯，藥熟不能下咽，令取艾火灸氣海關元數壯，身始動，舌始收。忙灌藥一鍾。移時又厥，乃令再艾，厥回覆進前藥，守至黎明始蘇。續進左歸飲及滋腎生肝諸劑病痊，目亦明矣。

《吳氏醫案》載：顧五十歲，中燥氣嘔少瀉多，四肢厥逆，無脈，目開無語，睛不轉，與通脈四逆湯加人參、川椒、吳茱萸、丁香，一劑而效，三劑脈漸復，與補陽而癒。

● 薏苡附子敗醬散

季雲治張夢櫻小姐患肝著之病，西醫謂慢性闌尾炎病也。何以故，痛在左肋之下，且痛而拒按，右腸骨高處，不時疼痛，但痛而緩耳。脈象左沉遲而弱，右寸虛關芤尺沉。舌白膩，法仲聖薏苡附子敗醬合旋覆花湯治之。

方用：

秦歸鬚二錢　旋覆花（布包）二錢　新絳一錢　薏苡仁三錢　敗醬七分　製附片一錢　青蔥管七莖

服此方諸症遂癒。

● 大黃牡丹湯

《漢方新解》載《建珠錄》曰：京師河原街某兵衛，年八十餘，恆以賣藥出入于先生之家。嘗不來者數日，使人問之，謝曰：頃者病慍鬱，以故居家不出者數日。復問之，發臍上癰，其徑九寸許。正氣乏絕，邪熱如熾。先生憫其貧，困不能藥，乃作大黃牡丹皮湯及伯州散飲之。數日膿盡肉生，钁鑠能行。伯州散即反鼻霜、鼺鼠霜，鹿角

霜各等分。上為末混合用量一回二至四錢，一日二回或三回，以溫酒或溫湯送下。

《成跡錄》曰：浪華辛町之賈人，池田屋之妻，患所謂鼓脹者三年，百藥無效，乃棄置不療者數月，後聞先生有起廢排痼之術，來求診治，其腹脹大而現青筋，不能步，乃使服大黃牡丹皮湯旬餘，小便快通，經一月許，沉痾若失。

著者曰：西醫腹膜炎為難治者，隨腹症而用本方，有可驚之偉效，學者試之。

又曰：一婦人年甫十九，八月以來經水不至，大便不通，小便自調，飲食如故，時腹作痛。至十一月大便始一通，他無所苦。

醫時與下劑，則大便少通，明年自春至夏，大便僅一次，經水亦少來，至七月下旬，求醫於先生診之，腹軟弱，少腹有突兀之物，按之即痛，乃與大黃牡丹湯一月許，諸症盡治，著者曰：腹軟弱，少腹有突兀之物，按之即痛者，即少腹腫痞之變態，亦本方所主治也。余嘗遭遇斯症投以此方得劇腹痛之後，塊物脫然而癒。

《古方便覽》本方條曰：一女子十四歲，初起時左腿毒腫而潰，後因餘膿未消，毒汁淋瀝不瘥。腳強直如棒，不能登廁已及六年。

諸醫不能療，求治於余，即作此方與服，時時以虎黛丸攻之，兩月餘痊癒。

著者曰：余嘗治一十六歲之女子，左股關節，疼痛強直，發赤腫脹，灼痛不可按。歷訪帝都諸大學名家，求治

年餘，不見寸效。

　　余隨腹症與柴胡加石膏湯、大黃牡丹皮湯、桃核承氣湯合方，兼用黃解丸，數月痊癒。僅左腳稍短縮，有跛行之狀而已。

● 王不留行散

　　《曹穎甫先生醫案》：史惠君住上海城內濱路聲方弄十四號。三月二十五日初診。腸癰屢經攻下病根未拔，昨由姜君用大黃牡丹湯，腹脹略減，以症情論，仍宜攻下，仍用原法加減。

　　生川軍五錢（後入）　冬瓜仁一兩　桃仁八十粒　粉丹皮一兩　當歸五錢　芒硝三錢（沖）　杜赤豆四兩（煎湯濃後入前藥）

　　佐景按：史君持本方至藥鋪配藥，鋪中人有難色曰：安用若許劇藥耶。史君曰：勿慮此種藥，余已屢服之矣。鋪中人曰：然則此郎中年幾何矣。曰：七十餘齡矣。然是誠有經驗學問之醫也，乃慨然予藥。據史君言，服後四小時即得便下，較向之服余方用大黃三錢，須逾十小時方得下者，爽快多矣。其夜所下最多，皆黑色臭穢之物，更衣頻數，至不可數。而快下之後，腹痛大減，腫脹亦消，次日乃來二診。

　　三月二十六日二診。

　　昨用大黃牡丹湯，加當歸赤豆所下黏膩赤色之物，非膿非血，此種惡濁，久留腸中，必化為黑色之河泥狀。服藥後，腸中有水下行，作轆轆聲，蓋此症腸中必有阻塞不

通之處，故謂之癰，癰者壅也。然則不開其壅，寧可濟乎。病根未拔，仍宜前法減輕。

生川軍三錢　丹皮五錢　桃仁五十粒　當歸五錢　冬瓜仁一兩　赤芍五錢　芒硝二錢半（沖）　敗醬草五錢　杜赤豆四兩（煎湯後入前藥）

佐景按：史君服此方凡二日，計二劑，夜間皆大下，至疲於奔波壯茅與便具之間，所下除河泥狀污物外，更有白色之膿水，下此水時，每作劇痛。

史君自曰：計吾三日夜所下之物，當已滿一器有半，而吾腹雖大，乃何來若干污物，斯亦奇矣。第二日史君服此原方，余親訪之。

● 排膿湯

《漢方新解》載《成跡錄》曰：加賀之臣某，便膿血既五年來浪華求治者三年。一門生與桂枝加朮附湯及七寶丸不癒。遂請先生診之，腹滿攣急，少便硬，似有物在底，重按之則痛，乃與排膿散，受劑而去，未幾來謝曰：宿痾盡陳矣。

又載一三十餘歲之男子患慢性淋疾受注射療法而稀膿不止。余據腹症以排膿散三倍，排膿湯桂枝茯苓丸三倍合方兼用大黃䗪蟲丸（一日三次）一月痊癒不見再發。

《續建珠錄》（吉益南涯氏著）曰：一男子某患肺癰其友人佐佐氏，投藥爾後膿自口鼻出，兩便皆代膿，或身有微熱時惡寒。自體羸瘦，殆不可復藥。乃來求治。先生與以排膿湯及伯州散，病漸告癒。

《成跡錄》曰：一男子患癰，即所謂發背者，其大如盤。一醫療之三月不瘥。因轉醫而加外治，腫痛引股，小便難，大便不通，腹硬滿，短氣，微喘，舌上無苔，脈弦數。先生視其硬滿與以大黃牡丹皮湯，穢物下，而硬滿減，唯發背自若，喘滿時加，濁唾黏沫如米粥，因與排膿湯兼服伯州散吐黏痰數升諸症痊癒。

著者曰：以一方並治癰腫肺癰之妙於此可見。

● 排膿散

《顧氏醫鏡》云：諸瘡癰毒皆可宗用。

生雞子（解熱毒）　枳殼（破結氣為君）　赤芍（行瘀血為臣）　桔梗（開提肺氣）　宜加桑皮（清利肺氣，蓋肺主周身之氣，氣利血行，膿成毒化）

立齋云：余治胃脘癰，每用前方加清胃藥亦效，若吐膿血，飲食少思，助胃壯氣，而佐以前藥，不可專治其癰。

● 蜘蛛散

傅松元云：疝氣之症，屬於酒客濕熱者居多，或因勞而發，或感寒而發，感寒者身不甚熱，但寒邪與濕熱相併下墜氣街與睪丸逼結不散，脹痛欲死，因勞者勞火與濕熱相併，身必熱，熱甚則多汗如脫。其脹痛而有變化者為狐疝。多發於右丸，俗謂崑崙氣，前人皆視為寒濕而以溫通利溫法治之，然多不應。

有南京人張小亭者，素患狐疝忽作疼甚劇，身熱汗多

如脫。余以溫通利氣為治。小亭見方藥與前醫所用者相類，亟謂余曰：方非不佳，但我已粘汗三身，劇痛不止，如無他策必支不持。言猶未已漸有發厥之象，余急用蜘蛛散法，以大蜘蛛一枚，肉桂三分為末調服，服下片刻，即腹中盤旋作響，登時痛止汗收其痛若失。

又盛本誠之妾名寶娘者，患小腹痛甚劇，邀余診治，身不能熱，脈弦尺大，但狂呼陰中作痛刻不能支。余亦於溫通劑中加蜘蛛散調服，頃刻痛定。總之疝發於左者吳茱萸湯最效，疝發於右者蜘蛛散為唯一方法。余常患左乳斜裡下一寸內疼痛如一筋牽急狀，知為心疝之症當用吳萸六分去其蒂以熱茶飲送下即覺痛處送氣下行直達左睪丸，作脹而痛失，屢試屢驗。

● 雞矢白散

《問齋醫案》載：經以心腹滿，且食不能暮時為鼓脹，臍平筋露為不治。醫話法治雞矢白主之。

（一）雄雞矢白四兩　無灰酒四兩（炒乾）

（二）陳倉米二兩　巴豆十枚（不去油）　老絲瓜絡一兩　無灰酒二兩（同炒焦去巴豆、瓜絡）

（三）蟾蜍一個約重四兩打爛　砂仁末二兩　無灰酒二兩同炒焦去砂仁末

上三味無灰酒一斤，長流水三斤，煮數千滾，約減半，布袋絞汁澄清，分三五次溫服。

● 烏梅丸

張聿青云：左某腹痛甚劇，大便解出長蟲，此濕熱蘊結而蛔蝕也。

雷丸錢半　蕪荑三錢　使君子肉三錢　炒川椒三分　鶴蝨二錢　烏梅肉三分　檳榔一錢　淡芩錢半（酒炒）　烏梅丸錢半（開水晨服）

（一）余聽鴻云：北門葉姓婦素有肝氣胸痺，發時脘痛，屢進栝蔞薤白半夏枳實一劑更衣即平。屢治屢驗。是年夏杪此婦僱船下鄉回城受暑濕而見寒熱，胸脘阻格作嘔。戴姓醫進以胃苓湯藿香、蘇梗，此方亦屬不錯，乃服之反甚，邀余診之，脈滯而沉，汗冷作噦，脘中作硬。按之甚痛而拒按，余視此症乃熱邪挾濕內陷，為小陷胸湯症無疑。進小陷胸湯法一劑，明日更重，診脈仍滯不起，舌灰潤，作噦頻頻，湯液不入，胸中隔如兩截，拒按作痛，且譫語言澀不出，汗冷，撮空。余竟不解，問病家曰：大便何如？曰：已溏數日。

余思小陷胸湯已錯，又屬太陽症矣。即進四逆加人參。余思此症下利虛痞作噦肢冷，顯然濁陰上犯，雖不中病，諒亦不遠。即將此方與服，余歸即細心思之，因憶《溫病條辨·下焦篇》中有暑邪深入厥陰，舌灰心下板實，嘔惡，寒熱，下痢，聲音不出，上下拒格者，有椒梅湯法，此症頗切。黃昏，病家至寓云，服藥似乎肢溫汗少，神識仍蒙，作噦，便溏不止。

余曰：將二次藥煎好，以仲景烏梅丸四錢，將藥汁煎

化灌之。服後胸膈漸開，利止，喘平而能安寐，明午複診神清言爽，余即將烏梅丸原方改作小劑服兩劑痊癒。

（二）又云：常熟星橋石姓嫗晨食油條一支，麻團一枚，猝然脘中絞痛如刀刺，肢厥，脈伏，汗冷，神昏。

余診之曰：食阻賁門不得入胃，陰陽之氣，阻隔不通，清陽不能上升，濁陰不能下降，故揮霍繚亂，窒塞於中，宜用吐法，以升其陽。生萊菔子三錢，藜蘆一錢，橘紅一錢，炒鹽五分煎之飲後，以雞羽探喉吐之，再以炒鹽湯之吐二三次，痛止，肢溫，厥回，汗收。唯噁心，一夜乾嘔不已。

余曰：多嘔，胃氣不能下降，以烏梅丸三錢煎化服之即平。後服橘半六君子湯三四劑而癒。夫初食之厥以吐為近路，其陽可通，若以枳實、檳榔等消食攻下，其氣更秘危矣。

● 桂枝茯苓丸

《漢方新解》載《續建珠錄》曰：一婦人身體羸瘦，腹中攣急，經水少而不絕。上逆目眩，飲食如故。大便秘結，唇口乾燥，乃與桂枝茯苓丸，經日諸症悉癒。

《生生堂治驗》曰：醫人藤本氏之妻，始患瘟疫，而余邪不除，神氣幽鬱，動作懶怠，飲食不進，好在暗處。來見先生，告之曰：余遍閱《金匱》《千金》方書，苟可當病者，無不嘗試。然終無寸效。顧煩刀圭。先生往診之，脈細而有力。少腹急結，曰：邪已除，今所患者，唯血室有殘熱耳。

　　醫治苟誤，恐變骨蒸。即與桂枝茯苓丸加大黃湯，後復來曰：諸症雖退，更罹疫痢之厄，腹絞痛，裡急後重，所下者，赤白糅然，先生複診之曰：鷓胡菜湯證也。與十有三帖，果下蚘蟲數條而癒。

　　深川高田街小木曾藏太之妻，經閉三月，腹膨脹，形如臨月，堅滿而不活動，消穀善飢，四肢形如枯柴，醫者以為膨脹。

　　余診之曰：此血蠱也。治法以桂枝茯苓丸加鱉甲、大黃，投以硝石大圓，服此約二月（張錫君按此點足徵日人對於漢醫信仰心之深，故久服二月不覺煩也）。

　　《清川梧陰銷閒雜記》云：鞠坊阿部氏附屬梅原何又衛門之妻，經閉三月，醫者斷為妊娠，過十二月而不見分娩，主人怪焉，求治於余，余斷為血蠱。

　　投以桂枝茯苓丸及浮石丸，服之約半月，一夜病者正在熟睡中，腹中忽發音響，其聲如裂竹，主人驚而視之，腹滿忽消，較之平日更軟。神色爽然。翌晨喜以其狀來告，余為之愕然。

　　田所街古著鋪富田屋孫七之妻，嫁於其家已十七年，月事從未間斷，腹滿堅硬如箕，起居不能自由。醫者以為脹滿，治之益形加甚。余亦投以血蠱之藥，及十一月，一朝下漿水升許。忽然產一女子。

　　阿州侯君近藤直次郎之妻，年四十餘，經閉三年，腹狀與前二婦相同，但起居不能，兩足腫。余亦投以桂枝茯苓丸，加鱉甲、大黃，服此約數月，經水才通，又服此半年，月事方來，腹滿減半。

● 附子湯

民國二十六年正月十八日

季雲內子蘭亭患背惡寒午後甚。查背為陽，太陽寒盛，純陰無陽，故背獨惡寒，兼口不渴，頭右半邊痛，此血虛為患，當重用血藥大補為是。法附子湯加當歸、川芎主之。

此方扶陽散寒，益陰固本，扶正去邪。

製附片三錢　潞黨參三錢　茯苓三錢　白朮三錢　芍藥一錢　當歸四錢　山藥四錢　川芎二分（酒炒）

服頭劑身癢異常，內人以為藥不對症。

余曰：榮衛和諧故爾。服兩劑頭痛止，去川芎，再服三劑則身癢，背寒均癒。

● 膠艾湯

吳渭泉云：德氏據述受妊六月，地滑失足，腰閃幾跌即腹疼下血。

余曰：脈疾滑此緣觸損胎氣，胞宮受傷而致血動不止，即用膠艾湯，備加人參，以養血益陰兼固其氣，使血循經養胎，則無漏下之患矣。

● 當歸芍藥散

《漢方新解》載《續建珠錄》曰：藝州人某患腹痛來謁。先生自以手按其腹，良久而後言曰：僕自得斯疾，求醫四方，吐下針灸，盡極其術，然百治無效，曠日者七

年，今來浪華，乞賜一診，雖死無怨。先生診之，至膀旁
至胸下，攣急疼痛，日夜無間。乃與當歸芍藥散，三日而
沉痾若失。

著者曰：本邦用此方者，南涯殆為空前第一人，至余
之用，此亦氏治驗之賜也。

又曰：一婦人年二十三，左足攣急者百日許。一日上
攻而吐不能言語，醫以為不治。先生診之胸腹有動，自小
腹至腳下攣急，小便不利，乃作當歸芍藥湯與之。二貼後
上攻稍弛。言語復常，腹痛仍依然。因與消石丸（大黃芒
硝之丸方）食頃二便快通，尿色如血，諸症漸除，月餘痊
癒。

著者曰：自小腹至胸下攣急云者，左直腹筋攣急之
意，尿色如血云者，瘀血自泌尿器官排泄者也。

又曰：一婦人足指疼痛，不得步行，一日腹中攣急，
上衝於心，絕倒不知人事，手足溫，脈數，兩便不通，即
與當歸芍藥湯，爾後小便快利，尿色如血，諸症頻除。

著者曰：是即師所謂厥陰病，乃腦缺血之劇者。

● 乾薑人參半夏丸

《漢方新解》載《橘窗書影》曰：安井仲平之妻，年
二十許，產後胃中不和，時吐飲食，羸瘦異常。大發嘔
吐，藥食不能入口。脈微細，肢微冷，口乾燥，欲飲冷
水，醫束手無策。

余診之，作半夏乾薑人參丸料，煎為冷液，時時使
飲，又兼服烏梅丸，以冷水送下，藥始下咽，嘔吐即止。

經二三日，可啜稀粥，胃氣漸復，用前方月餘，肌肉肥胖，強健逾恆。

又曰：舊幕府市尹池田布磨守，隱居京戶，別號萬籟，其妾年四十餘，嘗有吐水之癖。西醫五六人，療治無效，余與半夏人參丸料兼服烏梅丸，嘔吐頓止，心中疼熱，亦日漸減，得進飲食。萬籟謝曰：余五十年來，迷信洋醫，不知漢醫治法，有如此速效，曷甚慚愧。

● 當歸散

吳渭泉云：太史饒晴蘺述內子，每受胎剛到五月必腰痛，因痛即小產，雖加意調攝而仍然痛墜，予云：凡胎懷十月經養各有所主。所以屢見小產墮胎者，多在三個月及五月之間，而下次之墜必如期復然。正以先次傷此一經而再值此經則遇關不能過矣。況婦人腎以系胞，而腎為腎之腑，故胎妊之婦最慮腰痛，痛甚則墜，不可不防。故凡畏墮胎者，必當察此所傷之由而切為調攝。凡治墮胎者必當察此養胎之源，而預培其損保胎之法無出於此。若待臨期，恐無及也。

宜用當歸散加杜仲、川續斷，此二味即《千金》保孕丸，懷孕宜常服之。按，徐東皋曰：二方治妊婦腰背痠痛善於小產者，有養血清熱之功，能奪化功之妙，真安胎之聖藥也。

● 下瘀血湯

《漢方新解·腹症奇覽》曰：余舊在東都時，一男子

三十四五歲，大腹痛，臍下痛者三年，百藥無效。余診之闇然覺冷氣，腹皮強急。乃與大建中湯一月許漸漸告癒。忽又覺臍下疼痛難忍，乃與下瘀血湯數日痊癒。

《成跡錄》曰：一婦人月經過度或一月見肩背強而腹中攣急時或硬滿，能進飲食，大便秘結，陰門時癢，患之數年未見活動。先生與當歸芍藥散兼用下瘀血丸，宿痾遂獲痊癒。

● 陽旦湯

丁甘仁云：氣滯內瘀，少腹脹痛，王女適值經臨色紫黑，少腹脹痛，拒按甚，有暈厥之狀，形寒怯冷，口乾不多飲，苔黃膩，脈濡澀新寒外束，宿瘀內阻，少腹乃厥陰之界，厥陰為寒熱之臟，肝失疏泄氣不通，氣不通則痛矣。氣為血之帥，氣行則血行，行血以理氣為先旨哉言乎。

肉桂心五分　金鈴子二錢　春砂殼八分　青橘葉錢半小茴香八分　延胡索一錢　失笑散三錢（包）　細青皮一錢茺蔚子三錢　焦楂炭三錢　製香附錢半　酒炒白芍二錢　兩頭尖（酒浸包）錢半　另用食鹽末二兩　香附末四兩（酒醋炒熨腹痛處）

二、丁甘仁云：王男腎陰本虧，寒邪外受，外陽少陰同病，發熱微寒，遍體酸楚，腰疼如折，苔薄膩微黃，脈象尺弱，寸關浮緊而數，太陽主一身之表，腰為少陰之府，風寒乘隙而入，榮衛不能流通，兩感重症，擬陽旦疏達表邪，以冀速解為幸。

　　川桂枝　蘇梗葉　北細辛　厚杜仲　絲瓜絡　蔥頭酒
炒黃芩　淡豆豉　炙甘草　晚蠶沙　生薑

● 竹皮大丸

　　余聽鴻云：昭文幕友張小洲之妻生產正在酷暑，生產
兩週猝然神昏顛倒，言語錯亂。余診之，見喘息氣粗，脈
洪數極大，汗出如珠，口渴煩躁。余曰：此乃熱中於裡逼
陰外出而大汗，仲景白虎湯症也。即將席置於地上，令產
婦臥於地，用盆置井水於旁，使其安臥片刻，神識漸清，
氣亦漸平，脈亦稍靜。

　　即擬仲景白虎合竹皮竹葉之意，進以石膏、竹茹、竹
葉、知母、白薇、解石斛、益元散、綠豆衣、丹皮，花
粉、青荷葉、西瓜翠衣、甘蔗汁大隊甘寒之品，服後至
晡，神清熱減，仍令其移臥於床，進以稀粥，仍以甘涼之
藥調理而癒。

　　徐靈胎治西濠陸炳若夫人，產後感風熱，瘀血未盡，
醫者熱產後屬虛寒之說，用乾薑、熟地治之。且云必無生
理。汗出而身熱如炭。唇焦舌紫，仍用前藥。徐靈胎是日
偶步田間看菜花，近炳若之居，趨迎求診。徐曰：生產血
枯火熾，又兼風熱，復加以剛燥滋膩之品，血火塞竅，以
此死者，我見甚多。非石膏則陽明火盛不解。遵仲聖法用
竹皮、石膏等藥。徐歸，而他醫至，笑且非之，謂：自古
無產後用石膏之理。蓋生平未見仲聖書也。其母素信徐，
立主服之，一劑而蘇。

　　明日炳若復求診，徐曰：更復一劑，病已去矣，毋庸

易方。如言而癒。醫者群以為怪，不知此乃古人定法，唯服薑、桂則必死。

嚴鴻志按：徐氏用竹皮、石膏等藥，而云此乃古人定法。唯服薑、桂則必死。徐氏金針度人處，學者宜思之。

● 白頭翁加甘草阿膠湯

《漢方新解》載《成跡錄》曰：一男子患疫八九日，一醫下之，黑血數升而下利不止。氣力衰脫，渴而不能食，晝夜煩躁不得眠。先生診之脈微弱，舌上有苔，乃與白頭翁加甘草阿膠湯未幾痊癒。

著者曰：煩躁不得眠，均甘草阿膠所主治。

《橘窗書影》曰：三村親始妻，產後下利不止，虛羸不足。診之脈數無力，舌上無苔而乾燥，血熱便為茶褐色。因與白頭翁加甘草阿膠湯下利遂日減少，血熱大減。

● 三物黃芩湯

《漢方新解》載《成跡錄》曰：但島之一田戶，年二十餘歲，胸中煩悶，按腹則空洞無物，神氣鬱抑，喜怒無常，手足煩熱，汗出如油。口乾燥，大便秘，朝間小便混濁，夜則諸症皆安。先生診之，與以三物黃芩湯，並用黃連解毒散而癒。

著者按：腹空洞無物，即本云之腹症也。

《橘窗書影》曰：日本橋通四丁目家主卯助妻，產後發煩熱。頭痛如裂，飲食不進，日形虛羸。醫謂為蓐勞，辭而去。余與以《金匱》三物黃芩湯，服四五日煩熱大

減，頭痛如失，時惡露再下，腰痛如折，與小柴胡四合湯，兼服鹿角霜卒獲痊癒。

● 《千金》內補當歸建中湯

《漢方新解》載《方輿軌》（有持桂里氏著）本方條曰：心下悸，大率屬癇與飲，以此之加龍骨、牡蠣絕妙。余屢用此方奏效。

有一婦人自心下至膈上悸動甚劇眩暈，眩能起坐，入夜則悸煩睡不闔眼。如是者數年，歷更諸醫不癒。

余診視之謂病家曰：群醫之方不一，余姑不問其病因為何，處一方劑於此，服之不怠，當可收效。即以茯苓甘草湯加龍骨、牡蠣與之日漸奏效，沉痾痼疾半年間竟獲痊癒。病家歡快驚為神藥矣。

● 半夏厚朴湯

孫車宿云：張溪亭乃眷，喉中梗梗有肉如炙臠吞之不下，吐之不出，鼻塞頭暈，耳常啾啾不安。汗出如雨，心驚膽怯，不敢出門。稍見風則遍身疼。小腹時痛，小水淋漓而疼，脈兩寸皆短，兩關滑大，右關尤搏揩，此梅核症也。

以半夏四錢，厚朴一錢，紫蘇葉一錢五分，茯苓一錢三分，薑三片，水煎食後服。每用此湯調理多效。

《漢方新解》載《勿誤藥室方函口訣》本方條曰：此方局名四七湯為氣劑之權輿（湯本氏曰：氣劑乃神經症治劑之意），凡諸氣疾，活用則良。《金匱》僅用於婦人

者，非蓋婦人多氣鬱，故血病自氣而生者亦多。

　　一婦人產後，氣不舒暢，少有頭痛，前醫以為血症，投芎歸劑不癒。余診之，脈沉氣滯生痰，遂與此方，不日痊癒。此血病理氣之法也。

　　《橘窗書影》曰：狹山侯臣三好蝶兵衛，年四十餘，患噎膈，食道常如有物梗塞，飲食至此悉數吐出。肢體瘦如枯柴，病者束手待斃。余診之曰：自心下至中脘之間無凝結頑固之狀。病在食道，且年方強壯，何必束手觀望，因與半夏厚朴湯以理其氣，時用化毒丸以動其病。兼就自大椎節下間至七椎下間，每節灸七八壯，過五六日，咽喉之間覺如火燃，試以冷水吞之，無梗塞之患，由是食少進，病漸就癒。

　　趙海仙治某操持過度，抑鬱傷肝，肝臟厥陰之氣，由胃系上升於喉，喉間不利，狀如物阻。咯之不出，咽之不下，書云梅核是也。速當掃盡塵氛，自開懷抱，庶可與藥餌並濟。

　　蔞皮　蘇梗　半夏　陳皮　貝母　射干　桑葉　丹皮　昆布　綠海粉　杏仁　橄欖核

　　寧燮揚室年三十七，患梅核症，脈象左滑右澀。此由氣鬱痰滯所致。故狀現吞之不下，吐之不出，咽中有如炙臠，延季雲診時已臥床不起，爰師《金匱》法兼繆仲醇和於原方加旋覆、枇杷葉治之，一劑而癒，方如下：

　　雲茯苓三錢　製半夏三錢　紫蘇葉一錢　旋覆花一錢（布包）　枇杷葉一錢　川厚朴五分　生薑汁二錢　每次兌服一錢

● 甘麥大棗湯

《漢方新解》載《古方便覽》本方條曰：一婦人午二十八，無故悲泣不止。余診之腹皮攣急，腹有塊。即與此方及消石大圓，四五日痊癒。

《方輿》本方條曰：此云《金匱》雖治婦人臟躁，其實不拘男女老幼，凡無故悲傷啼哭者，用之概屬有效。蓋甘草大棗能緩急迫。小麥之功用，則如《靈樞》云心病宜食小麥，《千金》云小麥養心氣。凡有心疾而急迫者，概可用矣。近處有一婦人，忽狂笑不止，諸藥無效。於是余沉思良久，以笑與哭皆為心病，與甘麥大棗湯，不日痊癒。

綱目述管先生治一妊娠四五月，臟躁悲傷，遇晝則慘感淚下，數欠伸，若神靈如有所憑。醫與巫皆無益，與甘麥大棗湯，一投而癒。

李冠化治一脹症，幾有單腹之象。用甘麥大棗湯加芝麻荄，金桔餅速服月餘而癒。芝麻荄外直內通，其色黑可逕達腎，其性微涼，毫無則意。

《臨證指南》載：潘二十七經水不來，少腹刺痛鳴脹，大便不爽，心中熱痛，食辛辣及酒，其病更甚。不敢通經與甘緩。以甘麥大棗湯。

程杏軒治長林胡某，延診腹病，據述證經半載，外無寒熱，飲食月事如常。唯時時悲泣，勸之不止。詢其何故，伊不自知。延醫多人，有云抑鬱用逍遙散者，有云痰爾，用溫膽湯者，藥俱不效。又疑邪祟，禳禱無靈，咸稱

怪症。懇為診治，視畢出語某曰：易治耳。立方藥用甘麥大棗。某向病名及用藥方法，程曰：病名臟燥，方乃甘麥大棗湯。詳載《金匱玉函》中。未見是書，不識病名，焉知治法，宜乎目為怪症也。

某名，適承指教，足見高明。但拙荊病久諸治無功，尊方藥只三味，且皆平淡，未卜果能去疾否。程曰：此仲聖祖方，神化莫測，必效無疑，服之果驗。

● 溫經湯

張聿青云：林右諸經之血會於衝脈，從衝脈而下者，謂之月經，衝氣不調，經來血聚，衝氣不通，所以脹勢每甚。仿《金匱》溫經法。

人參鬚一錢　澤瀉錢半　炙黑草三分　粉丹皮二錢　炒麥冬三錢　粉歸身一錢　炮薑四分　真阿膠錢半

上猺桂二分，研末飯丸烘乾先服。

丁甘仁云：血虛胃弱之經閉。翁女經停九月，胃納不旺。經旨月事不以時者，責之衝任。衝為血海，隸於陽明，陽明者胃也。

飲食入胃化生精血，榮出中焦，陽明虛則不能生化精血，下注衝任太衝不盛，經從何來。當從二陽發病主治。擬《金匱》溫經湯加味。

全當歸二錢　阿膠珠二錢　紫丹參二錢　赤白芍錢半川桂枝四分　吳茱萸四分　仙半夏二錢　炙甘草五分　茺蔚子三錢　大川芎八分　粉丹皮錢半　生薑二片　紅棗二枚

● 大黃甘遂湯

產後惡露不行，小腹作痛，漸見足腫面浮喘咳。此血滯於先，血滯於後。宜兼消血水，如甘遂大黃之例。（尤在涇）

紫菀　茯苓　桃仁　牛膝　青皮　杏仁　山楂肉　小川朴　延胡

程金寶夫人，年約三十左右，體質素弱，因產後十餘朝，少腹脹痛，漸漸膨大，連延數醫診治，服藥二十餘劑，皆不出產後宜溫之範圍。如肉桂、炮薑、木香、沉香、當歸、丹參、澤蘭、陳皮、半夏、厚朴一派辛熱傷氣耗陰之品，非但無瘀血攻下，甚至鮮血下漏，而疼痛更劇。腹脹益大，延余診，病已纏綿月餘，未能起床，形容憔悴，腹大如墩，似懷十月之胎，脹痛不止。兩手脈細數，舌苔紅嫩少津，間有白點，面紅身熱，煩躁不寧。小溲短澀，大便秘結，時矢氣則鬆。腹痛按之亦無硬塊。此產後陰虛血結，瘀血化為污水，脹滿於胞經腸膜之間。應用甘寒早下之。

奈何專用辛熱傷氣耗陰，以致陰液愈虛，火愈旺，惡露愈結不化，二便更火結不通，不通則痛，痛則傷神，火能傷形，所以病勢日劇，形體日瘦，《金匱》大黃阿膠甘遂湯，原為斯症而設，奈病延日久，津液亡枯。姑先擬五仁湯加滋陰清熱之品。

方用桃仁、杏仁、栝蔞仁、胡李仁、生地、麥冬、元參、丹皮、山梔、車前子等，連服四劑，大便下，污穢數

次，溲亦利，腹消大半，脹痛減，身熱退。乃擬大黃阿膠甘遂湯加生地、麥冬、花粉，元參、冬葵子、車前子等，並將原方加減，囑服此方四劑後，繼服加減之方。奈其夫見大黃甘遂不敢服，仍服加減方十餘劑，病漸痊癒。唯腹稍脹，以為無害。

隔一月食鮮雞病復。仍腹大脹痛，燒熱重作，坐臥不安，復求診。此余邪復熾，病根未除也。問：大黃甘遂方共服幾劑？夫實告曰：因見大黃，甘遂不敢服。余曰：難怪今之反覆也。不用大黃，不能洗淨腸腑之邪，非甘遂不能逐清胞宮之污水，此古人製方奧妙之義也。故仍以本湯加生地、麥冬、花粉、丹皮、茯苓、車前子等六劑即癒矣。

《漢方新解》載《漫遊雜記》曰：一婦人三十餘歲，月事斷而不來，年年腰大，腰大數圍，每月一二次大發頭痛，藥食並吐。余診之其腹，脈堅實，唯心下硬塞，推之難以徹底，醫以抵當丸、漆硬丸（生漆之丸方）數百帖血仍不來，乃以瓜蒂末一錢大吐一日。翌日按其心下硬塞減半，又作抵當湯與之數日，大便溏瀉五六，後十日，再與瓜蒂五分，又與抵當湯如前。肚腹劇痛代以丸方日三次，方三十餘日經水乃通，頭痛病荏苒即退。

譯者按：原書載抵當丸（藥味與湯方相同）不載抵當湯。譯者因湯本氏所引，仲師及尾召氏之論說皆為抵當湯症，故改載湯方。又云：證說項下各節原書載在大黃䗪蟲丸條後，論瘀血之毒害文內，茲稿置於此，以實本條虻蟲、水蛭二藥解說則照《皇漢醫學》增補。

歡迎至本公司購買書籍

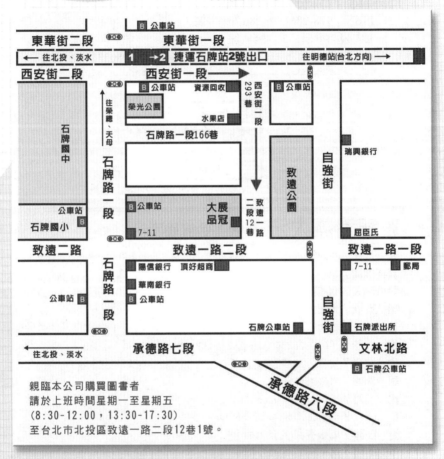

親臨本公司購買圖書者
請於上班時間星期一至星期五
(8：30-12：00，13：30-17：30)
至台北市北投區致遠一路二段12巷1號。

建議路線

1.搭乘捷運

　　淡水信義線石牌站下車，由月台上二號出口出站，二號出口出站後靠右邊，沿著捷運高架往台北方向走(往明德站方向)，其街名為西安街，約80公尺後至西安街一段293巷進入(巷口有一公車站牌，站名為自強街口，勿超過紅綠燈)，再步行約200公尺可達本公司，本公司面對致遠公園。

2.自行開車或騎車

　　由承德路接石牌路，看到陽信銀行右轉，此條即為致遠一路二段，在遇到自強街(紅綠燈)前的巷子左轉，即可看到本公司招牌。

國家圖書館出版品預行編目資料

雜病治療大法（附金匱醫案）／左季雲著
—初版—臺北市，大展，2020 [民 109.03]
　　面；21公分-（中醫保健站：96）
　　ISBN　978-986-346-286-6（平裝）
　　1.中醫治療學　2.中醫典籍
　413.2　　　　　　　　　　　　　　108023168

雜病治療大法　　附：金匱醫案

著　　者／左季雲
責任編輯／宋　　偉
發 行 人／蔡森明
出 版 者／大展出版社有限公司
社　　址／臺北市北投區（石牌）致遠一路 2 段 12 巷 1 號
電　　話／（02）28236031，28236033，28233123
傳　　真／（02）28272069
郵政劃撥／01669551
網　　址／www.dah-jaan.com.tw
E-mail／service@dah-jaan.com.tw
登 記 證／局版臺業字第 2171 號
承 印 者／傳興印刷有限公司
裝　　訂／佳昇興業有限公司
排 版 者／菩薩蠻數位文化有限公司
授 權 者／山西科學技術出版社
初版 1 刷／2020 年（民 109）3 月

定價／450元

●本書若有破損、缺頁請寄回本社更換●

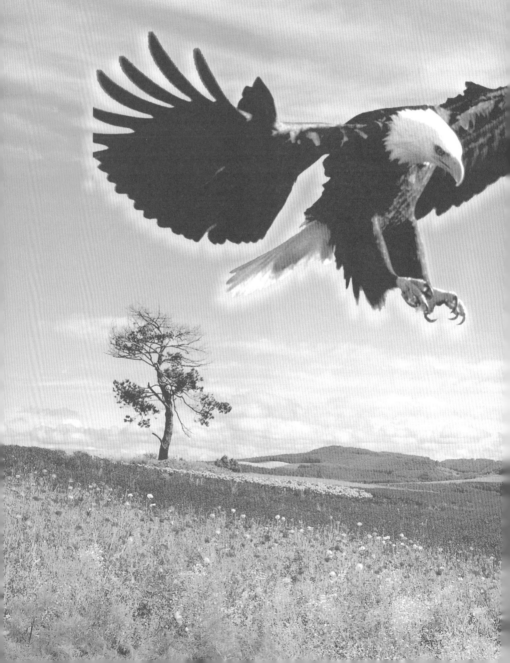

大展好書　好書大展
品嘗好書　冠群可期

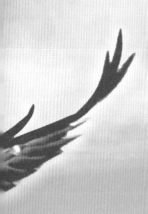

大展好書　好書大展

品嘗好書，冠群可期